国家卫生健康委员会"十四五"规划教材
全国中医药高职高专教育教材

U0644118

供护理类专业用

老 年 护 理

第4版

主　编　唐凤平

副主编　李　馨　袁　颖　熊建萍　王朝霞

编　委　（按姓氏笔画排序）

王朝霞（遵义医药高等专科学校附属医院）

刘立珍（湖南中医药高等专科学校）

孙水英（山东中医药高等专科学校）

李　媛（安徽中医药高等专科学校）

李　馨（承德护理职业学院）

袁　颖（广东江门中医药职业学院）

唐　芳（长沙卫生职业学院）

唐凤平（湖南中医药高等专科学校）

熊建萍（江西中医药高等专科学校）

学术秘书　刘立珍（兼）

人民卫生出版社
·北 京·

图书在版编目（CIP）数据

老年护理 / 唐凤平主编 . — 4 版 . — 北京：人民
卫生出版社，2023.8（2025.4重印）
ISBN 978-7-117-34988-8

Ⅰ. ①老…　Ⅱ. ①唐…　Ⅲ. ①老年医学 – 护理学 – 医
学院校 – 教材　Ⅳ. ①R473.59

中国国家版本馆 CIP 数据核字（2023）第 153541 号

人卫智网	www.ipmph.com	医学教育、学术、考试、健康，购书智慧智能综合服务平台
人卫官网	www.pmph.com	人卫官方资讯发布平台

老 年 护 理
Laonian Huli
第 4 版

主　　编：唐凤平
出版发行：人民卫生出版社（中继线 010-59780011）
地　　址：北京市朝阳区潘家园南里 19 号
邮　　编：100021
E - mail：pmph @ pmph.com
购书热线：010-59787592　010-59787584　010-65264830
印　　刷：北京市艺辉印刷有限公司
经　　销：新华书店
开　　本：850×1168　1/16　印张：14
字　　数：395 千字
版　　次：2010 年 6 月第 1 版　2023 年 8 月第 4 版
印　　次：2025 年 4 月第 4 次印刷
标准书号：ISBN 978-7-117-34988-8
定　　价：56.00 元
打击盗版举报电话：010-59787491　E-mail：WQ @ pmph.com
质量问题联系电话：010-59787234　E-mail：zhiliang @ pmph.com
数字融合服务电话：4001118166　E-mail：zengzhi @ pmph.com

《老年护理》
数字增值服务编委会

主　　编　唐凤平

副 主 编　孙水英　刘立珍

编　　委 （按姓氏笔画排序）

王朝霞（遵义医药高等专科学校附属医院）

刘立珍（湖南中医药高等专科学校）

孙水英（山东中医药高等专科学校）

李　媛（安徽中医药高等专科学校）

李　馨（承德护理职业学院）

袁　颖（广东江门中医药职业学院）

唐　芳（长沙卫生职业学院）

唐凤平（湖南中医药高等专科学校）

熊建萍（江西中医药高等专科学校）

学术秘书　刘立珍（兼）

修订说明

为了做好新一轮中医药职业教育教材建设工作,贯彻落实党的二十大精神和《中医药发展战略规划纲要(2016—2030年)》《教育部 国家卫生健康委 国家中医药管理局关于深化医教协同进一步推动中医药教育改革与高质量发展的实施意见》《教育部等八部门关于加快构建高校思想政治工作体系的意见》《职业教育提质培优行动计划(2020—2023年)》《职业院校教材管理办法》的要求,适应当前我国中医药职业教育教学改革发展的形势与中医药健康服务技术技能人才培养的需要,人民卫生出版社在教育部、国家卫生健康委员会、国家中医药管理局的领导下,组织和规划了第五轮全国中医药高职高专教育教材、国家卫生健康委员会"十四五"规划教材的编写和修订工作。

为做好第五轮教材的出版工作,我们成立了第五届全国中医药高职高专教育教材建设指导委员会和各专业教材评审委员会,以指导和组织教材的编写与评审工作;按照公开、公平、公正的原则,在全国1 800余位专家和学者申报的基础上,经中医药高职高专教育教材建设指导委员会审定批准,聘任了教材主编、副主编和编委;确立了本轮教材的指导思想和编写要求,全面修订全国中医药高职高专教育第四轮规划教材,即中医学、中药学、针灸推拿、护理、医疗美容技术、康复治疗技术6个专业共89种教材。

党的二十大报告指出,统筹职业教育、高等教育、继续教育协同创新,推进职普融通、产教融合、科教融汇,优化职业教育类型定位,再次明确了职业教育的发展方向。在二十大精神指引下,我们明确了教材修订编写的指导思想和基本原则,并及时推出了本轮教材。

第五轮全国中医药高职高专教育教材具有以下特色:

1. 立德树人,课程思政 教材以习近平新时代中国特色社会主义思想为引领,坚守"为党育人、为国育才"的初心和使命,培根铸魂、启智增慧,深化"三全育人"综合改革,落实"五育并举"的要求,充分发挥思想政治理论课立德树人的关键作用。根据不同专业人才培养特点和专业能力素质要求,科学合理地设计思政教育内容。教材中有机融入中医药文化元素和思想政治教育元素,形成专业课教学与思政理论教育、课程思政与专业思政紧密结合的教材建设格局。

2. 传承创新,突出特色 教材建设遵循中医药发展规律,传承精华,守正创新。本套教材是在中西医结合、中西药并用抗击新型冠状病毒感染疫情取得决定性胜利的时候,党的二十大报告指出促进中医药传承创新发展要求的背景下启动编写的,所以本套教材充分体现了中医药特色,将中医药领域成熟的新理论、新知识、新技术、新成果根据需要吸收到教材中来,在传承的基础上发展,在守正的基础上创新。

3. 目标明确,注重三基 教材的深度和广度符合各专业培养目标的要求和特定学制、特定对象、特定层次的培养目标,力求体现"专科特色、技能特点、时代特征",强调各教材编写大纲一定要符合高职高专相关专业的培养目标与要求,注重基本理论、基本知识和基本技能的培养和全面素质的提高。

4.能力为先,需求为本　教材编写以学生为中心,一方面提高学生的岗位适应能力,培养发展型、复合型、创新型技术技能人才;另一方面,培养支撑学生发展、适应时代需求的认知能力、合作能力、创新能力和职业能力,使学生得到全面、可持续发展。同时,以职业技能的培养为根本,满足岗位需要、学教需要、社会需要。

5.规划科学,详略得当　全套教材严格界定职业教育教材与本科教育教材、毕业后教育教材的知识范畴,严格把握教材内容的深度、广度和侧重点,既体现职业性,又体现其高等教育性,突出应用型、技能型教育内容。基础课教材内容服务于专业课教材,以"必需、够用"为原则,强调基本技能的培养;专业课教材紧密围绕专业培养目标的需要进行选材。

6.强调实用,避免脱节　教材贯彻现代职业教育理念,体现"以就业为导向,以能力为本位,以职业素养为核心"的职业教育理念。突出技能培养,提倡"做中学、学中做"的"理实一体化"思想,突出应用型、技能型教育内容。避免理论与实际脱节、教育与实践脱节、人才培养与社会需求脱节的倾向。

7.针对岗位,学考结合　本套教材编写按照职业教育培养目标,将国家职业技能的相关标准和要求融入教材中,充分考虑学生考取相关职业资格证书、岗位证书的需要。与职业岗位证书相关的教材,其内容和实训项目的选取涵盖相关的考试内容,做到学考结合、教考融合,体现了职业教育的特点。

8.纸数融合,坚持创新　新版教材进一步丰富了纸质教材和数字增值服务融合的教材服务体系。书中设有自主学习二维码,通过扫码,学生可对本套教材的数字增值服务内容进行自主学习,实现与教学要求匹配、与岗位需求对接、与执业考试接轨,打造优质、生动、立体的学习内容。教材编写充分体现与时代融合、与现代科技融合、与西医学融合的特色和理念,适度增加新进展、新技术、新方法,充分培养学生的探索精神、创新精神、人文素养;同时,将移动互联、网络增值、慕课、翻转课堂等新的教学理念、教学技术和学习方式融入教材建设之中,开发多媒体教材、数字教材等新媒体形式教材。

人民卫生出版社成立70年来,构建了中国特色的教材建设机制和模式,其规范的出版流程,成熟的出版经验和优良传统在本轮修订中得到了很好的传承。我们在中医药高职高专教育教材建设指导委员会和各专业教材评审委员会指导下,通过召开调研会议、论证会议、主编人会议、编写会议、审定稿会议等,确保了教材的科学性、先进性和适用性。参编本套教材的1 000余位专家来自全国50余所院校,希望在大家的共同努力下,本套教材能够担当全面推进中医药高职高专教育教材建设,切实服务于提升中医药教育质量、服务于中医药卫生人才培养的使命。谨此,向有关单位和个人表示衷心的感谢!为了保持教材内容的先进性,在本版教材使用过程中,我们力争做到教材纸质版内容不断勘误,数字内容与时俱进,实时更新。希望各院校在教材使用中及时提出宝贵意见或建议,以便不断修订和完善,为下一轮教材的修订工作奠定坚实的基础。

人民卫生出版社有限公司

2023年4月

前 言

人口老龄化将成为今后较长一段时期我国的重要国情。党中央、国务院高度重视并积极应对人口老龄化问题，实施健康中国战略，近年来，印发了《国家积极应对人口老龄化中长期规划》《"十四五"国家老龄事业发展和养老服务体系规划》，在推进分级诊疗和医联体建设、加快社会办医、发展健康服务业和互联网＋医疗健康等方面制定了一系列重大政策，为修订《老年护理》教材提供了新理念与指导思想。为适应人口老龄化的进程和满足老年护理专业的发展需求，以及加快培养出专业能力强、职业道德水平高的实用型老年护理人才，《老年护理》教材的进一步修订与完善迫在眉睫。

《老年护理》第4版遵循全国中医药高职高专教育"十四五"规划教材编写指导思想和编写原则，结合第3版教材使用中的反馈意见、建议和老龄化进程带来的新问题、新思考等进行修订与完善。全书紧扣中医药高职高专护理教育培养要求与目标，立足"立德树人"课程思政，突出新时代教育理念，结合老年护理实践及学科发展情况，以整体护理观为指导、以老年人为中心、以护理程序为主线、以满足老年人健康需求为重点，对标专业教学标准和课程标准及养老护理职业标准（规范）、国家标准、行业标准、企业标准及1+X老年照护职业技能等级标准（书证融通），按照岗位需求选择教学内容，体现"三新"、必需和够用。

全书共有九章，内容包括绪论、老年人身心老化及影响、老年综合健康评估、老年人日常生活护理、常见老年综合征与护理、老年人的常见安全问题与护理、老年人心理卫生与常见心理问题护理、老年人常见疾病与护理、老年人安宁疗护。修订后的第4版教材主要特点如下：①凸显老年护理专业特色，反映老年人群护理的重要知识点，既体现老年人健康的整体护理观，又重视与各相关专业课程内容的衔接与交叉，并避免与其他相关教材内容重复；②符合学生认知的特点，教材内容根据老年人健康演变进程进行调整、补充与更新，方便学生理解、记忆与灵活应用；③以就业为导向，以学生为主体，着眼于学生职业生涯发展，按照岗位需求选择教学内容，有机嵌入职业标准、行业标准或企业标准和职业技能等级标准（书证融通）。在前一版的基础上，新增常用老年护理技术操作标准，使之更具有实用性和可操作性；④教材内容丰富、形式多元化，每章内容设有学习目标、案例分析、知识链接、复习思考题，同时在每章题目下有数字内容二维码，数字内容包括教学课件PPT、知识导览、模拟试卷等多媒体资源，具有趣味性、可读性、延伸性和启发性，有助于满足学生学习与发展需求。

本书主要供高职高专护理类专业使用，也可作为智慧健康养老服务与管理专业、临床护理人员继续教育、老年护理岗位培训、养老护理员资格培训及老年护理机构工作人员的参考书。在本书编写过程中,得到了人民卫生出版社的热情指导和帮助,以及各编者所在单位的大力支持和鼓励,在此一并表示诚挚的谢意! 由于编者知识水平与能力有限,疏漏错误之处,敬请广大师生和各位读者批评指正。

《老年护理》编委会

2023 年 3 月

目　录

第一章 绪　　论

学习目标

掌握老年人的年龄划分标准及老龄化社会的标准、老年护理特点。

理解人口老化的特征。

熟悉老年护理的目标、任务、原则。

了解国内外人口老龄化的现状与趋势、老年护理学的发展、老年护理学的研究内容。

具备敬老、爱老、护老的传统美德，养成积极主动的服务意识、热情周到的服务态度，树立知老敬老专业情怀。

人口老龄化已经成为全球面临的重要公共卫生问题和重大社会问题，老年人面临着养老、医疗以及精神赡养等诸多问题，研究老年人的健康问题、维护和促进老年人的健康、提高老年人生活质量是老年护理的重要内容。

课堂互动

中国人口老龄化程度进一步加深

国家统计局发布第七次全国人口普查数据显示：全国人口共 14.11 亿人，我国仍是世界人口大国。60 岁及以上人口超 2.64 亿人，占 18.70%，其中，65 岁及以上人口 1.9 亿人，占 13.50%。全国 31 个省份中，有 16 个省份的 65 岁及以上人口超过了 500 万人，其中，有 6 个省份的老年人口超过了 1 000 万人。老年人口比例上升较快，人口老龄化程度进一步加深，老龄化已成为今后一段时期我国的基本国情。

请思考：

1. 影响人口老龄化的主要因素有哪些？
2. 人口老龄化给社会带来哪些影响？如何应对？

第一节　老年人与人口老龄化

每个人都会经历婴幼儿、少儿、青少年、青年、中年到老年的不同时期，不同的年龄阶段有不同的特点。老年是生命过程中组织器官走向老化、生理功能走向衰退的阶段。

一、老年人的年龄划分

人类年龄有时序年龄、心理年龄、生理学年龄的划分。时序年龄（又称历法年龄）是指按出生年月计算出的年龄，指个体离开母体后在地球上生存的时间。心理年龄一般有两个含义，首先常用心理年龄反映心情状态,心理年龄与时序年龄可不相符,心理年龄可较时序年龄年轻,亦可较时序年龄年老;其次心理年龄是心理学"智力测验"的术语,系根据标准化测量表的常模衡量出的智力水平。将心理年龄与时序年龄相对照,可看出其智力绝对水平的高低。生理学年龄(又称生物学年龄)是以正常个体生理学上或解剖上的状况所推算的年龄,通常是同一功能状态人群时序年龄的平均值。大多数情况下,人们的年龄以时序年龄为准。

人体衰老是个渐进的过程。个体老化的进度不同,即使在同一个人身上,各脏器系统的衰老变化也不完全一致,因此,很难准确界定个体进入老年的时间。目前国际上对老年人的年龄界限无统一的标准,多数是根据各国国内情况所规定的。

(一)世界卫生组织标准

在发达国家将 65 岁以上的人群定义为老年人,而在发展中国家(特别是亚太地区)则将 60 岁以上的人群定义为老年人。

近些年,世界卫生组织(World Health Organization,WHO)根据现代人生理与心理结构上的变化,将人的年龄界限又作了新的划分:44 岁及以下为青年人;45～59 岁为中年人;60～74 岁为年轻老年人(the young old);75～89 岁为老老年人(the old old);90 岁以上为非常老的老年人(the very old)或长寿老年人(the longevous)。

(二)我国标准

根据我国实际情况,中华医学会老年医学分会于 1982 年会议上将 60 岁及以上人群定义为老年人。人口学中则认定:60～69 岁为低龄老年人;70～79 岁为中龄老年人;80 岁以上为高龄老年人。我国现阶段划分老年人的标准见表 1-1。

表1-1　我国现阶段划分老年人的标准

年龄分期/岁	分期名称	中文称呼
45～59	老年前期(初老期)	中老年人
60～89	老年期	老年人
90 以上	长寿期	长寿老年人

二、人口老龄化

(一)人口老龄化

1. 人口老龄化　简称人口老化,是人口年龄结构的老龄化,指老年人口占总人口的比例不断上升的一种动态过程。老年人口在总人口中所占的百分比,称为老年人口系数,是评价人口老龄化程度的重要指标。出生率和死亡率的下降、平均期望寿命的延长是世界人口趋向老龄化的直接原因。

2. 老龄化社会的划分标准　随着老年人口总数的增加,老年人口总数比例不断上升,形成老龄化社会(老龄化国家或地区)。WHO 对老龄化社会的划分有两个标准,见表 1-2。

表1-2　老龄化社会的划分标准

类型	发达国家	发展中国家
老年人年龄界限	65 岁	60 岁
青年型(老年人口系数)	<4%	<8%
成年型(老年人口系数)	4%～7%	8%～10%
老年型(老年人口系数)	≥7%	≥10%

（1）发达国家的标准：65 岁以上人口占总人口的 7% 以上，定义为老龄化社会（老龄化国家或地区）。

（2）发展中国家的标准：60 岁以上人口占总人口的 10% 以上，定义为老龄化社会（老龄化国家或地区）。

（二）人口老龄化的现状与趋势

人口老龄化是世界人口发展的普遍趋势，标志着人类平均寿命延长，体现了生命科学与社会经济的不断进步和发展。继法国成为第一个老龄化国家之后很多国家也紧跟其后，老龄化社会相继出现。

1. 世界人口老龄化趋势及特点

（1）人口老龄化的速度加快：根据联合国发布《2022 年世界人口展望》报告：世界人口预计将在 2022 年 11 月中旬增至 80 亿。并且在 2030 年和 2050 年之前分别增长至约 85 亿和约 97 亿，世界人口从 70 亿增长到今天的 80 亿，用了 11 年零半个月。根据联合国最新预测，到 21 世纪 80 年代，全球人口将达到约 104 亿的峰值，并保持这个水平到 2100 年。到 2050 年，全球 65 岁及以上年龄人口所占比例预计将从 2022 年的 10% 上升至 16%。在包括日本、意大利和德国在内的许多国家，老年人已经占到人口的 1/4 左右。

（2）世界各地区人口进入低增长阶段：由于经济社会发展水平不同，各个国家人口转变阶段差异也较大。目前，非洲国家人口增长率仍然很高，欧美等发达国家稳定在低增长阶段，甚至出现人口零增长和负增长。

（3）人口平均期望寿命不断延长：19 世纪许多国家的人口平均寿命只有 40 岁左右，20 世纪末则达到 60 岁至 70 岁，一些国家已经超过 80 岁。国家卫生健康委员会 2022 年 7 月 12 日发布的《2021 年我国卫生健康事业发展统计公报》显示，我国居民人均预期寿命由 2020 年的 77.93 岁提高到 2021 年的 78.2 岁。

（4）高龄老年人增长速度最快：80 岁以上高龄老年人是老年人口中增长最快的群体，平均每年以 3.8% 的速度增长，大幅超过 60 岁的人口平均增长速度（每年 2.6%）。2010 年全球 80 岁以上老年人口超过 1.05 亿，预计到 2050 年，高龄老年人将有约 3.8 亿，占老年人总数的 1/5。

（5）女性老年人占老年人口中的多数：一般而言，老年男性死亡率高于女性。如美国女性老年人的平均期望寿命比男性老年人高 6.9 岁，日本为 5.9 岁，法国为 8.4 岁，中国为 3.8 岁，这种性别差异致使多数国家老年人口中女性超过男性。

2. 中国人口老龄化趋势及特点 我国人口老龄化形势严峻。1999 年 10 月，中国开始进入人口老龄化社会。2022 年，国家卫生健康委会同教育部、科技部等 15 部门联合印发《"十四五"健康老龄化规划》。其中提到，从"十四五"时期我国进入中度老龄化，到 2035 年前后进入重度老龄化，再到 2050 年左右人口老龄化达峰。我国的人口老龄化社会进程具有以下主要特征：

（1）人口老龄化程度高，高龄化趋势明显：2021 年度国家老龄事业发展公报发布，截至 2021 年末，全国 60 周岁及以上老年人口 26 736 万人，占总人口的 18.9%；全国 65 周岁及以上老年人口 20 056 万人，占总人口的 14.2%。全国 65 周岁及以上老年人口抚养比 20.8%。预计 2025 年 60 岁及以上老年人口将突破 3 亿，2033 年将突破 4 亿，2053 年将达到 4.87 亿的峰值。80 岁及以上人口占总人口的比重为 2.54%，比 2010 年提高了 0.98 个百分点；占 60 岁及以上老年人口的比重为 13.56%，比 2010 年上升了 1.74 个百分点，高龄化趋势明显。老龄化的同时伴随高龄化，表明中国老年人口内部结构也在快速变化，养老服务和健康服务等需求将因为高龄化而以快于老年人口的增速增长，表现出结构效应。

（2）人口老龄化速度快：目前，中国的老龄化在快速发展，预计 2050 年将达到 4.5 亿老年人口规模。2010—2020 年，60 岁及以上人口比重上升了 5.44 个百分点，65 岁及以上人口上升了 4.63

个百分点。与上个十年相比，上升幅度分别提高了 2.51 和 2.72 个百分点。人口老龄化速度加快意味着应对人口老龄化的战略机遇期将快速逝去，政策准备期将大为缩短，"未备先老"问题将更加突出。

（3）老龄化水平城乡差异明显：乡村的老龄化水平明显高于城镇。乡村 60 周岁及以上、65 周岁及以上老年人口占乡村总人口的比重分别为 23.81%、17.72%，比城镇 60 周岁及以上、65 周岁及以上老年人口占城镇总人口的比重分别高出 7.99 个百分点、6.61 个百分点。

（4）老年人口素质不断提高：在 60 周岁及以上老年人口中，拥有高中及以上文化程度的人口比重为 13.90%，比 2010 年提高了 4.98 个百分点。

（5）低龄老年人口占老年人口比重过半：在 60 周岁及以上老年人口中，60～69 周岁的低龄老年人口为 14 740 万人，占比为 55.83%；70～79 周岁老年人口为 8 082 万人，占比为 30.61%；80 周岁及以上老年人口为 3 580 万人，占比为 13.56%。

（三）人口老龄化的主要影响

社会人口老龄化所带来的问题，尤其是老年人口的高龄化，将给未来经济和人民生活等各领域带来广泛而深刻的影响，也造成养老保障、医疗保障、养老服务等多方面的压力。

1. 社会负担加重　社会负担系数，即抚养比／抚养系数是指非劳动力人口数与劳动力人口数之间的比率，总抚养系数等于老年人抚养系数与少儿抚养系数相加。随着老龄化加速，使劳动年龄人口的比重下降，老年抚养系数不断上扬，加重了劳动人口的经济负担。《2020 年度国家老龄事业发展公报》显示，全国（未统计港澳台）老年人口抚养比为 19.70% 比 2010 年提高 7.80 个百分点。

2. 社会保障费用增加　人口老龄化使国家用于老年社会保障的费用大量增加，医疗费用和养老金是社会对老年人主要的支出项目，加上各种涉老救助和福利，庞大的财政开支给各国政府带来沉重的负担。如我国的《财政蓝皮书：中国财政政策报告（2021）》显示，2020 年中央财政支出基本养老金 7 885.06 亿元、城乡居民医保补助资金 3 467.58 亿元、基本公共卫生服务补助资金 603.3 亿元。

3. 老年人对医疗保健的需求加剧　随着老年人口增加和寿命延长，因疾病、伤残、衰老而失去活动能力的老年人显著增加。据第四次中国城乡老年人生活状况抽样调查结果显示，预计我国 65 岁及以上失能老年人将由 2020 年的 1 867 万人升至 2050 年的 5 205 万人左右；慢性病老年人、空巢老年人口分别都已超过 1 亿。衰老与老年慢性病消耗卫生资源多，不仅使家庭和社会的负担加重，同时也对医疗资源提出挑战，对医疗设施、医护人员、医疗保健和卫生资源的需求急剧增大。

4. 家庭养老功能减弱　随着人口老龄化、高龄化、家庭少子化，传统的家庭养老功能日趋削弱，养老负担越来越多地依赖于社会。我国养老服务至今，初步形成以居家为基础、社区为依托、机构为补充、医养相结合的养老服务体系。居家养老是我国最主要也是最基础的养老方式，主要是由子女赡养照顾老年人。日益普遍的"421"家庭结构使得基本依靠子女照顾赡养的传统居家养老方式遇到困难。独生子女们要忙于工作，忙于照顾下一代，必然会疏于对老年人的生活照料和精神关爱，对父母的晚年生活显得力不从心、难以周全。党和国家高度重视养老服务事业发展，实施积极应对人口老龄化的国家战略，发展养老事业和养老产业，优化孤寡老年人服务，推动实现全体老年人享有基本养老服务。

近年来我国综合国力不断发展提升，为推动实现全体老年人享有基本养老服务奠定了雄厚物质基础。基本养老服务作为公共服务的重要内容，经过多年积累发展，已初步形成体系。我国具备坚实的物质基础、充足的人力资本、历史悠久的孝道文化，完全有条件、有能力、有信心解决好人口老龄化重大课题。

🌐 知识链接

健康老龄化和积极老龄化

1. 健康老龄化 是世界卫生组织于 1990 年 9 月在哥本哈根会议上提出，并在全世界积极推行的老年人健康生活目标。它是指老年人在晚年能够保持躯体、心理和社会生活的完好状态，将疾病或生活不能自理推迟到生命的最后阶段。联合国提出将健康老龄化作为全球解决老龄问题的奋斗目标。

2. 积极老龄化 于 2002 年的马德里国际老龄大会上提出，是健康老龄化在理论上的完善和必要条件。它强调老年人不仅要在机体、社会、心理方面保持良好的状态，还要积极地面对晚年生活，作为家庭和社会的重要资源，继续为社会做出有益的贡献。

第二节　老年护理学概述

老年护理学源于老年学，是一门跨学科、多领域，同时又具有其独特性的综合性学科。与老年学、老年医学关系密切。

一、老年护理学及其相关概念

（一）老年学

老年学是研究人类老化及其所引起一系列经济和社会等与老年有关问题的综合性学科，主要包括老年生物学、老年医学、老年社会学、老年心理学、老年护理学等。

（二）老年医学

老年医学是医学科学中的一门重要学科，是从医学的角度研究人类衰老的机制、探索老化发展过程、实施保障老年人身心健康，以及研究预防和治疗人类老化及老年疾病预防和治疗的学科。包括老年基础医学、老年临床医学、老年康复医学、老年流行病学、老年预防保健医学、老年社会医学等内容。

（三）老年护理学

老年护理学是以老年人为研究对象，研究老年期的身心健康和疾病护理特点与预防保健的学科，也是研究、诊断和处理老年人对自身现存和潜在健康问题的反应的学科。它是护理学的一个重要分支，与社会科学、自然科学相互渗透。

老年人在生理、心理、社会适应能力等方面不同于其他年龄组的人群，同时老年疾病也有其特殊性，决定了老年护理学有自身的特殊规律，老年护理学的重点是从老年人生理、心理、社会、文化以及发展的角度出发，研究自然、社会、文化、教育、生理、心理等因素对老年人健康的影响，探求用整体护理手段或措施解决老年人现存和潜在的健康问题，同时，发挥老年人主动健康能动性，使老年人获得或保持最佳身、心、社会功能和健康状态，保持尊严和舒适生活直至安宁地离开人世。

二、老年护理学的范畴和特点

（一）老年护理学的范畴

老年护理学起源于现有的护理理论和社会学、生物学、心理学、健康政策等学科理论。美国护士协会（American Nurses Association，ANA）1987 年提出用"老年护理学（gerontological nursing)"概念代替"老年病护理(geriatric nursing)"概念,意味着老年护理学涉及的范畴更广泛,包括评估老年人的健康和功能状态,制订护理计划,提供有效护理和其他卫生保健服务,并评价效果。老年护理强调维持和促进健康,治疗、康复、预防和控制由急、慢性疾病引起的残疾,协助自理和慢性病管理、为衰弱和自理能力缺失的老年人提供医疗护理服务、姑息治疗和临终关怀等连续护理服务。

(二)老年护理特点

老年护理学具有较强的理论性、实践性和多学科性。老年人的个体和群体特点决定了老年护理学的特点。

1. 工作复杂　随着年龄的增长,老年人积累了大量的生活经验,同时也暴露于各种环境危险之下,带病生存是老年人群中的一个普遍现象,在高龄老年人中尤为常见,多种慢性病共存导致了其患病临床症状不典型、诊疗困难、多重用药、并发症多且严重等问题,这都提示了老年护理工作的复杂性。

2. 多学科合作、多方位护理服务　多学科合作、在多种场所服务是老年护理学的一个重要特点。因为老年护理涉及面广,包括疾病、功能状态、精神健康、社会经济体制、医疗体制、养老政策和法规、社会文化、伦理道德等,因而决定了老年护理必须与多学科进行合作,建立老年护理专业综合的教育系统,才能满足老年人多方面需求。在预防疾病、治疗护理、社会福利方面,与医学、护理学、社会学、心理学、经济学、宗教和伦理学等方面专家共同探讨问题的解决途径是至关重要的。

目前,我国"互联网＋护理服务"等新型护理服务模式不断创新,老年护理从业人员队伍壮大,医疗护理员培训制度正在建立,老年护理服务逐渐由医院、机构延伸至社区和家庭,为群众提供专业照顾、健康管理、心理护理、康复促进、安宁疗护等多方位护理服务。各种养老机构(如老年人院、日间或夜间老年人护理中心、老年人之家等)、老年人家庭和社区、各种长期照顾老年人的机构、临终关怀中心、医院或门诊等均是老年护理工作的场所。老年护理学强调个案与其家庭的照顾,可以在各种情境中展开。

3. 护理程序是主要工作方法　老年护理的重点在于通过护理程序的方法,延缓老年期的衰老性变化和减少各种危险因素给老年人带来的消极功能影响,消除或降低自我照顾的限制,最大限度地维持和促进老年人的最佳功能状态。

4. 护理人员角色多元　老年专科护理人员的角色呈现多元化形式,包括照顾者、执业者、个案管理者、沟通者、协调者、咨询者、教育者、研究者,以及医疗团队的成员或领导者、维护老年人健康和权利的代言人与保护者,甚至是社会活动者等。

5. 健康老年人的护理

(1)安全护理:随着老年人的年龄增长,机体出现一系列衰退性的变化。主要表现为组织器官储备能力减弱,各种功能衰退,对内外环境的适应能力降低,容易出现生活自理能力差、反应迟钝、手足协调功能下降、平衡功能减退、易发生意外伤害等。因此,应特别注意保护老年人的安全,避免发生意外损伤,必要时可帮助老年人使用助听器、老花镜、手杖与助行器等日常生活辅助用品;注意做好健康教育,如运动、营养膳食及自我保健等方面的指导。

(2)心理护理:主要表现为精神活动能力减弱、运动反应时间延长、学习和记忆能力减退,以及人格改变和情绪变化如注意力不集中、记忆力下降、孤独、多疑、自卑、抑郁以及情绪不稳、脾气暴躁等消极情绪。因此,护理人员要以极大的耐心和热心护理老年人,加强情感沟通,帮助老年人树立正确的人生观、死亡观,抛开一切烦恼,颐养天年。

(3)老年社会问题与护理:老年人由于离退休、丧偶、孤独、疾病等原因,其家庭角色和社会角色发生了变化,易产生诸多心理社会问题。因此,要加强老年社会学方面的研究,帮助老年人保持健康的心态,成立老年协会、休闲娱乐活动中心,辅助健康老年人再就业,鼓励老年人多参与社会活动,促使老年人保持乐观的情绪和良好的心态,保证家庭和社会的稳定。

6. 患病老年人的护理 老年慢性病多系慢性退行性改变,有时生理和病理的界限难以区分。即使老年人与青年人患同一种疾病,其临床症状和体征、疾病进展、康复与预后亦不完全一致。因而,应针对老年疾病的特点来护理老年患者。老年人患病的特点与护理要点主要有以下几方面。

(1)发病缓慢、临床表现不典型:由于老年人感受性的降低,往往疾病已经较为严重,却无明显的自觉症状,或临床表现不典型。据统计,有35%~80%的老年人发生心肌梗死时无疼痛,常呈无痛性急性心肌梗死;49%的老年人患腹膜炎时无明显疼痛反应,严重感染时也仅仅出现低热,甚至不发热,容易被漏诊或误诊。故护理人员要仔细观察,同时要善于观察老年人的病情变化,及时发现不典型症状,准确评估老年患者的健康状况,为及早明确诊断提供依据,以免延误诊治。

(2)多种疾病同时存在:约有70%的老年人同时患有两种或两种以上疾病,而且各种症状的出现及损伤的累积效应也随着年龄的增大而逐渐增加,因而病情错综复杂。故护理老年患者应考虑周全,要同时注意多个护理问题,制订全面的护理计划,方能满足老年患者的需要。

(3)病程长、恢复慢、并发症多:老年患者免疫力低,抗病与修复能力差,致病程长、恢复慢,且容易出现意识障碍、水电解质紊乱、运动障碍、多器官功能衰竭、出血倾向等多种并发症,导致病情危重。老年病的治疗原则是"个体化治疗"。急性病以治愈为目标,慢性病以缓解躯体症状、维持器官和系统的功能为目标,总体目标是维持其内在功能而非治愈疾病。故护理老年患者要特别注意病情观察,要有耐心,对预期目标不能操之过急,多进行有关疾病护理及预防并发症的健康教育,同时应鼓励老年患者及家属树立战胜疾病的信心,使老年人和家属共同参与康复护理计划的制订。

三、老年护理的目标与原则

个体步入老年象征着一种成就,但随着增龄,心身功能的逐渐衰退也会使其面临诸多慢性疾病的折磨,因而老年护理的最终目标是保持老年人的最佳功能状态、提高生活质量。

(一)老年护理的目标

1. 增强自我照顾能力 老年人在许多时候都以被动的形式生活在依赖、无价值、丧失权利的感受中,自我照顾意识淡化,久而久之将会丧失生活自理能力。因此,应尽量维持老年人的自我照顾能力,鼓励和强化其自我护理能力,避免过分依赖他人护理。对生活不能自理者,尽可能在保持其个人独立及保护其自尊的情况下提供协助,适时给予全补偿、部分补偿的护理服务。

2. 延缓恶化及衰退 通过三级预防策略,广泛开展健康教育,提高老年人的自我防护意识,改变不良的生活方式和行为,促进健康。避免和减少健康危险因素的危害,做到早发现、早诊断、早治疗。帮助老年人树立积极的健康观念,积极配合医务人员进行疾病诊治,防止病情恶化,预防并发症的发生,防止伤残。

3. 提高生活质量 现代老年医学、老年护理学的宗旨不仅是要预防和治疗老年人相关疾病,更要关注老年问题或老年综合征,通过老年综合评估和多学科团队的干预,最大程度地维持和恢复老年人功能状态,改善其生活质量。

4. 做好安宁疗护 护理工作者应从生理、心理和社会方面做好临终老年人服务。综合评估分析,识别、预测并满足临终老年人的需求,以确保老年人生命终末阶段有人陪伴和照料,能够无痛、舒适地度过生命的最后时光。

(二)老年护理原则

1. 满足需求 人的需要满足程度与健康呈正相关。因此,老年护理首先应基于满足老年人的多种需求。护理人员应当增强对老化过程的认识,将正常及病态老化过程及老年人独特的心理社会特性与一般的护理知识相结合,及时发现老年人现存的和潜在的健康问题和各种需求,使护理活动能提供满足老年人的各种需求和照顾的内容,真正有助于其健康生活。

2. 早期防护 衰老起于何时,尚无定论。且由于一些老年病发病演变时间长,如高脂血症、动脉粥样硬化、高血压、糖尿病、骨质疏松症等一般均起病于中青年时期,因此,一级预防应该及早进行,老年护理的实施应从中青年时期开始入手,进入老年期应更加关注。要了解老年人常见病的病因、危险因素和保护因素,采取有效的预防措施,防止老年疾病的发生和发展。对于有慢性病、残疾的老年人,根据情况实施康复医疗和护理的开始时间也越早越好。

3. 关注整体 由于老年人在生理、心理、社会适应能力等方面有别于其他人群,尤其是老年患者往往有多种疾病共存,疾病之间彼此交错和影响。因此,护理人员必须树立整体护理的理念,研究多种因素对老年人健康的影响,提供多层次、全方位的护理,在护理业务、护理管理、护理制度、护理科研和护理教育各个环节上整体配合,共同保证护理水平的整体提高。

4. 因人施护 衰老是全身性的、多方面的、复杂的退化过程,老化程度因人而异;影响衰老和健康的因素也错综复杂,特别是机体出现病理性改变后,老年个体的状况差别很大,加上患者病情、家庭、经济等各方面情况不同,因此,既要遵循一般性护理原则,又要注意因人施护,执行个体化护理的原则,做到针对性和实效性护理。

5. 面向社会 老年护理的对象不仅是老年患者,还应包括健康的老年人及其家庭成员。因此老年护理必须兼顾到医院、家庭和人群,护理工作场所不仅仅是病房,而且也应包括社区和全社会。从某种意义上讲,家庭和社会护理更加重要,因为不但本人受益,还可大大减轻家庭和社会的负担。

6. 连续照顾 老年人,特别是高龄老年人,处于患病和日常生活自理能力下降两种同时存在且相互影响的状态下,单一的医疗保健服务不能满足他们的需求,他们需要的是集医疗护理和生活照护于一体的综合服务。因此,对老年人的照护要持续很长时间,甚至是无限期。

思政元素

老年护理人才 大有可为

人口老龄化是 21 世纪中国新的基本国情。2022 年末,我国 60 岁及以上人口数 2.8 亿人,占总人口的 19.8%。老年人,特别是失能、半失能老年人的医疗护理和长期照护需求十分迫切,其护理需求明显高于全体人群平均水平,老年照护资源紧缺问题日益引起社会关注。

在人口老龄化日益严峻的背景下,老年护理服务逐渐由医院、机构内延伸至社区和家庭,在满足老年人的医疗护理服务需求方面,无论是机构、社区还是家庭,社会对具有老年照护知识的医疗卫生服务人员需求均在增加;目前来讲,高质量的老年护理专业人才供需矛盾变大,社会对专业的医疗护理服务存在庞大而刚性的需求。

《全国护理事业发展规划(2021—2025 年)》指出,"十四五"时期,为积极应对我国人口老龄化发展,要采取有效措施增加护士队伍数量,特别是从事老年护理等紧缺护理专业的人才,并结合群众护理需求和护理学科发展,有针对性地开展老年护理人才教育与培训。护理人员应为实施健康中国战略和积极应对人口老龄化国家战略,发挥自己的作用。在国家的大力扶持下,各级地方政府建设了大批老年护理机构。这些机构可谓为老年人颐养天年提供了很好的硬件条件,与此同时老年护理专业人才的缺乏已成既定的事实。影响中国养老事业发展的"瓶颈"并不在于养老院、医院、养老设备等物资资源,而是主要在于直接服务于老年人的人力资源;为应对和满足老年群体日益多元化、多层次的刚性护理服务需求,老年护理人才队伍急需一批专业化、职业化的年轻人加入进来。未来,具有尊老爱老的意识、从事老年护理事业的情怀、为社会服务的责任担当、甘于奉献的劳动精神和精益求精的工匠精神的专业人才将大有可为!

四、老年护理人员的职业守则和素质要求

（一）职业守则

老年护理员（养老护理员）的职业守则是在进行老年照护工作中应当遵守的行为规范。

1. 尊老敬老，以人为本 尊重老年人、爱护老年人是中华民族几千年的传统美德，是老年照护者在工作中必须贯彻和落实的原则，是养老护理首要条件。老年人操劳一生，对家庭和社会均有很大的贡献，理应受到尊重和爱戴。老年人对护理人员的依赖性较大，老年患者的护理问题众多，加之其生理、心理复杂多变，增加了老年护理的难度。故要求护理人员要以"老年人为本"，不论其地位高低、社会背景如何，均应平等相待、一视同仁，尊重老年人的人格和尊严；要有足够的责任心、爱心、细心和耐心对待老年人，根据需要照护的老年人生理心理特点、护理特点、营养的需求，在尊重老年人的前提下，为老年人提供全方位的服务，使老年人感到舒适，有信任感。

2. 服务第一，爱岗敬业 老年患者病程长、病情重而复杂。护理老年患者要一丝不苟，严格履行岗位职责，服务工作中要以老年人为中心，不断学习老年护理知识，接受先进的理论知识，思考老年人的实际需求，不断地研究出新的工作方法，通过创新来满足老年人的需求，促进行业的发展。只有努力提高自身的服务技术，才能为老年人提供全面的身心照护。

3. 遵章守法，自律奉献 对于老年护理员来说，为老年人提供照护服务时必须遵守国家的法律法规。一个合格的老年护理员必须具有较强的法律意识，认真学习相关的法律法规，切实尊重并维护老年人的合法权益。老年护理员所从事的工作是有益于国家社会和人民的，其工作具有奉献性质。自律奉献，要求老年护理员在服务中为老年人着想，严格要求自己，积极进取。

4. 孝老爱亲，弘扬美德 自古以来，中国人就提倡孝老爱亲，倡导"老吾老以及人之老，幼吾幼以及人之幼"的美德。老年护理员在工作中，要把老年人当作自己的亲人看待，倾听老年人的需求；同时，利用自身的知识，帮助老年人家属解决老年人照护问题，使家属提高照护能力，共同参与老年人的照护工作，使老年人满足生理需求的同时，也得到心理的抚慰。

（二）素质要求

老年人具有特殊的生理心理特点，因而对从事老年护理工作的人员也提出了更严格的素质要求。

1. 职业素质

（1）高度的责任心、爱心、细心、耐心与奉献精神：尊老敬老是中华民族的传统美德。老年人操劳一生，对家庭和社会均有很大的贡献，理应受到尊重和爱戴。老年人对护理人员的依赖性较大，老年患者的护理问题众多，加之其生理、心理复杂多变，增加了老年护理的难度。故要求护理人员要以"老年人为本"，不论其地位高低、社会背景如何，均应平等相待、一视同仁，尊重老年人的人格和尊严；要有足够的责任心、爱心、细心和耐心对待老年人，全身心地投入到老年护理活动中，使老年人感到舒适，有信任感。

（2）恪守"慎独"精神：老年患者病程长、病情重而复杂。护理老年患者要一丝不苟，严格履行岗位职责，认真恪守"慎独"精神，在任何情况下均应自觉地对老年人的健康负责。

（3）良好的沟通技巧和团队合作精神：老年护理的开展需要多学科的合作，因此护理人员必须具备良好的沟通技巧和团队合作精神，促进专业人员、老年人及其照顾者之间的沟通与配合，在不同情况下给予老年人照顾护理服务。

2. 业务素质 具有博、专兼备的专业知识，精益求精的技术是对护理人员的业务素质要求。老年人多数都身患多种疾病，有多脏器功能受损，故要求护理人员应全面掌握专业知识以及相关学科的知识，并将其融会贯通，同时还要精通专科领域的知识和技能。只有这样，才能做到全面

考虑和处理问题,有重点地解决问题,帮助老年人满足健康方面的需求。

3. 能力素质 具有准确、敏锐的观察力,正确的判断力和良好的沟通能力是对护理人员的能力素质要求。老年人的机体代偿功能相对较差,健康状况复杂多变,因此要求护理人员必须具备敏锐的观察力和准确的判断力,能够及时发现老年人的问题与各种细微的变化,对老年人的健康状况做出准确的判断,以便及早采取相应的护理措施,保证护理质量。

第三节 老年护理学的发展

老年护理学的发展起步较晚,它伴随着老年医学而发展,是相对年轻的学科。其发展大致经历了四个阶段。①理论前期(1900—1955 年):在这一阶段没有任何的理论作为指导护理实践的基础;②理论初期阶段(1955—1965 年):随着护理专业的理论和科学研究的发展,老年护理的理论也开始发展和研究,第一本老年护理教材问世;③推行老年人医疗保险福利制度后期(1965—1981 年):在这一阶段,老年护理的专业活动与社会活动相结合;④全面完善和发展的时期(1985 年至今):形成了较完善的老年护理学理论并指导护理实践。

一、国外老年护理的发展

(一)国外老年护理发展概况

世界各国老年护理发展状况不尽相同,各有特点,这与人口老龄化程度、国家经济水平、社会制度、护理教育发展等有关。1870 年荷兰成立了第一支家居护理组织,之后家居护理在荷兰各地相继建立起来。德国的老年护理始于 18 世纪。英国 1859 年开始地段访问护理,19 世纪末创建教区护理和家庭护理,1967 年创办世界第一所临终关怀医院。日本 1963 年成立了老年人养护院。老年护理作为一门学科最早出现于美国,1900 年,老年护理作为一个独立的专业被确定下来,至 20 世纪 60 年代,美国已经形成了较为成熟的老年护理专业。美国老年护理的发展对世界各国老年护理的发展起到了积极的推动作用。

自 20 世纪 70 年代以来,美国老年护理教育开始发展,特别是开展了老年护理实践的高等教育和训练,如培养高级执业护士(Advanced Practice Nurses,APNs)。此外,老年护理场所的创新实践模式、长期护理照顾、家庭护理等问题也受到重视。近年来,美国政府资助成立了老年教育中心或老年护理研究院,以改进老年护理实践质量。有关老年护理的研究也得到了长足的发展。在老年护理学科发展的影响下,许多国家的护理院校设置了老年护理课程,并设立以此为主修科目的老年护理学硕士、博士项目。

(二)各国老年护理模式

1. 瑞典 在 1990 年就建立了健康护理管理委员会(简称 HCB),主要负责家庭护理(nursing care at home)、老年人护理院及其他老年护理机构的事务,其中包括精神和智力残障老年人的护理。

2. 日本 近 30 年对高龄化社会进行摸索,并建立了从医疗、保健、福利、介护、教育等一系列福利措施,提供"医院 - 社区护理机构 - 家庭护理机构"的一条龙服务,建立了"疾病护理 - 预防保健 - 生活照顾"为一体的网络系统。

3. 澳大利亚 老年卫生保健的服务方式包括:社区服务、医院服务、护理之家和老年公寓。社区护理模式主要为居住性老年护理和老年病房的治疗与护理。

4. 美国 老年护理模式有社区诊所、附属于某机构的社区护理中心,如附属于医院、健康维持机构和教育机构等,常见附属于护理学院(系)及私人社区护理中心,由护士企业家管理。

二、我国老年护理的发展

（一）中国老年护理发展历程

我国医疗强身、养生活动已有 3 000 多年历史，但作为现代科学研究，中国老年学与老年医学研究开始于 20 世纪 50 年代中期，比起国际老年学发展，我国起步并不晚，但中国老年护理学长期以来一直被归为成人护理学范畴。老年护理体系的雏形是医院的老年患者的护理，如综合医院成立老年病科，开设老年门诊与病房，按专科收治和管理患者；很多大城市均建立了老年病专科医院，按病情不同阶段，提供不同的医疗护理。随后，老年护理医院的成立，对应对城市人口老龄化发挥了积极的作用，其主要工作包括医疗护理、生活护理、心理护理和临终关怀。有的城市还成立了老年护理中心、护理院，为社区内的高龄病残、孤寡老年人提供上门医疗服务和家庭护理；对老年重病患者建立档案，定期巡回医疗咨询，老年人可优先享受入院治疗、护理服务和临终关怀服务。

1988 年我国第一所老年护理院在上海成立后，老年人专业护理机构逐步发展，各地相继成立了多种性质和形式的老年人长期护理机构，如老年护理院、老年服务中心、老年公寓、托老所等，为社区内的高龄病残、独居老年人提供上门医疗服务和生活照顾；对重病老年人建立档案，定期巡回医疗咨询，老年人可优先享受入院治疗、护理服务和临终关怀服务等。服务对象、内容和层次都有快速的拓展，逐渐在一定程度上适应人口老龄化的需要。

随着社区卫生服务的发展，"社区居家养老"成为我国政府引导的、服务范围广泛的养老护理的主体方向，社区护理已将老年护理服务融入居家环境中，建立起以居家为基础、社区为依托、机构为支撑的养老服务体系，为广大老年群体提供专业化的健康与生活服务。

20 世纪 80 年代，随着中华医学会老年医学学会的成立和老年医学的发展，尤其是 90 年代以来，老龄化带来的一系列问题引起了我国政府对老龄事业的高度关注。在加强领导、政策指引、机构发展、内外交流、人才培养和科研等方面，从国家至地方各级政府部门都给予了关心和支持。先后发布了老龄事业发展和养老体系建设等一系列相关政策文件，有力地推动了老龄事业的发展。

20 世纪 90 年代，我国高等护理教育发展迅速，老年护理学陆续被全国多所护理高等院校列为必修课程，有关老年护理的专著、教材、科普读物相继出版。各种杂志关于老年护理的论著、经验总结文章陆续发表，有关老年护理的研究不断深入。2011 年，中山大学、复旦大学、中南大学等开始招收老年护理相关硕士。此外，国内外老年护理方面的学术交流逐步开展，与国外护理同行建立了科研合作关系。

（二）中国老年护理的使命

人口老龄化带给我们最大的难题是日益增多的老年人口的抚养和照料问题，特别是迅速增长的"空巢"、高龄和患病老年人的服务需求以及寿命延长与"寿而不康"造成的医疗卫生和护理的压力。新的形势下，老年护理也面临新的机遇与挑战。

1. 积极参与建设旨在提高老年人生活质量的系统工程 中国老年护理的使命是结合国情积极推进医疗卫生保险制度改革，形成提供老年人预防、保健、护理、理疗、康复训练和健康教育为一体的连续性综合性的服务；重视医院提供的老年患者护理；重视建立托老所、老年人公寓、家庭病床等服务机构与项目；重视发展和完善老年医疗保险事业，开拓专业护理保健市场，发展老年服务产业；逐步建立以"居家养老为基础、社区服务为依托、机构养老为补充"的养老服务体系。

2. 加强老年护理教育和专业老年护理人员培养 随着医疗与护理的分工，居家养老、机构养老中的相关工作人员的素质也需要不断提高，这样才能满足老年人不断提高的护理要求。目前我国的护理行业还停留在关注老年人的基本需要方面,老年人精神文化生活和心理健康等方面的需求都不同程度地被忽视。要提升老年护理品质,就需要引入一些专业人才。要扩大护理教育规模,缓解护理人力紧张状况;开设老年护理专业,加强老年护理教育,加快专业护理人才培养,适应老年护理市场的需求。

3. 加强健康教育和科普工作,增强老年人自我保健意识和能力 采取不同方法,对老年人进行健康教育。教会他们健康的保健知识,改变不健康的生活方式,掌握基本的家庭自我护理措施,学会初级的自救和他救方法,提高生活质量,促进健康老龄化。

4. 加强老年人常见疾病的防治护理研究 为减少社会经济负担,提高老年人生活质量,在积极开展社区防治的同时,积极开展老年病的防治和家庭护理研究,解决好老年人口的就医保健问题是非常重要的。努力探索、研究和建立我国老年护理的理论和技术,构建有中国特色的老年护理理论和实践体系,不断推进我国老年护理事业的发展。

5. 强化科研意识,开发老年护理设备 老年护理工作者应强化科研意识,重视并推广老年人或老年病相关的研究课题,使科研成果及时转化。积极开发成本低、效用高的老年护理设备器材,为社区护理和家庭护理提供良好的基础条件,真正满足老年群体在日常生活照顾、精神慰藉、临终关怀、紧急救助等方面日益增长的需求。

6. 突出中医特色 中医是我国的传统医学,历史悠久,对于许多慢性疾病的控制与康复有着肯定的疗效,易为老年人所接受,尤其是中医养生法具有简单易行、经济实惠、实用有效的特点,适合在社区、家庭开展,符合医疗护理以家庭为中心的理念。因此,应采取多种形式的教育和培养手段,提高中医药和中西医结合人才队伍的整体素质,注重以学科建设为载体,运用现代科学技术手段,继承和发展中医药特色,为老年护理服务。

总之,老年护理从业人员在服务于国家应对人口老龄化战略的同时,应把握机遇、开拓思路、加强交流,推动老年护理学科发展,促进老年护理管理措施准确落地,最终达到改善老年人生活质量与健康结局的目的。

（唐凤平）

? 复习思考题

1. 简述老年护理服务的目标。
2. 讨论人口老龄化对护理工作的挑战。
3. 从事老年护理工作的人员有哪些更高的素质要求?

扫一扫,测一测

第二章　老年人身心老化及影响

PPT 课件

知识导览

学习目标

掌握老化的概念、特点。

熟悉老年人各器官、系统老化改变及心理变化。

了解老年人社会状态的变化。

认识护理人员在人口老龄化过程中的重要作用，探索和创新老年护理工作，树立职业自豪感。

生老病死，是人类最早感知到的自然规律。老化是人体生命中生理的、自然的、必然的历程。了解老年人身心老化的变化及影响，有利于护理人员更好地理解老年人容易发生的健康问题并实施针对性的护理，从而使老年人能够保持身心健康及良好的社会适应状态。

课堂互动

田某，女性，60岁，大学教师，即将退休。在其退休仪式上，单位里播放了田老师入职后每一年的照片，从青春靓丽的美女到两鬓斑白、慈眉善目的老阿姨。许多教师不禁感叹："岁月不饶人，田老师这一辈子为了教学工作，白了头发，花了眼睛，长了皱纹，弯了腰背！"田老师此时则感慨："头发白、眼睛花、长皱纹、弯腰驼背是每个人都会有的，但是我在教学工作中的收获和终身的成长却不是每个人都能拥有的！作为一名教师，我感到非常的幸福和自豪！"

请思考：

1. 老年人身体衰老表现在哪些方面？对生活有影响吗？
2. 如何指导老年人积极应对自身老化的改变？

第一节　老化相关知识

从出生、发育、成熟到死亡的生命历程中，机体会随着年龄的增长逐渐发生一系列生理和心理改变。了解衰老与老化相关理论知识，护理人员可以更好地评估心理健康，指导健康问题的分析与诊断，帮助制订科学合理的护理计划，指导护理效果的评价。

一、衰老与老化

（一）衰老

衰老指伴随年龄增长机体出现的形态改变、功能减退以及代谢失调等导致机体对外部环境的适应性降低的状态。世界卫生组织的定义是："衰老是体内各种分子和细胞损伤随时间逐步积累的过程。"衰老既是独立的状态，又与疾病相互依存。衰老是疾病的温床，会形成、也会加速某些疾病；另一方面，疾病又可能助推衰老的进程和程度。但无论有没有疾病，到了一定年龄，身体都将毫无例外地处于持续的衰老过程中，衰老积累到一定程度，多器官衰弱会演化为多器官衰竭。

1. 衰老表现　衰老的主要表现为：①衰老时最普遍与突出的表现是全身血管变窄，器官供血不足，由此带来各个器官的功能降低乃至衰弱，其中心脑血管严重的粥样硬化病变则会导致心肌梗死与脑卒中；②衰老时免疫功能普遍下降，抗感染能力低下，少量病原微生物侵入就容易导致严重感染，表现在多个器官，尤其是肺部；③衰老时多种激素水平下降，导致肌肉萎缩无力，骨质疏松，容易跌倒和骨折；④衰老时脑细胞数量和相互间连接减少，记忆力下降，严重时导致痴呆等精神障碍，失智、失忆会相继发生；⑤衰老时基因复制、转录、翻译出错机会增加，错误叠加累积，加上免疫力下降导致的纠错能力减弱，癌症发病概率会大大增加等。所有这些状况，不仅表现为各种生理功能的下降，而且还常常导致各种各样的疾病。

2. 衰老与疾病　衰老与疾病的发生息息相关，衰老不仅增加疾病的发生，而且使疾病的性质和病理过程发生显著的改变。同样的病，老年人的临床表现、治疗反应和转归会与非老年人有很大差别，例如老年人即使严重感染时也可能发热较轻，白细胞数升高不明显；例如对手术伤害和药物副作用的耐受性明显降低等。所以对老年人疾病的诊断与治疗护理也应与一般成人有所区别。

3. 衰老与诊断和治疗　衰老是一个全面的过程，多器官功能相继丢失，老年人往往有多种疾病同时存在。所以诊断和治疗老年患者就必须更加注重系统分析，分清主次，解决主要矛盾。

（二）老化特征

老化指衰老的动态过程。通常老化与衰老并提，老化是指机体生长发育到成熟期以后，随着增龄而出现的身体结构变化和功能逐渐减退或退化的过程，是所有生物种类在生命延续过程中的一种生命现象。衰老是老化过程的最后阶段或结果，如体能失调、记忆衰退、心智钝化等。

老化可分为生理性老化和病理性老化。生理性老化是符合自然规律的，即机体在生长过程中随增龄而发生的生理性、衰退性的变化，是一种正常的老化现象。病理性老化即在生理老化的基础上，因某些生物、心理、社会及环境等因素所致的异常老化。两者很难严格区分，往往结合在一起，从而加快了老化的进程。老化具有以下特征。

1. 普遍性　老化是多细胞生物普遍存在的生物学现象，且同种生物的老化进程所表现出来的老化的征象大致相同。任何个体都不可避免地走向老化和死亡。老化是一个过程，全身各处相继发生，人与人之间只是发生早晚与顺序有所不同。

2. 累积性　老化并非一朝一夕所致，而是在日复一日、年复一年的岁月变迁中，机体结构和功能上的一些微小变化长期逐步积累到一定程度，机体的形态结构才会出现明显的退行性变化，生理功能才会有所下降，一旦表现出来，不可逆转。

3. 渐进性　老化是一个循序渐进的演变过程，且逐步加重，而非跳跃式发展，往往在不知不觉中即出现了老化的征象。

4. 内生性　老化源于生物本身固有的特性（如遗传），同一物种所表现出来的老化征象相同。环境因素只能影响老化的进程，或加速老化，或延缓老化，但不能阻止老化。

5. 危害性　老化的过程是机体的结构和功能衰退的过程，导致机体功能下降乃至丧失，因而往往对生存不利，使机体越来越容易感染疾病，终致死亡。

二、老化机制

（一）老化原因

老化是一种多因素引起的机体内各脏器细胞功能降低的生物现象。凡能直接或间接引起生物老化的因素均是老化的原因。研究者在尸检过程中发现，真正由于衰老而导致的死亡仅占死亡人数的 5% 或更少。目前对于引起衰老的因素尚不十分清楚，大致分为遗传因素和非遗传因素。

1. 遗传因素　人类部分基因是决定人的寿命和衰老的主要物质，其主要成分是脱氧核糖核酸（DNA）所组成的遗传单位。线粒体上的 DNA 基因与生物的寿命有关。染色体上的 DNA 基因主管生命遗传信息的调控和表达，从而影响生物的生殖、发育和衰老等过程。衰老基因位于衰老细胞内，能使各种细胞的代谢功能减退而导致衰老。凋亡基因与衰老基因共同作用导致生物衰老。在生物的生殖、发育和衰老的过程中，不同基因在特定的调控下，对生命过程起着特定的作用。

2. 非遗传因素　虽然基因对人的最高寿命起决定作用，但人往往不能活到最高寿命。其原因是人的寿命还受到非遗传因素的影响，包括生理因素、心理因素、社会环境因素和生活方式等。尤其是心理与社会方面的老化受个体认知、社会化过程、身体功能退化等因素的影响。

（二）人体老化机制

对于人体老化机制的认识一直在不断探索和发展之中，至今人体老化的真正原因和机制未完全清楚。老化是多种因素促成的。营养和新陈代谢对于何时出现老化十分关键，心、脑、血管组织的老化，就与营养失调有关。人体内环境的稳定遭受破坏，包括体温的恒定、血压的稳定、激素的平衡、神经系统的自然调节等，同样是使组织、器官、细胞发生老化的重要因素。基因的变异，生活环境、生活方式、生物钟节律和免疫功能的变化，也都是使老化发生的原因。基因决定了机体的衰老，基因是衰老的始动因素，这是衰老的内因。除此之外，营养不均衡、运动量过少、环境污染、精神与心理因素等构成了衰老的外因，它们在衰老发生机制的不同环节发挥作用，导致了衰老的进程加速。

三、老化的相关理论

（一）老化的生物学理论

1. 理论观点　老化的生物学理论重点探究老化过程中生物体生理改变的特点和原因。迄今，科学家根据各自的研究结果，提出了种种关于老化的学说或理论。现有的生物老化理论可分为随机老化理论与非随机老化理论。随机老化理论认为老化是随机损伤积累的过程，标志性的理论有体细胞突变理论、分子交联理论、自由基理论等。非随机老化理论认为与年龄相关的分子和细胞水平的变化都是固有的或预设的，是受程序控制的，即老化是程序控制的过程，标志性的理论有神经内分泌理论、免疫理论、基因程控理论等。尽管目前仍没有一种理论可以全面阐述人体老化的机制，但以下观念已形成共识：①生物老化影响所有有生命的生物体；②生物老化是随着年龄的增长而发生的自然的、不可避免的、不可逆的以及渐进的变化；③机体内不同器官和组织的老化速度各不相同；④生物老化受非生物因素的影响；⑤生物老化过程不同于病理过程；⑥生物老化可增加个体对疾病的易感性。

2. 老化的生物学理论与护理　老化的生物学理论可帮助护理人员正确认识人类的老化机制，在护理实践活动中更好地服务于老年人。如在对老年人进行健康评估时，正确判断体格检查和实验室检查结果，既要考虑到疾病引发的改变，也要考虑到生理老化所致的改变。如正常老年人可出现碱性磷酸酶轻度升高，但中度升高则应考虑为病理状态。护理人员可借助各种生物老化理论，结合不同个体的生理心理表现、生活经历及文化程度，指导老年人正确面对老化甚至死亡。让老年人了解到老化与死亡是不可避免的，人不可能"长生不老"或者"返老还童"。同时，在护理及健康宣教的过程中，也可以借助这些理论，解释老年人一些生理改变及疾病发生的原因。

（二）老化的心理学理论

1. 理论观点　老化的心理学理论重点研究和解释老化过程对老年人的认知思考、心智行为与学习动机的影响。目前并没有一种心理学理论专门解释老年期特有现象。较多应用于老年护理研究与实践的心理理论，主要有人格发展理论、自我效能理论。这些理论可以帮助护理人员理解老年人的心理特点及其对健康的影响，制订出更为适合老年人的身心护理计划。

2. 老化的心理学理论与护理　根据老化的心理学理论，护理人员在为老年人提供服务时，不仅要关注老年人各脏器、系统的结构及其生理功能的退行性改变，还应关注老年人的心理健康问题。老化的心理学理论作为临床实践活动的指南之一，为护理人员提供评估心理健康的方向，指导健康问题的分析与诊断，帮助制订科学合理的护理计划，指导护理效果的评价。人格发展理论已被广泛应用于老年护理研究及实践之中，既可以应用弗洛伊德的人格发展理论来解释老年痴呆患者的某些"返老还童"的行为问题，也可以用埃里克森的发展理论理解普通老年人的思想及行为，协助老年人完成生命总结回顾，在出现发展危机的时候提供适当护理支援，使老年人成功自我整合及坦然面对老化甚至死亡。自我概念理论指出进入老年期，个体工作角色、家庭角色发生多重改变，自我概念也随之变化。护理人员要协助老年人适应角色的改变并做出正确的认知与评价。

（三）老化的社会学理论

1. 理论观点　老化的社会学理论主要研究、了解及解释社会互动、社会期待、社会制度与社会价值对老化过程适应的影响。标志性的理论有隐退理论、活跃理论、次文化理论、持续理论等。

2. 老化的社会学理论与护理　老化的社会学理论帮助护理人员从"生活在社会环境中的人"这个角度看待老年人，了解老年人生活的社会对他们的影响。在老化的社会学理论中，影响老化的因素有人格特征、家庭、受教育程度、社区规范、角色适应、家庭设施、文化与政治经济状况等。在护理实践活动中，护理人员可应用社会学理论协助老年人度过一个成功愉快的晚年生活。

第二节　老年人各器官、系统的老化改变

随着年龄的增长，机体老化是不可避免的，熟悉人体老年期各系统的变化特点，就可以正确对待衰老，及时应对、调节老化带来的不适，对于提高老年人生活质量有着重要意义。

一、老化对人体功能的影响

（一）人体结构成分的变化

1. 水分减少　表现为总水分的绝对量较青年人减少，60岁以上老年人，全身含水量男性为51.5%（正常为60%），女性为42%～45.5%（正常为50%），细胞内含水量由42%降至35%，主要是细胞内液绝对量的减少，细胞外液一般无变化。所以，给老年人用退热药时，要注意防止发生脱水。

2. 脂肪增多　随着年龄增长，新陈代谢逐渐减慢，热量消耗逐渐降低，而且摄入热量常高于

消耗量,所余热量即转化为脂肪而储积,使脂肪组织的比例逐渐增加,身体逐渐肥胖。部分老年人因身体各系统功能下降而进食量下降,会表现为消瘦。人体脂肪含量与水含量成反比,脂肪含量与血总胆固醇含量呈平行关系,因此,血脂随增龄而上升。

3. 细胞数减少,器官及体重减轻　组织细胞的减少随增龄而逐渐加剧,75 岁老年人组织细胞减少约 30%,致使器官重量减轻,其中以肌肉、性腺、脾、肾等减轻更为明显,导致肌肉弹性降低、力量减弱、易疲劳。肌腱、韧带萎缩僵硬,致使动作缓慢,反应迟钝。

4. 体内电解质总量变化　老年人体内钠、氯、钙较青年高,而钾、镁、磷及氮较青年人低。老年人患病后易导致低血钾和水肿,加之调节酸碱、电解质平衡的肺、肾脏功能减退,易发生电解质紊乱。

5. 造血器官及血细胞　骨髓总容量减缩,45 岁后明显减少,造血组织被脂肪和结缔组织所代替。细胞密度减低。红细胞寿命正常,脆性下降,红细胞沉降率增快。白细胞数目略有减少,但不明显。粒细胞数量变动大,分叶较多的粒细胞占多数,嗜酸、嗜碱和单核细胞数与成年人无异。血小板数量未见明显变化。

(二)代谢变化

青年期机体代谢特点是进行性、同化性和合成性,而老年期机体代谢特点则是退行性、异化性和分解性,这种倾向通常在老化症状出现前就已开始了。主要表现在三大物质代谢平衡失调。

1. 糖代谢　糖类供能应占 55%～65%,老年人体力活动和代谢活动减少,热量消耗也减少,60 岁以后热量的消耗较之前减少 20%,70 岁以后减少 30%,多余的热量导致超重或肥胖,诱发慢性病。

2. 脂肪代谢　随着机体老化,由于老年人胆汁酸分泌下降,脂酶活性降低,对脂肪的消化能力下降,加上老年人摄入脂肪的成分及量不科学,不饱和脂肪酸形成的脂质过氧化物易积聚,后者极易产生自由基,血清脂蛋白也是自由基的来源,随着年龄增长,血中脂质明显增加,易患高脂血症、动脉粥样硬化、高血压及脑血管疾病。

3. 蛋白质代谢　老年人蛋白质代谢以分解代谢为主,在蛋白质合成过程中易发生翻译差错,导致细胞的老化与凋亡。当蛋白质轻度缺乏时,可出现易疲劳、体重减轻、抵抗力降低等症状;严重缺乏时,则可引起营养不良性水肿、低蛋白血症及肝、肾功能减退等。但过多的蛋白质可增加肝、肾等器官的负担。

4. 无机物代谢　老年人细胞膜通透功能减退,离子交换能力低下,最显著的无机物异常代谢表现在骨关节,尤以骨质疏松为甚。

(三)适应能力改变

1. 对内外环境改变的适应能力下降　老年人对冷、热适应能力减弱,冬季易感冒,夏季易中暑。体力活动时易心慌、气短,活动后恢复时间延长。

2. 生理节律改变　年龄增长使促性腺激素、生长激素、甲状腺素、褪黑素和肾上腺皮质激素等激素的分泌峰值提前,对体温、血浆皮质醇和睡眠等生理节律造成影响。

3. 老年人综合反应能力下降　如心率、血压变异性降低,脑电图频率减慢,听觉反应和对紧张的反应能力减退。

4. 自我平衡能力减弱　随着年龄增加,内环境失衡,生理储备功能减退,面对疾病时自我平衡能力明显减弱。

(四)整体外观变化

1. 头发　老年人头发为灰白色,发丝变细,头发稀疏,并有脱发。

2. 皮肤　皮肤的老化是最早且最容易观察到的征象。老年人皮下脂肪减少,胶原蛋白含量降低,弹性纤维变性、缩短,使皮肤松弛、弹性差而出现皱纹、表皮色素沉着及老年斑。皮脂腺萎缩,皮肤表面干燥、粗糙、无光泽并伴有糠秕状脱屑。

3.**眼睛**　老年人由于眼部肌肉弹性减弱，眼眶周围脂肪组织减少，可出现眼睑皮肤松弛、皱纹增多、上眼睑下垂。下眼睑可发生松弛，出现眼袋。

4.**耳**　耳郭表皮皱襞松弛、凹窝变浅，皮肤弹性变差和软骨生长会使耳蜗变大。

5.**口腔**　由于毛细血管血流减少，老年人口唇失去红润，口腔黏膜和牙龈显得苍白，牙龈随增龄逐渐萎缩，牙根外露。老年人多有牙齿缺失。

6.**鼻**　鼻黏膜变薄，鼻道变宽，鼻尖下垂。

7.**胸部**　随着年龄的增长，女性乳腺组织减少，乳房变长和平坦，老年人胸廓前后径增大，横径缩小，常呈桶状改变。

8.**腹部**　腹壁肌肉松弛，皮下脂肪容易堆积，腹型肥胖时常会掩盖一些腹部体征，而消瘦的老年人则因腹壁肌肉松弛、皮下脂肪减少而出现舟状腹。

9.**泌尿生殖器**　老年男性外阴表现为阴毛变稀变灰，阴茎、睾丸变小；老年女性的外阴逐渐萎缩，阴唇皱褶增多，阴蒂变小。

10.**骨骼**　老年人表现为脊柱弯曲、变短，身高降低，甚至骨折等。

护理人员应引导老年人调整心理状态，自然接受头发稀少、变白、脱发，皮肤皱纹、干燥，弯腰驼背等衰老导致的外观变化。

知识链接

人体器官衰老时间表

人体器官会随着年龄增长发生变化，各组织器官开始出现的时间分别是：20岁大脑与肺老化，25岁皮肤老化，30岁肌肉老化，35岁性器官、乳房及骨骼老化，40岁心脏老化，50岁肾脏和前列腺老化，55岁胃肠及耳朵老化，60岁舌头和鼻老化，65岁膀胱和喉咙老化，70岁肝脏老化。

掌握器官衰老时间表，在各个器官出现老化迹象时加强保养，有助于延长生命曲线，提高生命质量。

二、老年人各系统的老化改变

随着增龄，衰老会不同程度地影响老年人的各个生理系统、器官以及组织功能，了解老年人各系统的变化特点和老化特征，能更好地评估老年人的健康状态。

（一）感觉器官

1.**皮肤**　老年人皮肤脂肪减少、弹性纤维变性，使皮肤松弛、弹性差而出现皱纹；表皮色素沉着即老年斑；皮脂腺分泌减少或成分改变，使皮肤表面干燥、粗糙、无光泽并伴有糠秕状脱屑；因神经细胞缺失，神经传导速度减慢，皮肤感觉迟钝，痛觉、温度觉及触觉均减弱；皮肤变薄、抵抗力下降，长期卧床的老年人易出现压力性损伤。

2.**眼和视觉**　老年人眼部由于肌肉弹性减弱，脂肪组织减少，眼周形态改变，上眼睑下垂，下眼睑松弛，出现眼袋；角膜边缘基质因脂质沉积形成灰白色环状的"老年环"；晶状体柔韧性变差，眼底动脉硬化，易发生老视、青光眼和白内障；玻璃体液化和玻璃体后脱离，可引起飞蚊症；视网膜周边部变薄，出现老年性黄斑变性；视觉和调视功能减退，视野宽度缩小，色素上皮细胞及细胞内黑色素减少，脂褐素沉积，视力下降，对低色调色彩辨认困难，对光线的适应能力减弱。

3.**耳及听觉**　超过50岁，人的听力开始下降，50～59岁被视为中国老年人听力老化的转折期。老年人外耳道皮肤毛囊、皮脂腺、耵聍腺萎缩,分泌减少,腔道变宽,集音功能减低。鼓膜变薄且混浊逐渐加重,听骨退行性改变,感受声音的内耳退化,听神经的神经纤维数及听觉中枢的细胞数减少,致使听力下降,易患老年性耳聋。鉴别语音能力降低,听觉反应时间延长。

4. 味觉 老年人味蕾数目明显减少,味觉刺激阈值增大,味觉功能减退,甜味觉尤甚。老年人活动减少,机体代谢缓慢,加之唾液分泌减少,口腔干燥,会造成食欲缺乏,食而无味,影响机体对营养物质的摄取,还可增加老年性便秘的可能性。

5. 嗅觉 脑嗅球细胞丧失和鼻内膜感觉细胞减少导致老年人嗅觉减退,主要表现为敏感性减退和对气味的分辨能力下降,男性尤为明显。嗅觉丧失会对一些有毒气体、烟味等的分辨能力下降,继而威胁老年人的安全。

6. 触觉 老年人触觉小体数量减少,敏感度下降,阈值升高,触觉减弱,特别是对温度、压力、疼痛等感受减弱,加上对需要手眼协调的精细动作不能很好地执行,使得一些日常生活活动,如系鞋带、剪指甲等出现障碍,对一些危险环境如过热的水、电热器具等的感知度降低,使老年人对危险环境的感知度降低,增加危险发生的机会。

(二)呼吸系统

1. 胸廓、呼吸肌 老年人由于普遍存在骨质疏松,胸椎椎体的退行性变、压缩,致脊柱后凸,胸骨前凸,多呈桶状胸。肋软骨钙化,肋骨活动度降低,肋椎关节硬化,肋椎、胸肋关节支持组织脱水、钙化、骨化甚至强直等退行性变,导致胸廓活动幅度受限,通气功能下降。呼吸肌肌纤维减少,肌肉萎缩,呼吸肌肌力下降,导致呼吸效率降低,使老年人易发生呼吸道感染。

2. 鼻、咽、喉 老年人鼻道变宽,鼻黏膜的加温、加湿和防御功能下降,易患鼻窦炎及呼吸系统感染。咽黏膜和淋巴组织萎缩,呼吸道的防御功能下降,易患下呼吸道感染。由于咽喉黏膜、肌肉退行性变或神经通路障碍,防御反射变得迟钝而出现吞咽功能失调,易发生呛咳、误吸甚至窒息。

3. 气管和支气管 老年人气管和支气管黏膜上皮和黏液腺退行性变,纤毛运动减弱,防御和清除能力下降,小气道管腔变窄,气流阻力增加,易发生呼吸道感染及呼气性呼吸困难。

4. 肺 肺泡萎缩,弹性回缩力下降,易致肺泡不能有效扩张,肺通气不足。肺泡壁变薄,泡腔增大,弹性降低,肺弹性回缩力降低,导致肺活量降低,残气量增多;肺毛细血管黏膜表面积减少,肺活量减低,残气量升高,气体交换能力减弱,换气效率明显下降。

(三)消化系统

1. 口腔 老年人口腔黏膜逐渐角化,唾液腺萎缩,唾液分泌减少、质较稠,导致口干、吞咽不畅。唾液中的淀粉酶减少,影响淀粉食物的消化。牙釉质和牙本质随增龄而磨损,使神经末梢外露,对冷、热、酸、甜等刺激过敏而疼痛;牙龈随增龄逐渐萎缩、牙根外露,易患牙周炎。口腔黏膜上皮细胞萎缩,表面过度角化而增厚,失去对有害物质的清除功能,易引起慢性炎症。

2. 食管 老年人食管黏膜萎缩,黏膜固有层弹性纤维增加,食管蠕动减弱,排空延迟,引起吞咽困难和食管内食物滞留。食管下段括约肌松弛、位置上移,胃十二指肠内容物自发性反流,而使老年人反流性食管炎、食管癌的发病率增高。食管平滑肌萎缩,食管裂孔增宽,易发生老年人食管裂孔疝。

3. 胃 老年人胃黏膜萎缩,弹性降低,胃腔扩大,易出现胃下垂。老年人胃腺体萎缩,胃酸分泌减少,对细菌杀灭作用减弱;胃蛋白酶原分泌减少,使胃消化作用减退,影响营养物质的吸收,可致老年人出现营养不良、缺铁性贫血等。胃蠕动减慢,食物与消化酶不能充分混合,排空时间延长,易引起消化不良、便秘、慢性胃炎等。

4. 肠 小肠黏膜和肌层萎缩、肠上皮细胞数减少,肠液分泌减少,消化吸收功能减退,易造成老年人吸收不良。结肠壁的肌肉或结缔组织变薄,肠蠕动减弱,肠内容物通过时间延长,水分重吸收增加,直肠对扩张的敏感性降低,易发生或加重便秘;结肠内压上升,易形成结肠憩室;盆底肌肉及肛提肌萎缩、无力,易发生直肠脱垂。

5. 肝、胆　老年人肝脏体积变小、重量减轻,肝细胞吞噬功能和解毒能力下降,导致药物在肝脏内代谢、排出速度减慢,易引起药物性不良反应,甚至产生毒性作用。老年人胆囊壁及胆管壁变厚、弹性降低、功能下降,胆囊不易排空,胆汁减少、变浓,胆汁中胆固醇增多,易使胆汁淤积而发生胆石症。

6. 胰腺　胰酶的分泌量和浓度下降,影响老年人对脂肪的吸收,易产生脂肪泻。胰腺分泌胰岛素的生物活性下降,导致葡萄糖耐量下降,易患老年性糖尿病。

(四)循环系统

1. 心脏　老年人因肩部变窄、脊柱后突、心脏下移,心尖搏动在锁骨中线旁。心肌萎缩,心肌硬度不断升高,导致心脏舒张功能下降。心肌细胞纤维化,脂褐素沉积,胶原增多,淀粉样变,心肌的兴奋性、自律性、传导性均降低,心瓣膜退行性变和钙化,心脏传导系统发生退行性变。

2. 血管　老年人因弹性蛋白减少、胶原蛋白增加,动脉、静脉和毛细血管均发生老化,加上钙沉积使血管变硬、韧性降低、管腔缩小,造成收缩压增加(正常老化一般不影响舒张压)。静脉回流不佳易致静脉曲张。单位面积内有功能的毛细血管数量减少,血流缓慢,代谢率下降,导致机体各部位供氧不足。

3. 心功能　心肌收缩力减弱使心脏泵血功能降低;静息心率减慢,对运动的反应迟钝;静脉回心血量减少;心室壁顺应性下降,心室舒张终末期压力增高,导致心排血量减少。另外,老年人神经调节能力进行性下降,心脏节律细胞的数量减少,特别是窦房结内的起搏细胞数目减少;希氏束和束支纤维丧失,使老年人易发生心律失常。

(五)泌尿系统

1. 肾脏　老年人肾动脉粥样硬化,肾血流量减少。肾脏实质渐渐萎缩,肾小球数量减少、皮质变薄、重量减轻。老年人对氨基和尿酸的清除率、肾小球滤过率、肾脏的浓缩与稀释功能均下降,容易导致水钠潴留、代谢产物蓄积、药物蓄积中毒甚至肾衰竭。

2. 输尿管　老年人输尿管肌层变薄,张力减弱,且支配肌肉活动的神经细胞减少,尿液进入膀胱内流速减慢,容易产生反流而引起逆行感染。

3. 膀胱　肌肉萎缩,肌层变薄,纤维组织增生,膀胱括约肌收缩无力,使之不能充满和排空,故老年人容易出现尿外溢,残余尿增多,常伴有尿频、尿急、夜尿量增多等。老年女性盆底肌肉松弛,易引起压力性尿失禁,造成日常生活的不便。由于老年人饮水较少,尿液中的代谢产物容易在膀胱内积聚而形成结石,且易造成泌尿道感染甚至诱发膀胱癌。

4. 尿道　老年人的尿道易纤维化、括约肌萎缩,使尿的流速变慢,排尿无力、不畅,导致残余尿和尿失禁。老年女性尿道球腺分泌减少,抗菌能力下降,感染发生率增高;老年男性因前列腺增生,易发生排尿不畅甚至排尿困难。

(六)内分泌系统

1. 下丘脑　增龄导致下丘脑的重量减轻、血液供给减少。由于单胺类含量和代谢紊乱,引起中枢性调控失常,使各种促激素释放激素分泌减少或作用降低,接受下丘脑调节的垂体及下属靶腺的功能也随之发生全面减退,容易引发老年人各方面功能的减退,故下丘脑又称为"老化钟"。

2. 垂体　老年期垂体体积缩小、重量减轻。垂体前叶的生长激素释放减少,易发生肌肉萎缩、骨质疏松、脂肪增多及蛋白质合成减少等。垂体分泌的抗利尿激素逐渐减少,导致肾小管重吸收减少及细胞内外水分重新分配,而出现多尿,尤其是夜尿增多等现象。

3. 肾上腺　老年人肾上腺皮质发生退行性改变,主要为纤维化。皮质和髓质细胞数目减少,由于老年人下丘脑 - 垂体 - 肾上腺系统功能减退,激素的清除能力明显下降,使老年人对外界环境的适应能力和应激反应能力均明显下降。

4. 甲状腺和甲状旁腺　老年人甲状腺体积缩小，甲状腺激素的生成率减少，以 T_3 最为明显，导致基础代谢率下降、体温调节功能受损、皮肤干燥、怕冷、便秘、精神障碍、思维和反射减慢等变化的出现。甲状旁腺细胞减少，结缔组织增厚，脂肪细胞增多，血管狭窄，甲状旁腺激素的活性下降。

5. 性腺　睾酮分泌下降，受体数目减少或其敏感性降低，使性功能逐渐减退。游离睾酮等雄激素的缺乏，对老年男性骨密度、肌肉、脂肪组织、造血功能等也会造成不利影响。老年女性卵巢发生纤维化，雌激素和孕激素分泌减少，易出现性功能和生殖功能减退、围绝经期综合征、骨质疏松等；子宫和阴道萎缩、分泌物较少、乳酸菌较少等易导致老年性阴道炎的发生。

6. 胰岛　老年人胰岛萎缩，β 细胞释放胰岛素延迟，糖代谢能力减低；而细胞膜上胰岛素受体减少，机体对胰岛素的敏感性下降，导致老年人葡萄糖耐量降低，使老年人糖尿病的发病率增高。另外，胰高血糖素分泌异常增加，使 2 型糖尿病的发病率增高。

7. 松果体　松果体血管逐渐变窄、细胞减少、重量减轻、脂肪增多，产生的胺类和肽类激素减少，导致其调节功能减退，下丘脑敏感阈值升高，对应激反应延缓。

（七）运动系统

1. 骨骼　骨质吸收速度超过骨质形成速度是老年人骨骼改变的总特征。骨骼中的有机物质如骨胶原含量减少或逐渐消失，骨质发生进行性萎缩。骨骼中的矿物质逐渐减少，骨质密度减少而导致骨质疏松，脆性增加，易发生骨折，可出现脊柱弯曲、变短，身高降低。又因骨细胞与其他组织细胞的老化，骨的修复与再生能力减退。

2. 关节　老年人普遍存在关节的退行性改变，尤以承受体重较大的膝关节、腰和脊柱最明显。关节软骨面变薄，软骨粗糙、破裂，完整性受损，表面软骨成为小碎片，脱落于关节腔内，形成游离体，使老年人在行走时关节疼痛；骨和关节的韧带、腱膜、关节囊因纤维化及钙化而僵硬，表现出关节活动受限；颈部和腰部的椎间盘因长期负重，纤维环中的纤维变粗，弹性下降、变硬，椎间盘周围韧带松弛。

3. 肌肉　肌纤维萎缩、弹性下降，肌肉总量减少，这些变化使老年人容易疲劳，出现腰酸腿痛。由于肌肉强度、持久力、敏捷度持续下降，加上老年人脊髓和大脑功能的衰退，活动进一步减少，最终导致老年人动作迟缓、笨拙，行走缓慢不稳等。

（八）神经系统

1. 脑与神经元　老年人脑体积逐渐缩小，重量减轻。脑萎缩可引起蛛网膜下腔增大、脑室扩大、脑沟增宽、脑回变窄。轴突和树突也伴随神经元的变性而减少，使运动和感觉神经纤维传导速度减慢，老年人出现步态不稳、蹒跚步态，或"拖足"现象，手的摆动幅度减小，转身时不稳，易发生跌倒。

2. 脑血管　老年人脑血管的改变使动脉粥样硬化和血脑屏障退化，引起脑供血不足、脑梗死或脑血管破裂出血，导致脑组织软化、坏死。血脑屏障功能减弱，易发生神经系统感染性疾病。

3. 神经递质　脑神经突触数量减少，神经传导速度减慢，神经反射时间延长，导致老年人灵活性及动作协调能力下降，对外界反应迟钝。脑内蛋白质、核酸、神经递质及脂类物质等逐渐减少，并在脑内可见脑老化的重要标志，如类淀粉样物质沉积、神经元纤维缠结、脂褐素沉积等，因而易导致脑萎缩、帕金森病、认知功能障碍等老年性神经系统疾病。

4. 反射　老年人反射反应时间延长且易受抑制，如一般老年人深部腱反射偏弱，部分老年人跟腱反射消失。

衰老是自然的法则，我们处于其中，无法脱离这个规则，只能面对，认识到衰老的必然性，怀着坦然的心情面对衰老，迎接它的到来。

第三节　老年人心理变化及影响

老年人的健康是生物、社会、心理因素共同维持的一种和谐状态。在老年生活中出现的社会地位的沉浮变化、家庭成员的悲欢离合、个人情绪的喜怒哀乐等因素,都会使老年人发生心理能力和心理特征的改变,影响到老年人的心理健康。

一、老年期的认知变化

进入老年后,个体的认知活动,尤其是感知觉和记忆能力通常会发生一定程度的退行性变化。但是,思维等复杂的认知活动较难以揭示出一致的变化模式。

(一)感知觉的变化

感知觉是衰退最早、变化最明显的心理活动。老年人感知器官老化、功能衰退,导致老年人的视、听、嗅、味等感觉功能下降。皮肤中有效感受外界环境的细胞数量减少,对冷、热、痛觉、触觉等反应迟钝。老年人知觉的正确性一般较低,常发生定向力障碍,影响其对时间、地点、人物的辨别。

(二)记忆力的变化

记忆力减退是老年人最常出现的认知改变。记忆与人的生理因素、精神状况、记忆的训练、社会环境等相关,神经递质乙酰胆碱也影响着人的学习与记忆能力。70岁是记忆衰退的一个关键期,此后便进入更加明显的记忆衰退时期。老年期记忆衰退的特点:有意记忆为主,无意记忆为辅;近事容易遗忘,而远事记忆尚好;再认能力尚可,回忆能力相对较差,有命名性遗忘;机械记忆不如年轻人,在规定时间内的速度记忆能力衰退,但理解性记忆、逻辑性记忆常无明显变化。

老年记忆的变化具有可塑性,为了改善老年人的记忆力,需要有意识地进行干预并发掘记忆潜能。影响老年人记忆力的因素除了年老之外,还有健康、精神状态及脑力锻炼和记忆锻炼等方面的因素。为了延缓和弥补老年人的记忆减退,应注意:

1. 刺激感觉器官　鼓励老年人采取耳听、眼看、口诵、手写等多种感知活动来加强记忆。

2. 增强记忆的办法　建立良好的日常生活秩序,必要的事情可以写备忘录(如按时服药),按规定事项提示注意。

3. 放缓学习和做事情的步调　按适合老年人的速度从容地进行各项工作。

4. 记忆训练　有意识地进行改善记忆力的训练,如运用复述、背诵、归类、创编联系、联想、组合、想象等有效记忆方法以加强记忆效果。增强"记得住"的信心,不能背"遗忘"的包袱,以顽强的意志改善记忆力,延缓记忆力衰退。

(三)智力的变化

对老年人智力减退的现象,有不同见解。智力和年龄的关系十分复杂,综合多方研究,老年人的智力有所衰退,但是又并非全面衰退。

1. 液态智力　是指获得新观念、洞察复杂关系的能力,如知觉整合能力、近期记忆力、思维敏捷度及反应力和反应速度等,主要与神经系统的生理结构和功能有关。

2. 晶态智力　是指通过学习和掌握社会文化经验而获得的智力,如词汇、理解力和常识等。液态智力一般随年龄的增长而减退较早,老年人下降非常明显。而晶态智力不一定随年龄的增长而减退,老年早期甚至还有可能提高,到高龄才出现缓慢减退。

大量研究表明,智力与年龄、受教育程度、自理能力等密切相关。

（四）思维的变化

老年人思维能力减退较晚，特别是与自己熟悉的专业有关的思维能力在年老时仍能保持。思维的衰退对老年人的表达能力影响很大，如不能集中精力思考问题，联想缓慢，对语言的理解速度减慢，讲话逐渐变缓、不流畅，常词不达意。

（五）人格的变化

随着年龄的增长，由于老化和衰老，老年人的人格特征也会在诸多方面发生某些重要变化。老年人的人格特征既有稳定的一面，又有变化的一面。存在不安全感、孤独感、适应性差、拘泥刻板性并趋于保守和回忆往事等方面。老年人人格变化的因素受生物学的衰老、心理上的老化、社会文化因素的影响。

人格模式理论认为老年人会依照其不同的人格模式，有不同的社会适应类型。

1. 整合良好型　大多数老年人属于这一类型。其特点是：有高度的生活满意感，成熟，正视新生活；有良好的认知能力及自我评价能力。根据个体角色活动特点又分为三个亚型。

（1）重组型：退而不休，继续广泛参加各种社会活动，是最成熟的人格形态。

（2）集中型：属于不希望完全退休的人格形态，会在一定范围内选择参加比较适合自己的社会活动。

（3）离退型：人格整合良好，会自愿从工作岗位离退下来，生活满意，但表现出活动水平低，满足于逍遥自在。

2. 防御型　雄心不减当年，刻意追求目标，对衰老完全否认。又分为两个亚型。

（1）坚持型：继续努力工作和保持高水平的活动，活到老、干到老、乐在其中。

（2）收缩型：热衷于饮食保养和身体锻炼，以保持自己的躯体外观。

3. 被动依赖型　分为寻求援助型与冷漠型两种。

（1）寻求援助型：需要从外界寻求援助以帮助其适应老化过程，成功地从他人处得到心理上的支持，维持其生活的满足感。

（2）冷漠型：与他人没有相互作用的关系，对任何事物都不关心，通常对生活无目标，几乎不参加任何社会活动。

4. 整合不良型　有明显的心理障碍，需在家庭照料和社会组织帮助下才能生活，是适应老年期生活最差的一种人格模式。

（六）情感与意志的变化

老年人的情感和意志过程因社会地位、生活环境、文化素质的不同而存在较大差异。老化过程中情感活动是相对稳定的，即使有变化也是生活条件、社会地位等变化所造成的，并非年龄本身所决定。

二、老年期的自我心理保健与心理养生

老年期生活的心理准备，应包括对生理功能的衰退、心理上的退行性变化、离退休等社会角色与活动的变化等方面做好思想准备。当老年人失去了某种角色和活动能力，较好的适应方式就是社会角色和活动方式的转换。做到"老有所为、老有所学、老有所乐"。

1. 科学用脑　进入老年需要活到老，学到老，勤于学习。老年人最主要的心理准备就是重新学习，丰富精神生活，延缓大脑衰老。老年完全可以有所作为，紧跟时代步伐，更新知识。如学习老年自我保健、老年社会学、老年心理学、家政学等知识。另外，"网上的世界真精彩"，老年人还可以更新自己的电脑网络知识和专业知识，学习上网、微信等新的交往方式。

2. 多参加社会活动，保持与外界环境的接触　即与自然、社会和人的接触。既丰富老年人的精神生活，愉悦心情，又可以及时调整自己的行为，更好地适应环境。老年人具有丰富的专业

知识、技能和经验，退休后可多参加社会活动，助人为乐，发挥"余热"。当老年人感到郁闷不适时，鼓励老年人走出家门，找自己的知心朋友谈谈心，一吐心中的不快。

3. 生活规律、适度脑力劳动、培养各种爱好　让老年人学会安排规律的生活与合理的作息时间，根据自己的兴趣、爱好、体质状况，有选择性、有规律地进行运动。包括跑步、打球、爬山、太极拳等体力活动，下棋、打牌等脑力劳动，不仅能增强体质，还能延缓大脑功能的衰退，有效地延缓记忆力的减退，思维能力和精力等高级心理功能的减退。老年人闲时可在阳台上种花养草、浇浇水，以花为伴，观其千姿百态，心旷神怡，乐在其中，这些活动均可缓解抑郁、焦虑等不良情绪。

4. 保持乐观宽容的心态　乐观、宽容是心理养生的调节剂。日常生活中，吃亏、被误解、受委屈等不如意之事，总是不可避免地发生，接纳和宽容是最明智的选择。宽容别人实际上是保护自己的首选方法，当我们苛求别人、斤斤计较时，心身均处于一种紧张应激状态，导致心跳加快、血管收缩、血压升高，使心理、生理进入一种恶性循环，久之甚至会诱发或加重心脑血管疾病。所以要"正视现实，接受挑战；乐观豁达，安享晚年；适应今天，迎接明天"。

5. 家庭和睦　社会和家庭应在物质和精神方面对老年人给予更多的关注，关心和尊重老年人的生活，使之精神愉快、心情舒畅。当然，老年人也应重新认识和调整家庭成员的关系，为儿孙分忧解愁，使家庭关系更加密切、融洽。

第四节　老年人社会状态变化及影响

健康包括躯体、心理和社会三方面的内容。随着年龄的增长，老年人除躯体和心理发生老化外，社会状态也会发生变化。

一、角色的变更

角色又称社会角色，是社会对个体或群体在特定场合下职能的划分，代表个体或群体在社会中的地位以及社会期望表现出的符合其地位的行为。角色不能单独存在，需要存在于与他人的相互关系中。人的一生常常先后或同时承担多种角色。老年人一生中经历了多重角色的转变，适应能力对其各个阶段的角色功能起着非常重要的作用。

1. 社会角色的变更　老年人社会角色变更主要指社会政治、经济地位的改变所带来的角色改变。老年人到一定年龄后，自然地要由社会的主宰者退居到社会的依赖者行列，由社会财富的创造者退居到社会财富的消费者行列。朋友减少、闲暇时间增多。这种角色变更使许多老年人不能适应，自我感觉自己仍应继续工作，可以担负一定的工作职责，一旦退休变为现实，则不知所措、难以接受，认为自己的价值得不到承认，被社会所抛弃，表现出情绪低落、郁郁寡欢、沉默忧虑等。

2. 家庭角色的变更　老年人作为社会生活中的特殊人群，离开劳动工作岗位后，家庭成了主要生活场所，家庭生活中的各种因素均对老年人有着影响。进入老年期，大部分家庭都有了第三代人，老年人由父母上升到祖父母的位置，常常担当起照料第三代的任务，增加了老年人的家庭角色。由于老年人年纪渐长，从过去整个家庭的主导角色转变为依靠子女的次要角色，他们的权威感和满足感也随之削弱，老年人可能会感到沮丧和失落，对未来的生活失去信心并感到迷茫。老年阶段又是丧偶的主要阶段，若老伴去世，老年人则要由配偶角色转变为单身角色，这一角色的转变，可能会使其陷入难以走出的悲伤心境，甚至出现轻生的消极想法。

3. 角色期望的变更　角色期望是指一个人对自己的角色所规定的行为和性质的认识、理解和希望。现代社会的老年人与以往不同，他们不仅要承认角色变更的事实，还要改变对老年角色的看法。其应承认放弃一些老年期的角色，更重要的是还要接受和理解当代社会对老年人角色的要求和期望，同时还应准备去创造和建立当代老年人的典型角色。这种角色期望的变更具有重要的行为医学和社会医学的意义。

二、社会地位的转变

老年期是社会角色变更的时期，也是社会地位转变的时期，显著特征是社会地位下降，表现在：工作方面，按规定退休；经济方面，收入明显减少；社会方面，某些人漠视老年人合法权益；思想方面，老年人的价值与作用可能被忽视。

三、社会关系的变化

老年人常见的社会关系有配偶、儿女、同事、邻居和朋友，随着年龄增长，活动能力减弱，个体活动范围逐渐缩小，与社会其他人员的联系也逐渐减少。

1. 亲缘关系　过度重视亲缘关系，家中对老年人过分关爱，害怕其跌倒或意外而限制活动、代办老年人的一切事务，使老年人对亲人产生依赖，降低日常生活能力，拒绝社会活动。

2. 子女关系　老年人移居子女家中后对环境感到陌生、孤独，子女成了家庭支柱，老年人的"权威感"日益瓦解，甚至有"被寄居"的不适感。

3. 夫妻和朋友关系　配偶、老朋友、同事相继离世或子女成家后分居不在身边时，情绪低落、心情郁闷，时常叹息、哭泣。

护理人员应帮助老年人适应角色的转换，正视自身价值并形成正确的认知；鼓励老年人多参与社会活动，促使老年人保持乐观的情绪和良好的心态，保证家庭和社会的稳定。家庭成员与老年人之间多沟通交流，进行适宜的情感表达与显露，形成家人之间相互帮助的支持系统，营造和谐亲密的家庭氛围，从而提升老年人的幸福感。

（王朝霞）

? 复习思考题

1. 老年人通常会出现哪些感觉器官的生理性老化？
2. 针对老年人心理老化改变，护理人员应采取哪些护理措施？
3. 护理人员如何帮助老年人适应社会状态的改变？

ER-2-3

扫一扫，测一测

第三章　老年人综合健康评估

掌握躯体功能状态评估的内容、评估方法、各评估工具的作用和评定方法。

熟悉老年人健康评估的原则和注意事项。

熟悉老年人心理健康评估的主要内容和评估方法。

了解老年人社会状况评估的主要内容。

具有高度的责任心，在评估中树立敬老、孝老、爱老观念，养成认真、细致、体贴、耐心对待老年人的行为习惯。

第一节　概　　述

随着年龄增长，老年人常有患多种慢性疾病及老年综合征，多重用药的问题，出现抑郁、痴呆等心理问题，存在独居、社会支持低下等社会问题，且三者相互作用，影响老年人健康和功能状态。因此，应全面关注与老年人健康和功能状态相关的所有问题，重视老年健康综合评估，维持功能，提高生活质量。

老年综合评估（comprehensive geriatric assessment，CGA）是指采用多学科方法评估老年人的躯体情况、功能状态、心理健康和社会环境状况等，并据此制订以维持及改善老年人健康和功能状态为目的的治疗计划，最大程度地提高老年人的生活质量。老年综合评估是现代老年医学的核心技术之一，是筛查老年综合征的有效手段。通过老年综合评估，可以及时发现潜在的护理风险，并根据不同的功能状态为老年人提供最佳的护理措施及安全环境。

一般疾病诊断通常不能揭示老年疾病的全貌，临床需要进行老年综合征评估。由于老年综合征的复杂性和多样性，临床常常需要多学科团队进行评估，除了医生、护士外，评估人员还包括康复师心理治疗师、营养师、临床药师、综合评估师、社会工作者、护工、病人本人及其家属等构成的多学科团队成员。老年综合征涉及多个生理功能改变和共病的相互作用，由于其不属于某一个器官系统的问题，因此必须对它们进行单独评估。本章主要介绍老年躯体、心理、社会角色、功能健康评估。

案例分析

张爷爷，70岁，2h前晨起时发现左侧肢体无力，左上肢不能持重物，左下肢行走费力，伴言语不清及头昏。无意识障碍，无头痛、恶心及呕吐，无二便失禁。既往高血压15年，吸烟30年，每天15支。查体：血压（BP）160/95mmHg，神志清楚，发音障碍，左面纹浅，伸舌偏左，左上下肢肌力4级，左侧巴宾斯基征（Babinski征）阳性。入院诊断为"脑血栓形成"。

请思考：

1. 针对疾病，如何对张爷爷进行身体健康状态的评估？

2. 试借助工具评估张爷爷日常生活的自理能力。

3. 如何评估张爷爷目前的生活质量？如何帮助张爷爷提高生活质量？

一、老年人健康评估原则

（一）了解老年人身心变化特点

随增龄而出现的各种退行性改变，属于正常生理性改变；而由于生物及理化因素所致老年性疾病引起的变化，属于异常性、病理性的改变。在大多数老年人身上，生理变化和病理性改变往往同时存在，相互影响。应认真进行健康评估，注意老年人心理变化个体差异性大、身心变化不同步、心理发展具有潜能和可塑性的特点；区分正常老化和现存 / 潜在健康问题，采取适宜的干预措施。

（二）正确解读辅助检查结果

老年人辅助检查结果异常存在以下三种情况：①正常的老年期变化；②疾病引起的异常改变；③老年人服用的某些药物的影响。评估者应结合病情变化，确认辅助检查值的异常是何种变化所致，采取适当的处理方式，避免延误诊断或处理不当造成严重后果。

（三）注意疾病非典型性表现

非典型性表现是指由于老年人因感受性降低，且常并发多种疾病，症状和体征不典型。例如，老年人患肺炎时常无症状，或仅表现出食欲差，全身无力，脱水，或突然意识障碍，而无呼吸系统的症状；阑尾炎导致肠穿孔的老年人，临床表现可能没有明显的发热体征，或仅主诉轻微疼痛。因此，对老年人的评估要重视客观检查，对体温、脉搏、血压及意识的评估尤为重要。

知识链接

《中国健康老年人标准》

国家卫生健康委员会于 2022 年 9 月发布的《中国健康老年人标准》中规定，中国健康老年人应满足下述要求：

1. 生活自理或基本自理。
2. 重要脏器的增龄性改变未导致明显的功能异常。
3. 影响健康的危险因素控制在与其年龄相适应的范围内。
4. 营养状况良好。
5. 认知功能基本正常。
6. 乐观积极，自我满意。
7. 具有一定的健康素养，保持良好生活方式。
8. 积极参与家庭和社会活动。
9. 社会适应能力良好。

二、老年人健康评估方法

对老年人的健康进行评估，目的是获得准确、全面的资料，从而分析、诊断老年人的健康问题，主要评估方法如下：

（一）交谈

交谈是护理人员与患者真实的信息和情感的交流，为获得有效的评估资料，在交谈中应注意以下采集技巧。

1. 建立护患关系　采集时应首先向老年人做自我介绍，并说明采集目的。护理人员交谈时，语速要慢，语音要清晰，问题应限于确实需要的方面，同时要有适当的停顿和重复。在采集过程中，应显示出对其回答感兴趣和关心，对其陈述表示理解、认可和同情。特别是应尊重、关爱老年人，且要有足够的耐心，仔细询问、倾听，建立良好的护患关系。

2. 环境和距离　多数老年人患有老年性耳聋，其中以高频听力下降为主，并有听觉重听现象，常有"别人说话低声时听不到，但大声时又觉得太吵"的感觉。故采集时，要与老年人面对面，使其能看清护理人员的表情及口型；环境要安静、舒适，光线柔和，避免目眩；温度要适宜。

3. 核实　对含糊不清、存在疑问或矛盾的内容应进行核实。

4. 求助家属或照顾者　对记忆功能障碍或语言表达功能障碍的老年人，可向家属或照顾者了解详细情况；对仅有语言表达障碍而思维功能正常的老年人，可采用文字或图画等书面形式沟通。

5. 注意非语言沟通　在采集过程中，始终与老年人保持目光接触，并使用必要的手势和良好的体态语言等。触摸是重要的交流手段，可传递"我关心您、支持您、照顾您"的信息，但要注意文化的差异。

6. 耐心　采集老年人健康史时，一定要耐心倾听，不要催促，当其主诉远离主题时，应适当引导。

7. 询问顺序　交谈一般从主诉开始，有目的、有顺序地进行。提问应先选择一般易于回答的开放性问题，如"您感到哪儿不舒服？""患病多长时间了？"然后耐心倾听。

（二）身体评估

用自己的感官和借助于仪器对患者进行体格检查，了解躯体的健康状况是健康评估的一种重要方法，能进一步验证交谈问诊中所获得的主观健康资料，为确认护理诊断寻找客观依据。常用的检查方法有视诊、触诊、叩诊、听诊、嗅诊，方法简单、适用、广泛。常用的体格检查的仪器有血压计、听诊器、体温计、叩诊锤、手电筒、压舌板等。

（三）评定量表

评定量表常用来对自己的态度、情感等主观感受和对他人的客观观察作出分级和量化评定的活动（即心理评定），也称为心理评定量表。评定量表是通过比较，将个人的行为数量化，分成若干等级，用这种方式将个人的行为数量化、规范化。评定量表的主要内容包括量表名称、项目、项目定义、评定标准和分级，其基本特征是：目的明确、项目适当、评定标准客观、便于操作和掌握，有可供比较的标准，有较好的信度和效度。使用信度和效度较好的评定量表能较客观地反映老年的心理健康状态。

（四）查阅资料

评估者可通过查阅老年人的病史资料、健康档案和类似疾病的文献，来分析、整理和归类评估资料。

三、老年人健康评估内容及注意事项

（一）老年人健康评估内容

由于躯体老化和慢性疾病的困扰，进入老年期后躯体的功能状况不如年轻时期，对老年人进行健康评估需从躯体健康、心理健康、社会功能及角色功能及功能状态等全方位的进行。

（二）老年人健康评估的注意事项

在老年人健康评估的过程中，结合其身心变化的特点，护理人员应注意：

1. 环境适宜　老年人的感觉功能降低，血流缓慢，代谢率及体温调节功能降低，容易受凉感冒，所以体检时应注意调节室内温度，以22～24℃为宜。老年人视力和听力下降，评估时应避免对老年人的直接光线照射，环境尽可能要安静，注意保护老年人的隐私。

2. 时间充分　老年人由于感官的退化，反应较慢，行动迟缓，思维能力下降，因此所需评估时间较长。加之老年人往往患有多种慢性疾病，很容易感到疲劳。护理人员应根据老年人的具体情况，分次进行健康评估，让其有充足的时间回忆过去发生的事件，这样既可以避免老年人疲惫，又能获得详尽的健康史。

3. 方法得当　对老年人进行躯体评估时，应根据评估的要求，选择合适的体位，重点检查易于发生皮损的部位。对有移动障碍的老年人，可取合适的体位。检查口腔和耳部时，要取下义齿和助听器。有些老年人部分触觉功能降低甚至消失，需要较强的刺激才能产生触觉反应，在进行感知觉检查，特别是痛觉和温觉检查时，要注意刺激强度，不要引起损伤。

4. 沟通良好　老年人听觉、视觉功能逐渐衰退，交谈时会产生不同程度的沟通障碍。为了促进沟通，护理人员应尊重老年人，采用关心、体贴的语气提出问题，语速减慢，语音清晰，选用通俗易懂的语言，适时注意停顿和重复。适当运用耐心倾听、触摸、拉近空间距离等技巧，注意观察非语言性信息，增进与老年人的情感交流，以便收集到完整而准确的资料。为认知功能障碍的老年人收集资料时，询问要简洁得体，必要时可由其家属或照顾者协助提供资料。

5. 资料准确　收集资料时应客观、准确，避免护理人员的主观判断引起偏差。如在进行功能状态评估时，护理人员应通过直接观察进行合理判断，避免受老年人自身评估的影响。

🔦 **思政元素**

2006 年感动中国年度人物——华益慰

华益慰医生是著名医学专家，一生兢兢业业，被患者誉为"值得托付生命的人"。这不仅是因为他高超的技术，更是因为他对每一个小细节的关注。从他当医生开始，每次查房时总是把听诊器放在自己腹部或者手上捂热后，才开始为患者查体，他一辈子没有让患者遭受过一次凉的听诊器。他是医术高超与人格高尚的完美结合。他用尽心血，不负生命的嘱托。

作为高职院校的医学生，未来的白衣天使，尊重每一个患者，尊重每一个生命是我们医务人员最基本的职责。我们要加强自身的人文关怀意识，自觉践行华医生的"仁心仁术、至精至微"，不断提升自身道德修养，德技并修，实现大医精诚、德技双馨。

第二节　老年人躯体健康评估

老年人身体健康的评估内容主要包括健康史采集、体格检查、功能状态的评估和辅助检查四个方面，评估过程同其他年龄段人员。

一、健康史采集

健康史是关于老年人过去和现在的健康状况、影响因素、自我认识、日常生活和社会活动能力等方面的主观资料。其目的是收集资料,并为进一步形成护理诊断、制订护理计划提供依据。采集健康史时常出现老年人记忆不确切、反应迟钝、表述不清,主诉与症状不相符,隐瞒或夸大疾病事实的现象。

（一）基本资料

包括姓名、性别、出生日期、文化程度和婚姻状况等个人基本信息,还应包括经济来源、居住情况、主要照顾者等社会信息。

（二）健康史

1. 现病史　老年人目前的健康状况(营养状态、睡眠状况、视听力、进食情况)有无急性或慢性疾病及身体不适等,应详细询问起病的时间、环境,发病的缓急、原因(诱因)和病程,主要症状的特点及演变的过程,疾病的治疗经过及用药的疗效,目前康复的情况等。

2. 既往史及个人生活史　评估老年人的既往病史,询问老年人过去曾患过何种疾病,治疗及恢复情况,有无手术史、外伤史、食物及药物过敏史。目前的健康状况、活动能力,有无急慢性疾病,起病时间和患病年限,疾病的严重程度和治疗情况,对日常生活、心理状态和社会活动的影响。影响健康的危险因素如血压、血糖、血脂等指标控制情况是否达标。

3. 家族史　了解老年人家族史,家族中有无遗传性疾病,家人的死亡年龄及原因。

4. 老年综合征　评估抑郁、焦虑、吞咽困难、营养不良、肌少症、衰弱、共病、多重用药、尿失禁、视力障碍、听力障碍、压力性损伤、疼痛、睡眠障碍等情况。

二、体格检查

通过视诊、触诊、叩诊、听诊等评估方法,了解老年人身体状况和有无患病高危因素。一般情况下,老年人应1～2年进行一次全面的健康检查。

（一）全身状况

1. 身高、体重　老年人身高随增龄逐渐下降,而体重逐渐增加,体重在65～75岁达高峰,随后下降。若短期身高下降太快,或总体幅度下降太大,要警惕骨质疏松症,防止发生椎体骨折等并发症。

2. 生命体征　老年人基础体温和最高体温均较成年人低,70岁以上的老年人发生感染时常无发热表现。如果老年人午后体温比清晨高1℃以上,应视为发热。测脉搏的时间不应少于30秒,注意脉搏的不规则性。评估呼吸时注意呼吸方式与节律、有无呼吸困难。老年人正常呼吸频率为16～25次/min,在其他临床症状和体征出现之前,如果老年人呼吸>25次/min,可能是下呼吸道感染、充血性心力衰竭或其他病变的信号。高血压和直立性低血压在老年人中较为常见,平卧10min后测定血压,然后直立后1min、3min、5min各测血压一次,如直立时任何一次收缩压比平卧时血压降低≥20mmHg或舒张压降低≥10mmHg,称为直立性低血压。

3. 营养状态　评估老年人每日活动量、饮食状况以及有无饮食限制,并测量身高、体重。老年人营养不良者微型营养评定简表(MNA-SF)可作为初筛工具。

4. 意识状态　意识状态主要反映老年人对周围环境的认识和对自身所处状况的识别能力,有助于判断有无颅脑病变及代谢性疾病。

5. 体位、步态　疾病常可导致体位发生改变,如心、肺功能不全的老年患者,可出现强迫坐位。不同的步态对疾病诊断有一定帮助,如慌张步态常见于帕金森病,醉酒步态常见于小脑病变。

（二）各部位评估

1. 皮肤黏膜与淋巴结

（1）皮肤黏膜:评估老年人皮肤的完整性与特殊感觉、皮肤颜色及温湿度、有无癌前病变等。

卧床老年人应重点检查易于破损的部位,注意观察有无压力性损伤的发生。

(2)全身浅表淋巴结:检查颈部、锁骨上窝、腋下淋巴结有无肿大,肿大的淋巴结表面是否光滑、与周围组织有无粘连、触痛及质地等情况。

2.头面部与颈部 评估老年人头面部及颈部的外部和内在变化。如头发颜色,有无脱发;眼睛是否有双侧角膜老年环、老视、玻璃体混浊、老年性白内障、青光眼、眼底出血等情况;听力有无改变,如是否有耳鸣、老年性耳聋,甚至听力丧失等;鼻腔是否干燥及嗅觉情况;食欲及牙齿缺失情况,同时应注意鉴别老年人口唇黏膜的色素沉着;对颈部的评估应包括颈部的活动范围、颈静脉充盈度、颈部血管杂音、甲状腺等情况。

3.胸部与腹部 评估老年人胸壁有无压痛、胸廓外形及顺应性、呼吸运动方式等;乳房是否有硬结及包块;心脏有无杂音、心肌肥厚与心脏扩大等变化。腹部主要评估老年人腹部是否有压痛、肿块、肠鸣音亢进或减退情况。

4.泌尿生殖系统 老年男性主要评估前列腺是否有组织增生而引起的排尿困难;老年女性应重点检查有无外阴炎、外阴瘙痒、老年性阴道炎等情况。

5.脊柱与四肢 主要检查老年人的关节和活动范围,注意有无畸形、关节疼痛、运动障碍等情况;关节有无退行性变、水肿、脊柱活动是否受限等。检查时应注意观察有无下肢皮肤溃疡、足冷痛等。

6.神经反射 主要评估老年人肢体动作的协调能力,有无步态蹒跚、震颤,是否容易发生跌倒等。还可通过检查老年人手足的精细触觉、针刺觉、位置觉、闭眼时手指的精细动作和握拳动作以及下肢肌张力、腱反射、膝反射等完成情况,来判断老年人的感觉功能是否减退。

各部位评估应注意区分生理性老化与病理性改变。

三、功能状态评估

功能状态主要指老年人处理日常生活的能力和肢体运动功能状态,其完好与否影响着老年人的生活质量。定期对老年人的功能状态进行客观的评估是良好老年护理的开始,对维持和促进老年人独立生活能力、提高其生活质量有着重要的指导意义。

(一)日常生活活动能力评估

日常生活能力的评估受年龄、视力、躯体疾病、运动功能、情绪等因素影响。因此,对老年人功能状态的评估要结合躯体健康、心理健康及社会健康状况进行,避免主观判断偏差和霍桑效应,同时对功能状态评估结果的解释应谨慎。

日常生活活动(ADL)能力,是指人们为了独立生活而每天必须反复进行的、最基本的、具有共性的系列活动能力。它涵盖衣、食、住、行,个人卫生,独立的社区活动等方面内容,包括基础性日常生活能力、工具性日常生活能力评估以及高级日常生活能力评估,采用直接观察法和间接评估方法。

1.评估内容

(1)基础性性日常生活(BADL)能力:基础性日常生活也称躯体性日常生活(PADL),是指人们为了维持基本的生存、生活需要而每天必须反复进行的基本活动,包括进食、更衣、个人卫生等自理活动和转移、行走、上下楼梯等身体活动。BADL评定反映较粗大的运动功能,可通过直接观察或间接询问的方式进行评估,临床应用最广、研究最多、信度最高的是巴塞尔指数日常生活活动能力量表测定,最早受损活动为沐浴,最后受损活动为进食。改良巴塞尔指数评定量表(MBI)是根据我国国情进行改良后形成得到广泛使用的量表。BADL能力评估不仅是评估老年人功能状态的指标,也是评估老年人是否需要补偿服务的指标。

(2)工具性日常生活活动(IADL)能力:IADL是指人们为了维持独立的社会生活所需的较

高级的活动，通常需要使用一些工具才能完成，包括购物、家庭清洁和整理、使用电话、付账单、做饭、洗衣、旅游等，即为支持独立生活所需要的诸项活动。这一层次的功能提示老年人是否能独立生活并具备良好的日常生活功能。

（3）高级日常生活能力（AADL）：AADL 是指与生活质量相关的一些活动，反映老年人的智能能动性和社会角色功能，包括主动参加社交、娱乐活动、职业工作等。随着老年期生理变化或疾病的困扰，这种能力可能会逐渐丧失。失去这一层次的功能，将失去维持社会活动的基础。例如，股骨颈骨折使一位经常参加各种社交和娱乐活动的老年人失去了参与这些活动的能力，这将使其整体健康受到明显影响。高级日常生活能力的缺失，要比基础性日常生活能力和工具性日常生活活动能力的缺失出现得早，一旦出现，则预示着更为严重的功能下降，需要做进一步的功能性评估，包括基础性日常生活能力和工具性日常生活能力的评估。

2. 评估方法　常用的评估方法有观察法和自述法。

3. 评估工具　目前临床上有多种专业的评估工具可以评定老年人的功能状态，日常生活能力评估常用量表见表 3-1。使用最广泛的工具包括 Barthel 指数、Katz ADL 量表和 Lawton IADL 量表。

表 3-1　日常生活能力评估常用量表

量表	功能
1. Barthel 指数（Barthel index，BI）	自理能力和行走能力
2. Katz ADL 量表（Katz ADL Scale）	基本自理能力
3. Kenny 自护量表（Kenny Self-care Scale）	自理能力和行走能力
4. IADL 量表（IADL Scale）	烹饪、购物、家务等复杂活动
5. Lawton IADL 量表（Lawton IADL Scale）	IADL 能力

（1）Barthel 指数（Barthel index，BI）：美国学者 Florence Mahoney 和 Dorothy Barthel 于 20 世纪 50 年代中期设计并应用于临床，当时称为 Mary-Land 残疾指数。在 20 世纪 60 年代中期的文献报告中正式称为 Barthel 指数，一直沿用至今。Barthel 指数评定简单，灵敏度高，可信度高，使用广泛，且可用于预测治疗效果、住院时间与预后。在国内用于测评日常生活能力的文献中，有 57% 将 BI 作为评价工具。

1）量表结构与内容（详见附录一量表 1）：包括修饰、穿衣、洗澡、进食、控制大便、控制小便、如厕、床椅转移、平地行走、上下楼梯 10 项。

2）评定方法：对老年人的日常生活活动功能状态进行测评，主要是对其一系列独立行为的测量来进行评分，总分范围在 0～100 分。评估所需时间 5min 左右。

3）结果解释：可根据是否需要帮助与帮助程度分为 0、5、10、15 分 4 个等级，再将各项得分相加即为总分。根据总分来确定自理能力的等级，可分为重度依赖、中度依赖、轻度依赖和无需依赖。其中 60 分以上者，表示虽有轻度功能缺陷，但生活基本可以自理；40～60 分者，表示为中度残疾，有功能障碍，生活需要他人帮助；20～40 分者，表示为重度残疾，生活需要很大帮助；0～20 分者，表示完全残疾，生活完全依赖他人。

（2）Katz 日常生活功能指数评价表：由 Katz 等人设计制定的语义评定量表，可用于测量评价慢性疾病的严重程度及治疗效果，也可用于预测某些疾病的发展（详见附录一量表 2）。一般来说，日常生活中复杂的活动功能首先丧失，简单的活动功能丧失较迟，如大脑神经的功能、心肺功能等。

1）量表结构与内容：此量表将 ADL 功能分为 6 个方面，即进食、更衣、沐浴、移动、如厕和大小便控制，以评价各项功能完成的独立程度。

2）评定方法：通过与被测者交谈、评价者观察或者被测者自填问卷，视 6 项功能独立完成的程度来确定各项评分，计算总分值。

3）结果解释：总分值的范围是 0～12，分值越高，提示被测者的日常生活能力越高。

（3）Lawton 功能性日常生活能力量表：由美国的 Lawton 等人设计制定（详见附录一量表 3），主要用于评定被测试者的功能性日常生活能力。

1）量表结构与内容：此量表将 IADL 功能分为 7 个方面，主要用于评定被测试者的功能性日常生活能力。

2）评定方法：通过与被测者、家属或护理人员等知情人的交谈或被测者自填问卷，确定各项评分，计算总分值。

3）结果解释：总分值的范围是 0～14，分值越高，提示被测试者功能性日常生活能力越高。

（4）Pfeffer 功能活动问卷（functional activities questionnaire，FAQ）：Pfeffer 功能活动问卷于 1982 年编制。其目的是更好地筛选和评价功能障碍不太严重的老年患者，即早期或轻度痴呆患者（详见附录一量表 4）。由于测评一次仅需 5min，故常在社区调查或门诊工作中应用。

1）量表结构与内容：FAQ 将功能分为 10 个方面，包括使用各种票证、按时支付各种票据、自行购物、参加游戏或活动、使用炉子、准备和做一顿饭菜、关心和了解新鲜事物、持续 1h 以上活动的注意力情况、记得重要的约定、独自外出活动或走亲访友。

2）评定方法：该问卷属于他评问卷，由测试者或被试者家属完成。评定时，每项只能选择一个评分，既不能重复，也不能遗漏。这样结果才能恰当地反映出老年人的活动能力。由主试者根据知情者提供的信息对患者的 10 项功能进行评定，每项功能均为 0～3 分四级评定：0 分 = 正常；1 分 = 有些困难，自己尚能完成；2 分 = 需要帮助；3 分 = 完全依赖别人。当被试从来不做但现在能做评定为 0 分，从来不做但有困难评定为 1 分。

3）结果解释：总分范围 0～30 分，越高表示能力越差。FAQ 主要评定一些需要复杂认知功能参与的社会性活动，与认知功能的水平显著相关，早期轻度痴呆患者敏感。国外推荐痴呆划界分为 9 分。国内以≥5 分为分界值，敏感度为 92%，特异度为 87%。

（二）肌力评定

肌力是维持人体基本活动能力的保证，进入老年后，肌肉体积及肌力增龄性下降非常明显，可导致跌倒、骨矿物质流失、骨折及身体失能等，伴随肌力的衰减，老年人的平衡能力、体位的感觉能力以及姿势稳定性、姿势控制能力都会受到很大影响。在老年人健康和康复领域首先应重视肌力的评定，肌力评定的重要方法之一是徒手肌力评定（manual muscle test，MMT）。

1. 定义　受检者按照检查者的指令在特定的体位下完成标准动作，检查者通过触摸肌腹、观察受检者完成动作以及肌肉对抗肢体自身重力和由检查者施加的阻力的能力，评定所测肌肉或肌群最大自主收缩能力的方法。

2. 适应证与禁忌证

（1）适应证：健康人群及各种原因引起的肌力减弱，包括失用性、肌源性、神经源性和关节源性等。

（2）禁忌证：骨折未愈合、关节脱位、关节不稳、急性渗出性滑膜炎、严重疼痛、急性扭伤及各种原因引起的骨关节破坏等。

3. 操作方法与步骤

（1）检查前准备：向受检者说明徒手肌力评定的意义及步骤，取得受检者配合；充分暴露被检查部位，检查两侧肌肉形态的对称性，必要时测量两侧肢体的围度；确定与被检查部位相关的关节被动活动度，以该范围作为全关节活动范围，用于衡量肌力大小；正确选择并摆放受检者体位，将被检查肢体摆放于抗重力位，有效固定身体近端。

（2）检查时：向受检者解释并示范检查动作，可通过被动活动引导受检者完成一次检查动作；发出口令嘱受检者收缩肌肉并完成全关节范围活动，观察受检者的动作，必要时触诊被检查肌肉；如果受检者能够完成抗重力位全关节范围活动，可进一步进行抗阻运动，将阻力施加于肢体远端，嘱受检者用最大力量抗阻完成动作；如果受检者无法完成抗重力位活动，那么须将被检查部位摆放于非抗重力位，并用滑板、滑石粉等方法减少接触面摩擦，嘱受检者用最大力量收缩肌肉并完成全关节范围活动。

（3）检查后：记录徒手肌力等级、检查日期，并评估受检者表现。

4. 徒手肌力评定分级标准（表3-2）

表3-2　MMT肌力分级标准

级别	标准	相当于正常肌力/%
0级	肌肉无任何收缩	0
1级	有轻微肌肉收缩，但不能引起关节活动	10
2级	在减重状态下，能做关节全范围运动	25
3级	能抗重力做关节全范围运动，但不能抗阻力运动	50
4级	能抗重力，有抵抗部分阻力的能力	75
5级	能抗重力，并完全抵抗阻力运动	100

5. 肌力评定注意事项

（1）检查前：说明检查目的、步骤、方法和感受，消除受检者紧张情绪；正确选择检查体位及肢体摆放位置。不宜在疲劳、饱餐，或容易被干扰的环境中进行检查。

（2）检查中：左右侧比较，健患侧比照，且最好先检查健侧以确定施加阻力的大小；2级肌力检查时尽量减少肢体与支撑面之间的摩擦；检查中应给予适当鼓励性指令，以便提高受检者主观能动性，获得最大肌力。

（3）检查后：如检查中有疼痛、肿胀或痉挛情况，应在结果记录中注明。

另外，老年人肌力下降的同时，还会伴随不同程度的关节功能退化、障碍甚至功能丧失。为了更好地了解老年人的关节活动范围，制订合理的康复训练计划，护理人员有时需要对老年人进行关节活动度评定。

关节活动度测量是对关节活动幅度的大小进行测量：①主动活动，不须借助外力，仅由被测者本身的肌肉运动所完成的动作；②被动活动，所测关节周围的肌肉无主动收缩能力，全依靠外力才能活动的关节动作；③关节活动轴，身体某部位的关节在屈伸、外展、内收或旋转等时，所围绕的关节轴线。关节活动度的测量一般采用目测或量角器测量，可用于评估老年人关节受损后丧失活动功能的程度及关节活动功能恢复程度。测量时，被测者的身体姿势可分坐位、立位、俯卧位、仰卧位、足侧位等。

（三）移动/平衡能力评估

平衡能力是人体保持姿势与体位、完成各项日常活动的基本保证，也是老年人的一项重要健康指标。平衡能力障碍和步态异常是老年人跌倒的主要因素，对老年人进行平衡能力及步态评估并进行针对性的训练对预防跌倒十分重要。平衡功能与步态评估的方法包括观察法、量表测试法、平衡仪测试法。

老年人平衡能力测试表用来评估老年人的平衡能力和跌倒的风险。测定后将各个测试项目的得分相加得到总分，根据总分来判断平衡能力和跌倒的风险大小。具体详见老年人平衡能力测试表（表3-3）。

表 3-3　老年人平衡能力测试表

测试类别	测试项目	描述	评分标准	得分
静态平衡能力	原地站立,按描述内容做动作,尽可能保持姿势,根据保持姿势的时间长短评分			
	双脚并拢站立	双脚同一水平并列靠拢站立,双手自然下垂,保持姿势尽可能超过10s	0分:≥10s 1分:5~9s 2分:0~4s	
	双脚前后位站立	双脚呈直线一前一后站立,前脚的后跟紧贴后脚的脚尖,双手自然下垂,保持姿势尽可能超过10s		
	闭眼双脚并拢站立	闭上双眼,双脚同一水平并列靠拢站立,双手自然下垂,保持姿势尽可能超过10s		
	不闭眼单腿站立	双手叉腰,单腿站立,抬起脚离地5cm以上,保持姿势尽可能超过10s		
	双脚并拢站立	双脚同一水平并列靠拢站立,双手自然下垂,保持姿势尽可能超过10s		
姿势控制能力	选择一把带扶手的椅子,站在椅子前,坐下后起立,按动作完成质量和难度评分。			
	由站立位坐下	站在椅子前面,弯曲膝盖和大腿,轻轻坐下	0分:能够轻松完成而不需要扶手 1分:能够自己完成,但略感吃力,须尝试数次或手扶旁边的固定物体才能完成 2分:不能独立完成动作	
	由坐姿到站立	坐到椅子上,靠腿部力量站起		
	由站立位蹲下	双脚分开站立并与肩同宽,弯曲膝盖下蹲		
	由下蹲姿势到站立	由下蹲姿势靠腿部力量站起		
动态平衡能力	设定一个起点,往前直线行走10步左右转身再走回起点,根据动作完成的质量评分			
	起步	①能立即迈步出发不犹豫 ②需要想一想或尝试几次才能迈步	0 1	
	步高	①脚抬离地面,干净利落 ②脚拖着地面走路	0 1	
	步长	①每步跨度长于脚长 ②不敢大步走,走小碎步	0 1	
	脚步的匀称性	①步伐均匀,每步的长度和高度一致 ②步伐不匀称,时长时短,一脚深一脚浅	0 1	
	步行的连续性	①连续迈步,中间没有停顿 ②步伐不连贯,有时需要停顿	0 1	
	步行的直线性	①能沿直线行走 ②不能走直线,偏向一边	0 1	
	走动时躯干平稳性	①躯干平稳不左右摇晃 ②摇晃或手须向两边伸开来保持平衡	0 1	
	走动时转身	①躯干平稳,转身连续,转身时步行连续 ②摇晃,转身前须停步或转身时脚步有停顿	0 1	

注:1.0分:平衡能力好,建议做稍复杂的全身练习并增加力量性练习,增强体力,提高身体综合素质。1~4分:平衡能力开始降低,跌倒风险增大。建议增加提高平衡能力的练习,如单腿跳跃、倒走、太极拳和太极剑等。5~16分:平衡能力受到较大削弱,跌倒风险较大。建议做针对平衡能力的练习,如单足站立练习、"不倒翁"练习、沿直线行走、健身行走等,适当增加一些力量性练习。17~24分:平衡能力较差,很容易跌倒。建议选择合适的助行器并补充钙质,做一些力所能及的简单运动,如走楼梯、散步、坐立练习、沿直线行走等,运动时应有人监护以确保安全。

2.平衡能力测试时,应有工作人员在旁边保护,以防老年人不慎跌倒。

（四）理解 / 交流能力评估

理解 / 交流能力与视力、听力、认知能力有关,须进行相关筛查评估。

1. 视力评估

（1）一般信息采集:包括姓名、性别、年龄、眼部外伤史、全身及眼部用药史、慢性病史(高血压、糖尿病、冠心病、高脂血症等)。

（2）依据询问关键问题进行分类:对视力障碍评估,可以先使用初筛问题法。初筛问题:①你走路、看东西、阅读、看电视有困难吗(即使佩戴眼镜)?②单个眼看东西清楚吗?看东西有变形吗?③眼睛有胀疼同时看东西模糊不清吗?经询问若回答为阳性,则对老年人视力(眼)健康有疑问者进行第三部分的视力筛查。

（3）视力筛查:首先是简易视力筛查。具体方法如下:①读报检查法是最简单的方法。②老年人视力表检查,Snellen 视力表是最常用的视力损害筛查方法。嘱老年人佩戴眼镜(若有配备)进行 Snellen 视力表检查。若不能辨别大于 20/40 的字母则建议进一步做眼科检查。③Amsler 方格表检查,如果单眼看方格有变形、缺失等变化则考虑有黄斑病变的可能。

（4）专科检查:如上述检查有问题则需要进行眼科专科检查。包括眼科远近视力检查,眼压检查,眼科裂隙灯、前置镜检查等。

2. 听力评估

筛查询问老年人:①是否别人总抱怨您将电视机或收音机的声音开得太大?②是否经常需要别人重复他(她)所说的话?③是否感到听电话或手机有困难?如有以上问题则需要进行听力评估,评估前排除耳垢阻塞或中耳炎,可站在受检者后方约 15cm,气嗓音说出几个字,若受检者不能重复说出一半以上的字时,则表示可能有听力方面的问题;进一步询问听力障碍病史,评估双耳听力障碍情况,询问有无戴助听器。需要明确引起听力障碍的病因,可进一步专科诊治。

四、辅 助 检 查

辅助检查是诊断老年病的重要依据,老年人机体形态和功能具有一系列进行性、退行性改变,其辅助检查结果的正常值可能不同于成年人。

（一）常规检查

1. 血常规　血常规检查值异常在老年人中十分常见,一般以红细胞 $<3.5 \times 10^{12}$/L,血红蛋白 <110g/L,血细胞比容 <0.35,作为老年人贫血的标准,但贫血并非老年期生理变化,因而需要进行全面系统的评估和检查。多数学者认为白细胞、血小板计数无增龄性变化。白细胞的参考值为 $(3.0 \sim 8.9) \times 10^9$/L。在白细胞分类中,T 淋巴细胞减少,B 淋巴细胞则无增龄性变化。

2. 尿常规　老年人尿蛋白、尿胆原与成年人之间无明显差异。老年人肾排糖阈值升高,可出现血糖升高而尿糖阴性的现象。老年人对泌尿系感染的防御功能随年龄增长而降低,其尿沉渣中的白细胞大于 20 个 /HP 才有病理意义。老年人中段尿培养污染率高,可靠性较低,老年男性中段尿培养菌落计数 $\geq 10^3$/ml、女性 $\geq 10^4$/ml 为判断真性菌尿的界限。

3. 红细胞沉降率　在健康老年人中,红细胞沉降率变化范围很大。一般红细胞沉降率在 30~40mm/h 之间无临床意义;如红细胞沉降率超过 65mm/h 应考虑感染、肿瘤及结缔组织病。

（二）生化与功能检查

老年人生化与功能检查常见的生理变化见表 3-4。

表3-4　老年人生化与功能检查常见的生理变化

检查项目	成人正常值范围	老年期生理变化
空腹静脉血糖	3.9～6.1mmol/L	轻度升高
肌酐清除率	80～100ml/min	降低
血尿酸	120～240μmol/L	轻度升高
乳酸脱氢酶（LDH）	50～150U/L	轻度升高
碱性磷酸酶	20～110U/L	轻度升高
总蛋白	60～80g/L	轻度升高
总胆固醇	2.8～6.0mmol/L	60～70岁达高峰，随后逐渐降低
低密度脂蛋白	<3.1mmol/L	60～70岁达高峰，随后逐渐降低
高密度脂蛋白	1.1～1.7mmol/L	60岁后稍升高，70岁后开始降低
三酰甘油（甘油三酯）	0.23～1.24mmol/L	轻度升高
甲状腺激素 T_3	1.08～3.08nmol/L	降低
甲状腺激素 T_4	63.2～157.4nmol/L	降低
促甲状腺素	（2.21±1.1）mU/L	轻度升高或无变化

（三）心电图检查

老年人的心电图常有轻度非特异性改变，包括 P 波轻度平坦、T 波变平、P-R 间期延长、ST-T 段非特异性改变、电轴左偏倾向和低电压等。老年人动脉粥样硬化的发生率高，生理与病理的界限不明显。如老年人心电图有以上改变，应慎重并需结合临床判断。

（四）影像学及内镜检查

影像学检查已广泛应用于老年疾病的诊治，如 CT、磁共振成像对急性脑血管病、颅内肿瘤的诊断有很大价值。内镜检查对老年人胃肠道肿瘤、消化性溃疡及呼吸、泌尿系统疾病的诊断具有重要意义。

第三节　老年人心理健康评估

老年人由于离退休、丧偶、空巢等生活事件及疾病的影响，常有一些特殊的心理活动。为了解老年人心理健康状况，老年人的心理健康状况主要从认知能力、情绪和情感、人格等方面进行评估。

一、认知功能评估

认知功能对老年人是否能够独立生活以及生活质量有重要的影响。老年人认知的评估包括思维能力、语言能力以及定向力三个方面。在已经确定的认知功能失常的筛选测试中，最普及的测试是简易智力状态检查（mini-mental state examination，MMSE）和简易操作智力状态问卷（short portable mental status questionnaire，SPMSQ）。

（一）简易智力状态检查

MMSE 于 1975 年由 Folsten 编制，主要用于筛查有认知缺损的老年人，适合于社区老年人群调查（详见附录一量表5）。

1. 问卷结构与内容 MMSE 包含 19 项，30 个小项。评估范围包括 11 个方面，见表 3-5。

表 3-5 简易智力状态检查评估的范围

评估范围	项目
1. 时间定向	1, 2, 3, 4, 5
2. 地点定向	6, 7, 8, 9, 10
3. 语言即刻记忆	11（分 3 小项）
4. 注意和计算能力	12（分 5 小项）
5. 短期记忆	13（分 3 小项）
6. 物品命名	14（分 2 小项）
7. 重复能力	15
8. 阅读理解	16
9. 语言理解	17（分 3 小项）
10. 语言表达	18
11. 绘图	19

2. 评定方法 评定时，向被试者直接询问，被试者回答或操作正确记"1"，错误记"5"，拒绝和说不会做分别记"9"和"7"。全部答对总分为 30 分。

3. 结果解释 简易智力状态检查的主要统计量是所有记"1"的项目（和小项）的总和，即回答或操作准确的项目和小项数，称为该检查的总分，范围是 0～30 分。分界值与受教育程度有关，未受教育文盲组 17 分，教育年限≤6 年组 20 分，教育年限 >6 年组 24 分，若测量结果低于分界值，可认为被测量者有认知功能缺损。

（二）简易操作智力状态问卷

由 Pfeiffer 于 1975 年编制，适用于评定老年人认知状态的前后比较。

1. 问卷结构与内容 问卷评估包括定向、短期记忆、长期记忆和注意力 4 个方面，10 项内容，如"今天是星期几？""今天是几号？""你在哪里出生？""你家的电话号码是多少？""你今年多少岁？""你的家庭住址是哪里？"以及由被测试者做 20 减 3、再减 3……直至减完的计算。

2. 评定方法 评定时，向被试者直接询问，被试者回答或操作正确记"1"。

3. 结果解释 问卷满分 10 分，评估时需要结合被测试者的教育背景做出判断。错 2～3 项者，表示认知功能完整；错 3～4 项者，为轻度认知功能损害；错 5～7 项者，为中度认知功能损害；错 8～10 项者，为重度认知功能损害。受过初等教育的老年人允许错一项以上，受过高等教育的老年人只能错一项。

二、情绪与情感评估

情绪和情感直接反映人们的需求是否得到满足，是身心健康的标志。评估老年人情绪状态，常用访谈与观察、心理测试和可视化标尺技术及评估量表。本部分仅介绍评估量表。

（一）焦虑

焦虑（anxiety）是个体感受到威胁时的一种紧张的、不愉快的情绪状态，表现为紧张、不安、急躁、失眠等，但无法说出明确的焦虑对象。用于老年人焦虑评估的常用量表中，使用较多的为汉密尔顿焦虑量表、状态 - 特质焦虑问卷。

1. 汉密尔顿焦虑量表 由 Hamilton 于 1959 年编制，是一个使用较广泛的评定焦虑严重程度的他评量表。通过因子分析,可提示患者焦虑症状的特点(详见附录一量表6)。

(1)量表结构与内容:该量表包括14个条目,分为精神性(1~6项、第14项)和躯体性(7~13项)两大类。

(2)评定方法:采用0~4分的5级评分法,各级评分标准:0=无症状;1=轻度;2=中等,有肯定的症状、但不影响生活与劳动;3=重度,症状重、须进行处理或影响生活和劳动;4=极重,症状极重、严重影响生活。由经过训练的两名专业人员对被测者进行联合检查,然后各自独立评分。除第14项须结合观察外,所有项目均根据被测者的口头叙述进行评分。

(3)结果解释:总分大于29分,提示可能为严重焦虑;总分大于21分,提示有明显焦虑;总分大于14分,提示有肯定的焦虑;总分大于7分,可能有焦虑;总分小于7分,提示无焦虑。

2. 状态 - 特质焦虑问卷　由 Charles Spielberger 等人编制的自我评价问卷,使用简便,能直观地反映老年焦虑患者的主观感受(详见附录一量表7)。Cattell 和 Spielberger 提出状态焦虑(state anxiety)和特质焦虑(trait anxiety)的概念,前者描述当前不愉快的情绪体验,如紧张、恐惧、抑郁和神经质,伴有自主神经系统的功能亢进,一般为短暂性的;而后者用来描述相对稳定的、作为一种人格特质且具有个体差异的焦虑倾向。

(1)量表结构与内容:该量表包括40个条目,第1~20项为状态焦虑量表,21~40项为特质焦虑量表。

(2)评定方法:该量表为自评量表,每一项进行1~4级评分。由受试者根据自己的体验选择最合适的分值。凡正性情绪项目均为反序计分,分别计算状态焦虑量表与特质焦虑量表的累加分,最小值20,最大值80。

(3)结果解释:状态焦虑量表与特质焦虑量表的累加分,反映状态或特质焦虑的程度。分数越高,说明焦虑越严重。

(二)抑郁

抑郁(depression)是个体失去某种其重视或追求的东西时产生的情绪状态,其特征是情绪低落,甚至出现失眠、悲哀、自责、性欲减退等表现。抑郁自评量表和汉密尔顿抑郁量表是临床上应用简便并且已被广泛接受的量表。

1. 抑郁自评量表　由 Zung 于1965年编制,操作方便,容易掌握,应用广泛,能直观反映抑郁状态的主观感受及其严重程度(详见附录一量表8)。

(1)项目和评定标准:由20项与抑郁症状有关的项目组成,每个项目后有1~4的4级评分选择:1=很少,即没有或很少时间有该症状;2=有时,即少部分时间有该症状;3=经常,即大部分时间有该症状;4=持续,即绝大部分时间或全部时间有该症状。

(2)评定方法和结果解释:量表由评定对象根据自己最近一周的实际情况自行填写,要求自评者阅读每条内容的含义后,做出独立的、不受任何人影响的自我评定;如果评定者的文化程度过低,看不懂或不能理解量表问题,可由护理人员逐条念,让自评者独立做出评定。将所有项目累计可得总粗分,总粗分乘以1.25后取整数部分即得标准总分。分数越高,反映抑郁程度越高。

2. 汉密尔顿抑郁量表　由 Hamilton 于1960年编制,是临床上评定抑郁状态时应用最普遍的量表(详见附录一量表9)。

(1)量表结构与内容:汉密尔顿抑郁量表经多次修订,版本有17、21和24项三种。本书所列为24项版本。

(2)评定方法:所有问题指被测者近几天或近一周的情况。大部分项目采用0~4分的5级评分法。各级评分标准:0=无,1=轻度,2=中度,3=重度,4=极重度。少数项目采用0~2分的3级评分法,其评分标准:0=无,1=轻~中度,2=重度。由经过训练的两名专业人员对被测者进行联合检查,然后各自独立评分。

(3)结果解释:总分能较好地反映疾病的严重程度,即病情越重,总分越高。按照 Davis JM

的划界分,总分超过 35 分,可能为严重抑郁;超过 20 分,可能是轻或中度的抑郁;如小于 8 分,则无抑郁症状。

第四节　老年人社会状况评估

健康包括躯体、心理和社会三方面的内容。社会健康学指出健康是一个人具有正常的社会角色,具有执行其社会角色和义务的最佳活动状态。社会状况评估应对老年人的社会健康状况和社会功能进行评定,包括角色功能、所处环境、文化背景、家庭状况等方面。

一、角色功能评估

(一)角色的概念及内涵

1. 角色　指在一定文化背景下,处于某一特定社会位置的社会成员遵循一定社会规范所表达的社会行为。

2. 角色功能　指个体从事正常活动角色的能力,包括正式工作、社会活动、家务活动等。老年人对其角色的适应与个性、性别、家庭背景、经济状况、文化背景、社会地位等因素有关。但随着增龄,老年人的角色功能减退。

(二)评估的内容

1. 角色的承担

(1) 一般角色:了解老年人目前的角色、是否适应,评估角色的承担情况。如最近一星期内做了什么事情,哪些事情占去了大部分时间,对他而言什么事情是重要的,什么事情很困难等。

(2) 家庭角色:老年人离开工作岗位后,家庭成了主要的生活场所,并且大部分家庭有了第三代,老年人由父母的地位上升到祖父母的位置,家庭角色增加,常常担当起照料第三代的任务;老年期又是丧偶的主要阶段,若老伴去世,则要失去一些角色。另外,性生活的评估,可以了解老年人的夫妻角色功能,有助于判断老年人社会角色及家庭角色类型。评估时要求护理人员持非评判、尊重事实的态度,询问老年人过去以及现在的情况。

(3) 社会角色:社会关系类型的评估,可提供有关自我概念和社会支持资源的信息。收集老年人每日活动的资料,对其社会关系类型进行分析评价,如果被评估者对每日活动不能明确表述,提示社会角色的缺失或是不能融入到社会活动中去。不明确的反应,也可能提示有认知或其他精神障碍。

2. 角色的认知　询问老年人对自己角色的感知和别人对其所承担的角色的期望,老年期对其生活方式、人际关系方面的影响。同时,还应询问别人对其角色期望是否认同。

3. 角色的适应　询问老年人对自己承担的角色是否满意以及与自己的角色期望是否相符,观察有无角色适应不良的身心行为反应,如头痛、头晕、疲乏、睡眠障碍、焦虑、抑郁、忽略自己和疾病等。

二、环 境 评 估

老年人的健康与其生存的环境存在着联系,如果环境因素的变化超过了老年人机体的调节范围和适应能力,就会引起疾病。通过对环境进行评估,可以更好地去除妨碍生活行为的因素,创造发挥补偿机体缺损功能的有利因素,促进老年人生活质量的提高。

（一）物理环境

物理环境是指一切存在于机体外环境的物理因素的总和。居住环境是老年人的生活场所，是学习、社交、娱乐、休息的地方，评估时应了解其生活环境/社区中的特殊资源及其对目前生活环境/社区的特殊要求，其中居家安全环境因素是评估的重点（表3-6），通过家访可以获得这方面的资料。

表3-6 老年人居家环境安全评估要素

部位	评估要素
※一般居室	
光线	光线是否充足
通风	通风是否良好
温度	是否适宜
地面	是否平整、干燥、无障碍物，是否防滑
地毯	是否平整、不滑动
家具	放置是否稳固、固定有序，有无障碍通道，拐角是否圆滑
床	高度是否在老年人膝盖下、与其小腿长度基本相等
电线	安置如何，是否方便，是否远离火源、热源
取暖设备	设备是否妥善
电话、应急灯	应急灯或铃是否正常，紧急电话号码是否放在易见、易取的地方
※厨房	
地板	有无防滑措施
燃气	"开""关"的按钮标志是否明显可见
※浴室	
浴室门	门锁是否内外均可打开
地板	有无防滑措施
便器	高低是否合适，有无扶手
浴盆	高度是否合适，盆底是否垫防滑胶毡
※楼梯	
光线	光线是否充足
台阶	是否平整无破损，高度是否合适，台阶是否设置了色彩差异标识
扶手	有无扶手

1. 整体环境评估 ①日常活动路线是否合理，沿途是否安全？有没有高度差？②室内照明是否强度适中，柔和且明亮？是否安装双联双控开关和夜间感应照明？③空间的通过性是否满足老年人借助辅具或搀扶行走？④是否整洁卫生，有足够的收纳空间，物品收纳是否有序？⑤各房间是否有防跌防撞保护措施，地面是否防滑？⑥是否有紧急呼叫报警设备？⑦供暖期前、后两周是否具备有效取暖措施？⑧现有装修是否达标？⑨有没有空气净化装置和水净化设备？⑩家中是否种植绿色植物？

2. 卫生间评估 ①洗浴空间是否有干湿空间分隔？②洗浴空间、马桶及洗手盆是否设有扶手？③沐浴如需帮助是否有足够空间？④马桶是否为坐式？是否方便老年人日常如厕？

3. 卧室评估 ①是否隔音、通风良好？②床的摆放位置是否恰当？③床的高度、硬度是否适合，有没有扶手？④床头是否安装呼叫系统？

4. 厨房餐厅评估　①操作台高度是否适中？②橱柜把手以及吊柜高度是否适合？③橱柜分隔是否合理，餐厨用品是否分类收纳？④餐厅是否有适老化桌椅，高度尺寸是否合理？

5. 起居室评估　①与厨房、阳台、卧室、卫生间是否保持视线畅通、声音传导清晰以加强视线交流与声音穿透？老年人活动时能否满足节力要求、减少重复路线？②玄关是否可以坐下来换鞋，是否有组合鞋柜以放置鞋子、雨具、手袋、大衣等物品？③储物空间设置是否合适，动线及分隔是否合理？是否能够分类收纳杂物？④阳台内外是否没有高度差，是否有合理的晾晒空间和设备？

（二）社会环境

社会环境包括经济、文化、教育、法律、制度、生活方式、社会关系、社会支持等诸多方面。这些因素与人的健康有密切关系，着重于经济状况、生活方式、社会关系和社会支持的评估。

1. 经济状况　在社会环境因素中，对老年人的健康以及患者角色适应影响最大的是经济。这是由于老年人因退休、固定收入减少、给予经济支持的配偶去世所带来的经济困难，可导致其失去家庭、社会地位或生活的独立性。护理人员可通过询问以下问题了解经济状况：①经济来源有哪些，单位工资、福利如何。对收入低的老年人，要询问收入是否足够支付食品、生活用品和部分医疗费用。②家庭经济状况：有无经济困难，是否有失业、待业人员。③医疗费用的支付形式。

2. 生活方式　通过交谈或直接观察，评估饮食、睡眠、排泄、活动、娱乐等方面的习惯以及有无吸烟、酗酒等不良嗜好。若有不良生活方式，应进一步了解对老年人带来的影响。

3. 社会关系与社会支持　社会支持可来源于家人、朋友、同事和健康从业人员等。良好的社会支持可以对应激状态的个体提供保护，提高对压力的适应和应对能力，维持良好的情绪体验。社会支持包含两类，一类是客观的或实际的支持，包括物质上的支持帮助、社会网络和团体关系的存在与参与；另一类是主观体验到的情感支持，即个体在社会中被尊重、理解、支持的情感体验和满意程度。对社会支持的利用情况应作为评估的第三维度。目前国内应用最广泛的、更适合我国人群测量社会支持的量表为社会支持评定量表（SSRS），适合于神志清楚且认知良好的老年人。

三、文 化 评 估

文化评估的目的是了解老年人的文化差异，为制订符合老年人文化背景的个体化的护理措施提供依据。通过询问、观察，评估老年人的文化背景、生活习惯、价值观、信念和信仰、习俗等，这些因素与健康密切相关，决定着人们对健康、疾病、老化和死亡的看法及信念。在任何情况下，老年人的文化、宗教信仰都要得到尊重。应注意老年住院患者容易发生文化休克；应注意生前预嘱的评估，应结合观察进行询问；如果老年人独居，应详细询问是否有亲近的朋友、亲属。

四、家 庭 评 估

家庭评估的目的是了解老年人家庭对其健康的影响，通过完整资料的收集，发现影响老年人健康的危险因素，以便制订有益于老年人疾病恢复和健康促进的护理措施。家庭评估内容主要包括家庭成员基本资料，家庭类型与结构，家庭成员间的关系，家庭对老年人提供经济支持、日常生活照顾和精神支持的功能，家庭中所发生的重大生活变化的压力等。

常用 APGAR 家庭功能评估量表评估家庭功能（表 3-7）。此量表包括家庭功能的适应度 A

（adaptation）、合作度 P（partnership）、成长度 G（growth）、情感度 A（affection）、亲密度 R（resolve）五个重要部分。

表 3-7　APGAR 家庭功能评估表量表

项目	经常	有时	很少
当我遇到困难时，我可以从家人那儿得到满意的帮助	2	1	0
我很满意家人与我一起讨论各种事情及分担问题的方式	2	1	0
当我从事新的活动和发展时，家人能给予协助和支持	2	1	0
我很满意家人对我表达情感的方式以及我愤怒、悲伤等情绪的反应	2	1	0
我很满意家人与我一起共度美好时光的方式	2	1	0

计分说明：总分在 7～10 分，家庭功能无障碍；总分在 4～6 分，家庭功能中度障碍；总分 0～3 分，重度家庭功能不足。

第五节　老年人生活质量评估

随着医学模式的转变，医学的目的与健康的概念不再单纯是维持和延长生命，而是同时需要提高人们的生活质量。生活质量作为个体生理、心理、社会功能的综合指标，常用来评估老年人群的健康水平、老年疾病的临床治疗效果及预后等。

一、生活质量的内涵与特点

（一）生活质量内涵

生活质量（quality of life，QOL）是在生物 - 心理 - 社会医学模式下产生的一种健康新概念。世界卫生组织（WHO）将生活质量定义为：不同的文化、价值体系中的个体对与他们的目标、期望、标准及与关心事情有关的生活状态的综合满意程度及对个人健康的一般感觉。即指人们对生活的适应状态和主观感受。中华医学会老年医学分会将老年人生活质量定义为：60 岁或 65 岁以上的老年人群身体、精神、家庭和社会生活满意的程度及老年人对生活的全面评价。

（二）生活质量的特点

生活质量是包含生理、心理、社会功能的综合概念，从单一地强调个体生活的客观状态发展到同时关注其主观感受。生活质量具有文化依赖性，其评价须植根于个体所处的文化和社会环境。既测量个体健康的不良状态，又反映健康良好的方面。老年人生活质量测量公认的维度是躯体健康、心理健康、社会健康和综合评价。前三个维度评价前面已经讨论，本节主要介绍生活质量的综合评价。

二、老年人生活质量综合评估

生活质量可以采用生活满意度量表、幸福度量表以及生活质量综合问卷进行评估。

（一）生活满意度评估

生活满意度是指个人对生活总的观点以及现在实际情况与希望之间、与他人之间的差距。生活满意度指数是老年研究中的一个重要指标，用来测量老年人心情、兴趣、心理、生理主观完美状态评估的一致性。常用的量表是生活满意度指数 A 量表（LSIA），它从对生活的兴趣、决心和毅力、知足感、自我概念、情绪等方面进行评估，通过 20 个问题反映生活的满意程度（详见附录一量表10)。

（二）主观幸福感评估

主观幸福感是反映某一社会中个体生活质量的重要心理学参数，包括认知和情感两方面的评价，纽芬兰纪念大学幸福度量表（MUNSH）是老年人精神卫生状况评定的间接指标，已成为老年人精神卫生测定和研究的有效工具之一（详见附录一量表11）。

（三）生活质量综合问卷

生活质量是一个带有个性的和易变的概念，老年人的生活质量不能单纯从躯体、心理、社会功能等方面获得，评估时最好以老年人的体验为基础进行评价，即不仅要评定受试者生活的客观状态，同时还要注意其主观评价。最常用的适合老年人群生活质量评估的量表为老年人生活质量评定表（详见附录一量表12）。

（刘立珍）

？ 复习思考题

1. 老年人健康评估的内容包括哪些？

2. 为老年人进行健康评估时有哪些注意事项？

3. 李爷爷，80岁，近几个月来性格发生明显变化，对周围事物不感兴趣，感到悲观失望、生活没有意义，并伴有失眠、自责、时有不想活的念头。请思考：

（1）爷爷出现哪方面的问题？

（2）可用哪些量表进行评估？

扫一扫，测一测

第四章　老年人日常生活护理

学习目标

掌握老年人环境的调整及安排。
掌握老年人的活动、睡眠、饮食、排泄、清洁卫生的护理知识与技能。
熟悉老年人日常生活护理中的问题，能指导或协助老年人的日常生活。
了解老年人日常生活护理常用知识。
具有关心、尊重、体贴老年人的工作态度。

老年人的日常生活护理是指协助或照顾老年人饮食、起居、清洁卫生、排泄及体位转移等日常生活的活动。老年护理人员必须具备基本的服务能力，为老年人服务。

第一节　老年人生活及环境护理

案例分析

江奶奶，女，65岁，身高1.60m，体重75kg，高血压病史15年，去年老伴因脑出血去世，目前处于独居状态，有一女儿在外地工作。现江奶奶意识清醒，右侧肢体偏瘫，活动不便，自觉不想拖累女儿，日常由社区护理人员上门照护老年人。

请思考：

1. 如何为王奶奶进行生活指导？
2. 老年人环境护理的主要问题有哪些？
3. 如何协助老年人进行居室环境布置与调整？

老年期个体因老化而健康受损和患各种慢性疾病的风险增高，因此老年人日常生活护理应强调帮助老年人维持和恢复基本的生活能力，使其适应日常生活，或在健康状态下独立、方便地生活。

一、日常生活护理注意事项

（一）充分发挥其自理能力

老年人由于老化或疾病导致无法独立完成日常生活活动时，需要他人提供部分协助或完全性护理。但部分老年人由于种种原因，往往会对护理人员产生过度依赖的心理，甚至有些老年人只是为了得到他人的关注和爱护而要求照顾。因此，在拟订护理计划前要对老年人进行全面评估，特别是要同时关注其丧失的功能和残存的功能；而在心理方面，则应全面了解其是否存在过度的依赖思想和心理问题如抑郁、孤独等。护理人员必须明确,包揽一切的做法有害无益,应鼓励老年人最大限度地发挥残存功能的作用,尽可能使其基本的日常生活能够自理,同时提供一些针对性的精神心理支持。总之,既要满足老年人的生理需要,还要充分调动老年人的主动性,最大限度地发挥其残存功能,尽量让其作为一个独立自主的个体参与家庭和社会生活,满足其精神需要。

(二)注意保护身体安全

在日常生活过程中,护理人员应与老年人保持有效沟通,了解老年人身体及精神状况,选择适宜的操作方法,操作应规范,不应有拖、拉、拽等动作。接触被血液、体液、分泌物、排泄物等污染的物品前,应戴手套,护理完成后清洁双手,并对使用过的物品进行清洗或消毒。同时,应密切关注老年人的状况,发现异常立即停止操作,及时报告并采取相应的措施。

1. 针对相关心理进行护理 一般有两种常见的心理可能会危及老年人的安全:一是不服老,二是不愿麻烦他人。尤其是日常生活中的小事,愿意自己动手。如有的老年人高估了自己的能力而独自上厕所,结果难以走回自己的房间甚至发生跌倒;有的老年人想自己倒水,但提起暖瓶,却没有力量将瓶里的水倒进杯子。对此护理人员要与老年人进行有效沟通交流,及时发现他们存在的心理问题,让老年人了解自身的健康状况和能力,并给予有效的健康指导与帮助,减轻老年人的心理压力。此外,护理人员要熟悉老年人的生活规律和习惯,及时给予指导和帮助,使其生活自如。

2. 针对常见安全问题进行护理 因老化而引起的生理性和病理性改变所造成的以及生活环境中的不安全因素,可严重威胁老年人的健康甚至生命。护理人员应意识到其危险性并积极采取有效措施,保证老年人的安全。

(1)防坠床:经评估有坠床危险的老年人入睡期间应有专人守护或定时巡视。睡眠中翻身幅度较大或身材高大的老年人,应在床旁有相应护挡;如果发现老年人睡得靠近床边缘时,要及时护挡,必要时把老年人推向床中央,以防坠床摔伤;对意识障碍的老年人应加床栏。

(2)防止交叉感染:老年人免疫功能低下,对疾病的抵抗力弱,应注意预防感染。特殊时期如流行性感冒(简称流感)暴发时,应注意不宜过多会客,必要时可谢绝会客。患有感染性疾病的老年人之间尽量避免互相走访,尤其有发热、咳嗽等感染症状的老年人更不应串门。

(3)防烫伤:老年人感觉迟钝,在冬季使用热水袋、电热毯时要注意温度和时间的控制,热水袋的温度一般不宜超过50℃,临睡前应关掉电热毯。

(4)注意用电安全:向老年人宣传安全用电知识,强调不要在电热器具旁放置易燃物品;及时检修、淘汰陈旧的电器;经常维护供电线路,安装漏电保护装置;在不使用和离开时应关闭电源、熄灭火源。在购置新型的电炊具和电热器具时,应评估老年人是否能正确掌握使用方法,以消除安全隐患。对记忆力明显减退的老年人,应尽量选择带有明显温度标志、控制功能,或过热/超时断电保护,或鸣叫提醒功能的电器,可减少因遗忘引发意外的风险。

(三)尊重老年人的个性和隐私

1. 尊重个性 个性是指每个人所具有的个别的生活行为和社会关系,以及与经历有关的自我意识。个体由于有着自己独特的社会经历和生活史,其思维方式和价值观也不尽相同。人们常能从自己的个性中发现自我价值。尤其是老年人有丰富的社会经验,为社会、为家庭做出了很大的贡献,他们自我意识强,自尊心易受损。因此护理人员要尊重老年人的本性和个性,关怀其人格和尊严。

2. 尊重隐私 日常生活中部分生活行为需要在私密空间中开展,如:排泄、沐浴、性生活等。为保证老年人的隐私和舒适的生活,有必要为其提供适当的独立空间。但在现实生活中,由于老年人的身体状况、生活方式、价值观、经济情况等有个体差异,很难对此作出统一的规定。理想状况下老年人最好能有其单独的房间,且要与家人的卧室、厕所相连,以方便联系；窗帘最好为两层，薄的纱层既可通风透光又可保证私密性，而厚的则可遮住阳光以利于睡眠。

二、老年人居室环境要求与调整

老年人居住环境广义上包括物理环境与人文环境两个方面："物理环境"指的是居住的室内外环境及相应的配套服务设施，包括老年人专用设施与老年人需要利用的公共设施，又可称为"硬环境"；"人文环境"指的是家庭关系、社会关系、社会救援、社会保障制度等，属于社会的、政策的范畴，可称之为"软环境"。本节主要介绍的是"硬环境"中老年人居住室内环境。

（一）老年人室内一般要求

居住环境安排以安全、舒适、健康为原则，尽量去除妨碍生活行为的因素，合理进行调整，使其能补偿老年人机体缺损的功能，防止跌倒等意外伤害的发生，有效提高老年人日常生活质量。

1. 适宜的温度和湿度 老年人的体温调节能力降低，急剧的温度变化会诱发慢性疾病病情加重。室内温度保持在22～24℃为宜，湿度维持在50%～60%比较合适，必要的情况下使用冷暖设备。

2. 经常通风 经常通风以保证室内空气新鲜，特别是老年人因活动不便而在室内排便时，易导致房间内有异味。老年人可因嗅觉迟钝而对这些气味不敏感，或是害怕冷空气导致流感等疾病的发生而拒绝开窗，此时护理人员应耐心做好宣教和解释，并注意及时清理排泄物及被污染的衣物，在征得老年人同意的前提下打开门窗每天通风30min。

3. 居室安静 居室注意隔音降噪，但注意过于安静的环境，尤其是在白天，容易让人产生不安和孤独感，因此老年人居住的房间不要过大过空，周围要有邻居相伴。

4. 适宜的照明和色彩 多数老年人视力下降，尤其是老年人的暗适应能力低下，应注意室内的采光和照明，保持适当的夜间照明，可在走廊和厕所安装声控灯，或在不妨碍睡眠的前提下安装地灯等。老年人对色彩感觉的残留较强（即当色彩刺激停止作用后，感觉并不立刻消失，而是逐渐减弱），故可将门涂上不同的颜色以帮助其识别不同的房间，也可在墙上用各种颜色画线以指示厨房、厕所等的方位。

5. 陈设简洁、安全 老年人居室内的陈设应尽量简洁，一般有床、柜、桌、椅即可，尽量不使用有轮子的家具，避免使用棱角突出、尖锐的家具，以免碰伤老年人。室内地板铺设不反光且防滑，地面平整、无障碍物，避免使用小地毯，如必须使用则须用双面胶把地毯粘住，在浴缸周围和淋浴处使用防滑垫。门槛、台阶要低，尽可能消除地面高度差。电器设备应安装漏电保护装置；使用燃气的用户，安装燃气泄漏自动报警和安全保护装置。卧室和浴室内部安装电铃按钮，以备老年人发病或发生紧急事件时紧急呼救。随着科技的进步，智能家居给老年人带来很大方便，推广可穿戴健康监测设备、家庭服务机器人、智能化的家居管理平台等，解决老年人的安全、健康、生活等问题。

（二）不同区域的布置

1. 卧室 建议选择家中阳光较好的房间作为老年人卧室，经常进行日光浴对老年人的精神和身体都有益处。

（1）床：老年人家中最重要的家具是床，老年人床的选用应考虑高度、宽度、床垫硬度等多种因素，其中最重要的是高度。能离床活动的老年人，床的高度应使老年人坐在床沿时两脚足底完全着地且膝关节成近直角为宜，一般以从床褥上面至地面为52～57cm为宜（具体高度应根据老年人的身高、习惯、腿部力量等因素综合考虑），这也是老年人的座椅应选择的高度。床上方应设有床头灯和呼唤铃，床的两边均应有活动的护栏以避免坠床。对卧床老年人进行各项护理活动时，如有能抬高上身或能调节高度的床较为合适。除此之外，为方便老年人上下床时维持身体的稳定与平衡,床边应设置扶手。床头柜摆放在床的一个手臂范围之内。

（2）冷暖设备:有条件的情况下室内应有冷暖设备。夏季使用空调时应注意避免冷风直吹在身上,且温度不宜太低;而冬季取暖设备的选择应慎重考虑其安全性,如煤油炉或煤气炉对嗅觉降低的老年人来说有造成煤气中毒的危险,同时易造成空气污染和火灾;冬天有暖气的房间较舒适,但易造成室内空气干燥,可应用加湿器或放置水培植物以保持一定的湿度,并注意经常通风换气。

（3）其他:电器应操作简便,开关及插座应清晰、醒目,开关高度以 1.0～1.2m 为宜,电源开关应选用宽板防漏电式按键开关,以便于手指不灵活的老年人使用其他部位进行操作。

2. 厨房、卫生间与浴室　厨房、卫生间与浴室是老年人使用频率较高而又容易发生意外的地方。

（1）厨房:地面应注意防滑,水池与操作台的高度应适合老年人的身高,煤气开关应尽可能便于操作,用按钮即可点燃者较好。

（2）卫生间:至少配置坐便器、洗浴器、洗面器三件卫生洁具。卫生间应设在老年人卧室附近,且两者之间的地面应避免有台阶或其他障碍物,地面要有防滑垫,卫生间内要有呼叫器,并安置在老年人容易触摸到的地方。有条件者两侧墙壁应设扶手。卫生间应采用可外开的门或推拉门,一旦发生意外可以及时救护。宜选用坐式马桶,并设有扶手,以方便老年人自己蹲坐和起身。

（3）浴室:老年人身体平衡感下降,因此,浴室周围应设有扶手,地面铺以防滑砖。如使用浴盆,应带有扶手或放置浴板,浴盆底部还应放置橡皮垫,有防滑区。对于不能站立的老年人也可用淋浴椅。沐浴时浴室温度应保持在 24～26℃,并设有排风扇以便将蒸汽排出,免得湿度过高而影响老年人的呼吸。对于使用轮椅的老年人,洗脸池上方的镜子应适当向下倾斜以便于其自己洗漱。

3. 楼梯和过道　严禁采用弧形楼梯和螺旋楼梯,楼梯踏步应采用防滑材料,并安装扶手,所有踏步上的防滑条、警示条等附着物均不应突出踏面,台阶上可安装小灯或荧光条,以起到提示功能;过道的净宽不应小于 1m,以方便轮椅通过。走廊要安装扶手,扶手杆直径在 30mm 以上,扶手的安装高度宜为 0.85m 左右。

（三）不同自理程度老年人居住环境的调整要求

随着年龄增长和疾病发展,老年人的自理能力呈下降趋势。为适应不同自理程度老年人的要求,家居环境也需要做相应的改造。

1. 自理期　此期老年人能完成基础性日常生活活动和工具性日常生活活动。针对此类老年人居住环境,可逐步增加扶手并提高居家设备的便利性。适当调整各种设施的高度,将平滑的地板改为防滑地板。

2. 部分自理期　此期老年人无法完成工具性日常生活活动,但基础性的日常生活活动可以通过器具或者人工协助完成。部分自理期的老年人居家环境要全面进行适老化改造,重点是在浴室的淋浴处、浴缸、马桶、水盆处增加扶手,调整水盆、马桶等的高度,保证老年人方便安全。

3. 照护期　此期老年人的基础性日常生活活动都需要在他人帮助下完成。建议将普通床改为可升降的医用护理床或增加床挡和床旁扶手,加装呼叫设施。居室卫生间设盥洗、便溺、洗浴等设施时,应留有助洁、助厕、助浴等照护活动的操作空间。

三、老年人个人感染的预防

老年人因老化改变、抵抗下降和慢性疾病等,容易发生感染,预防和控制老年人感染的关键措施是做好个人及周围环境卫生。一方面,严格要求老年人的个人卫生;另一方面,要高度重视老年人感染的预防和控制,掌握相关知识和技术,控制感染的发生。

（一）居室卫生

保持老年人居室的清洁，并定期消毒，如使用紫外线进行空气、物品表面和液体的消毒等，利用自然通风进行空气消毒；随时保持居室内无蚊、蝇、鼠、臭虫等；床单、被套等要定期更换，遇有污染随时更换消毒；对枕芯、棉褥、床垫定期进行清洁、消毒；每日对家具、电器表面进行清洁；冰箱内食物定期检查清理；走廊地面要保持清洁干燥；卫生间和浴室容易滋生细菌，要保持通风和干燥，定期消毒；居室的门把手、各类开关、冲水按钮每日进行清洁消毒；要求老年人居室内禁烟；不随意吐痰、不随意乱扔杂物、不随意随地大小便、不随意乱泼脏水、不随意乱倒垃圾。

（二）个人卫生

老年人应勤洗手，勤换内衣裤。对于生活不能自理的老年人，应协助其做好晨、晚间的个人清洁，保持老年人皮肤清洁舒适，预防感染性疾病的发生。

（三）饮食卫生

1. 食堂　食堂布局要合理，清洁、干燥，无灰尘、无异味，做到"四隔离"（生与熟隔离，成品与半成品隔离，食品与杂物、药品隔离，食品与天然品隔离），要消灭蚊虫、苍蝇、老鼠、蟑螂及其他有害动物。食堂工作人员有健康证者才能上岗。

2. 食品、食具　食品要做到洁净、无毒、无致病菌、无寄生虫、无腐败变质、无杂质；餐具及时清理、消毒。

3. 进食卫生　老年人要做到勤洗手、不吃生冷；忌暴饮暴食；不吃剩菜剩饭；对于有传染性疾病的老年患者，需按照消毒隔离要求进食。

知识链接

紫外线消毒知多少

紫外线属于电磁波辐射，波长在 100～400nm，消毒使用的紫外线波长为 250～270nm，其中杀菌作用最强的为 253.7nm。紫外线可杀灭多种微生物，包括杆菌、病毒、真菌、细菌繁殖体、部分芽孢等，适用于空气、物品表面和液体的消毒。紫外线消毒器是采用臭氧紫外线杀菌灯制成的，主要包括紫外线空气消毒器、紫外线表面消毒器、紫外线消毒箱三种。其主要杀菌机制为：①作用于微生物的 DNA，使菌体 DNA 失去转换能力而死亡；②破坏菌体蛋白质中的氨基酸，使菌体蛋白光解变性；③降低菌体内氧化酶的活性；④使空气中的氧电离产生具有极强杀菌作用的臭氧。

（四）老年人预防感染技术

老年人抵抗力低下，一旦发生传染病，很容易交叉感染。因此，老年照护者必须熟练掌握传染病预防的相关知识，做好传染病防控。老年人常用物品的清洁、消毒方法见表4-1。

表4-1　老年人常用物品的清洁、消毒方法

物品类别	消毒方法
空气	熏蒸、紫外线灯照射，开窗通风
地面、家具	含氯消毒液喷洒、擦拭（门窗、桌椅、床、门把手、水龙头、洗手池、电梯内壁及按钮等）
床上物品	日光曝晒、紫外线灯照射（床垫、褥子、毛毯、棉胎、枕芯）
医疗用具	擦拭、煮沸、消毒剂浸泡、高压灭菌（金属、搪瓷、橡胶、玻璃类）
日常用物	含氯消毒液浸泡（盆具、痰杯、便器）、煮沸（水杯、餐具）。床单、被套、衣服、毛巾、棉织品用煮沸消毒法；不耐高温的化纤制品或纯毛制品可以用化学消毒液浸泡，洗完后晒干或烘干
垃圾	集中焚烧

1. 常用物品、排泄物、分泌物消毒要求　传染病流行期间，机构和老年人居室环境用物以日常清洁为主，预防性消毒为辅，应避免过度消毒，受污染时随时进行清洁消毒。

（1）工作人员：进入服务区前、为老年人服务前后均需进行手卫生。无肉眼可见污染物时可直接取适量的含乙醇速干型手消毒液、75% 酒精消毒液或含碘类的手、皮肤消毒剂于掌心，双手互搓均匀涂抹至手部每个部位，揉搓 1min。有肉眼可见污染物时应用洗手液在流动水下冲洗双手，按七步洗手法认真揉搓彻底洗净再消毒。

（2）空气消毒：老年人房间以通风换气为主，不能通风的房间也可采用紫外线灯照射消毒，照射时间 30min；配餐室应每餐餐前进行一次空气消毒，采用紫外线灯照射消毒 30min。

（3）物体表面消毒：对门窗、桌椅、床、门把手、水龙头、洗手池、电梯内壁及按钮等，每天做好清洁消毒，可选用擦拭的方法。选择有效氯含量为 250～500mg/L 的含氯消毒液，作用时间应不少于 30min，然后再用清水擦拭。

（4）地面消毒：使用含氯消毒剂（有效氯 250～500mg/L）用拖布湿式拖拭，作用 30min 后，再用清水洗净。

（5）呕吐物分泌物清理：立即采用消毒剂（如含氯消毒剂）或消毒毛巾对呕吐物进行覆盖消毒，清理呕吐物后，再使用有效氯 1 000mg/L 的含氯消毒剂进行物体表面消毒处理。

（6）公共用品用具消毒：餐（饮）具应保持清洁，一人一用一消毒，采用流通蒸汽消毒 20min 或煮沸消毒 30min 或使用消毒碗柜。对不具备热力消毒条件的可采用化学消毒法，用有效氯含量为 250～500mg/L 的含氯消毒液浸泡 30min，再用清水将残留消毒剂洗净，控干保存备用。使用前，用清水冲洗确保消毒液冲洗干净，方可使用。

（7）纺织用品：应勤洗、勤晒，保持清洁，消毒采用加热的方法，可用流通蒸汽或煮沸消毒 30min，无加热条件的采用浸泡消毒法，选择有效氯含量为 250mg/L 的含氯消毒液，作用时间应不少于 30min；床垫、被褥、被芯、枕芯：阳光下暴晒 6h 及以上，2h 翻面一次，或臭氧消毒机消毒 30min。

（8）洁具用品：抹布、清洁盛器：清洗干净，每周一次消毒，在 250mg/L 有效氯消毒液中浸泡 30min，冲净消毒液，晒干备用；拖地巾：清洗干净，在 500mg/L 有效氯消毒液中浸泡 30min，冲净消毒液，晒干备用。

2. 常用消毒技术

（1）紫外线灯的使用操作流程与评分标准：详见附录二表 1。

（2）消毒液的配制操作流程与评分标准：详见附录二表 2。

第二节　老年人活动护理

案例分析

孙奶奶，女，67 岁，高血压病史 15 年。3 个月前，因意识不清、右侧肢体偏瘫，住院诊断为"脑血栓"。经治疗后生命体征和病情稳定，可简单对话，但右侧肢体无力，因担心摔倒，大部分时间卧床，很少下床。日常生活大部分需要协助。

请思考：

1. 如何为孙奶奶进行活动指导？

2. 如何准确评估老年人的活动情况？

3. 根据老年人的状况，如何指导/协助老年人进行使用轮椅或手杖转运？

一、老年人的活动

老年人的活动能力与其生活空间的扩展程度密切相关，进而可显著影响其生活质量。活动对机体各个系统都有促进作用，还可以增强机体的免疫功能，调动积极的情绪。加强智能和体能的锻炼，对预防心身疾病的发生和发展有重要的意义。

（一）老年人活动种类与活动量

1. 种类　老年人的活动种类可分为日常生活活动、家务活动、职业活动和娱乐活动。对于老年人来说，日常生活活动和家务活动是生活的基本活动，职业活动属于发展自己潜能的有益活动，体育运动和某些娱乐活动则可以进一步促进身心健康。

2. 老年人的活动量及强度　老年人的活动强度应根据个人的能力及身体状态选择。一般认为每天活动所消耗的能量，如果在 4 180kJ（1 000kcal）以上，可以起到预防某些疾病及强身健体的作用。

（二）老年人活动评估

尽管活动对老年人健康有益，但是活动不当，会对身体造成危害，有时甚至危及生命。因此，首先应进行老年人活动能力的评估，主要评估内容有：

1. 老年人现存的活动能力　老年人因为老化，活动时心率要比青壮年低，易出现心排血量减少。老化对骨骼肌系统的张力、弹性、反应时间以及执行功能都有负面影响，是造成老年人活动量减少的主要原因之一。对老年人现存活动能力的评估包括了解老年人目前活动耐受力、老年人活动前后情况、活动的耐受性等。

2. 身体状态　慢性疾病可使老年人对于活动的耐受力下降。如帕金森病可造成步态的迟缓及身体平衡感的丧失；骨质疏松症会造成活动受限，而且容易跌倒造成骨折等损伤。基本的体格检查，包括对心血管系统、骨骼系统、神经系统的检查，尤其是评估老年人的协调情况及步态，并评估对活动产生的影响。

3. 用药情况　老年人可能因为药物的作用或副作用、疼痛、抑郁等原因而不愿意活动。

4. 社会、文化因素　了解老年人的活动史，包括目前的活动程度、过去活动习惯、对活动的态度及有关知识等。现代人活动的机会越来越少，如由于经济、时间和空间的限制，无法亲身参与运动而只能选择看电视、打麻将等以端坐为主的活动；汽车取代了步行；电梯减少了爬楼梯的机会等。

5. 环境　评估老年人活动的环境是否便利、安全。

二、老年人活动与运动指导

（一）运动项目

适合老年人的运动项目以低、中等强度的有氧运动为主。比较适合老年人选择的锻炼项目有散步、慢跑、游泳、跳舞、太极拳与气功等。

（二）运动项目与监测

有效的运动要求有足够而又安全的强度，健康老年人的活动强度应根据个人的能力及身体状态来选择。观察活动强度是否合适的常用方法有：

1. 运动后的心率　活动后的心率达到适宜心率，一般为 170－年龄，身体强壮者可采用 180－年龄。

2. 恢复到运动前的心率时间　运动结束后 3～5min 内恢复到运动前的心率，表明运动量适宜；如在运动结束后 3min 内恢复到运动前水平，则表明运动量过小，应加大运动量；而在 10min

以上才能恢复者,则表明运动量太大,应减少运动量。

3. 自我感觉　以上监测方法还要结合自我感觉进行综合判断,如运动时全身有热感或微微出汗,运动后感到精力充沛、睡眠好、食欲佳,表明运动量适宜,效果良好;如运动后感到疲劳、头晕、心悸、气促、睡眠不良,表明运动量过大,应减少运动量;如运动中出现严重的胸闷、气喘、心绞痛,或心率反而减慢、心律失常等情况时,应立即停止运动,及时就医。

(三)老年人活动的注意事项

1. 项目选择　老年人可以根据自己的年龄、体质、身心状况、场地条件,选择适宜的运动项目和适宜的运动量。锻炼计划的制订应符合老年人的兴趣并且是在其能力范围内的,而锻炼目标的制订则必须考虑到他们对自己的期望,这样制订出来的活动计划老年人才愿意坚持。

2. 循序渐进　机体对运动有一个逐步适应的过程,所以应先选择相对易开展的活动项目,再逐渐增加运动的量、时间、频率。且每次给予新的活动内容时,都应评估老年人对于此项活动的耐受性,以防劳损或意外事件的发生。

3. 持之以恒　通过锻炼达到增强体质、防治疾病的目的,不在于锻炼项目多少,而在于坚持。

4. 运动时间　老年人运动的时间以每天 1～2 次,每次半小时左右为宜,一天运动总时间不超过 2h 为宜。运动时间要根据个人的具体情况做适当安排,最佳运动时间为 15:00～17:00,如饭前锻炼,休息 30min 才可用餐,或饭后 1.5h 以上才锻炼,临睡前 2h 结束锻炼。

5. 场地与气候　运动场地尽可能选择空气新鲜、安静清幽的公园、庭院、湖滨等地。活动过程中要防止跌倒、损伤等事故发生,注意气候变化,夏季户外运动要防止中暑,冬季则要防跌倒和感冒,雾霾天气则不宜进行室外活动。

6. 其他　家务劳动不能完全取代活动锻炼。年老体弱、患有多种慢性病或平时有气喘、心慌、胸闷或全身不适者,应请医生检查,并根据医嘱进行运动,以免发生意外。除此之外,患有急性疾病、出现心绞痛或呼吸困难、情绪激动等情况应暂停运动。

(四)患病老年人的活动

老年人常因疾病困扰而导致活动障碍,特别是卧床不起的老年人,如果长期不活动很容易导致失用性萎缩等并发症。因此,必须帮助各种患病老年人进行活动,以维持和增强其日常生活的自理能力。

1. 瘫痪老年人　这类老年人可借助助行器等辅助器具进行活动。一般说来,手杖适用于偏瘫或单侧下肢瘫痪的老年人,前臂杖和腋杖适用于截瘫的老年人。步行器的支撑面积较大,较腋杖的稳定性高,多在室内使用。选择的原则是:两上肢肌力差、不能充分支撑体重时,应选用腋窝支持型步行器;上肢肌力较差、提起步行器有困难者,可选用前方有轮型步行器;上肢肌力正常,平衡能力差的截瘫老年人可选用交互型步行器。

2. 为治疗而采取制动状态的老年人　制动状态很容易导致肌力下降、肌肉萎缩等并发症,因此,治疗时,应尽可能采取小范围制动或安静状态,在不影响治疗的同时,尽可能地做肢体的被动运动或按摩等。

3. 不愿甚至害怕活动的老年人　部分老年人因担心病情恶化或影响自我形象等而不愿活动,对这类老年人要耐心说明活动的重要性,鼓励其一起参与活动计划的制订,营造合适的运动氛围,条件允许时可给予专业指导,尽量提高其对于运动的兴趣和信心。

4. 痴呆老年人　为便于照料,人们常期望痴呆老年人在一个固定的范围内活动,因而对其采取了许多限制的方法,这种限制极大地降低了该群体的生活质量。护理人员应该认识到为延缓其病情的发展,必须给予痴呆老年人适当的活动机会以及增加他们与社会的接触。

三、老年人体位转移护理

随着年龄增加，各种慢性疾病和身体器官衰老导致老年人活动受限、行走困难等情况，需要使用拐杖、轮椅等协助活动或进行转运。正确掌握老年人体位转移护理技术很有必要。

（一）老年人体位转移护理原则与安全要求

1. 老年人体位转移护理原则　①体位转移前需要进行相应的评估，包括对老年人的评估及对辅助器具的评估；②照护人员应掌握辅助器具正确使用的方法；③照护人员应熟悉使用中的注意事项；④体位转移过程中保障老年人的安全。

2. 老年人体位转移安全要求　①根据老年人整体情况及病情选择适用的辅助移动器具（需由专业人士为老年人进行辅具的适配），并检查辅助移动器具性能；②使用过程中经常观察病情及倾听主诉，及时发现问题，及时处理；③有认知障碍的老年人在使用轮椅、站立转运辅助器等工具时须使用约束装置，且最好在平坦路面使用，当需要在非平坦路面使用时照护人员应加强看护，避免跌倒、扭伤等意外发生；④老年人在体位转移过程中，照护人员应掌握正确的转移方法，符合节力原则。

（二）协助床上卧位转换

1. 准备工作　应了解老年人身体状况、意识状态、皮肤情况、活动耐力、配合程度以及宜采用的体位转换方法，准备软枕、楔形垫等物品。告知老年人及照护者体位转换的目的、过程及配合方法。

2. 护理要点　床上体位转换过程中护理人员应动作轻稳，防止发生老年人坠床、摔伤现象。

（1）仰卧位到侧卧位转换：告知患者及照护者体位转换的目的、过程及配合方法，护理人员站在需要侧卧的一侧。指导老年人头部偏向侧卧一侧，将老年人双手相互交叉抱住肘部，双脚、膝盖合拢立起。护理人员双腿打开，降低身体重心，一只手扶住老年人远侧的肩胛骨，另一只手扶住老年人远侧的膝盖，协助老年人翻身呈侧卧位，在背部放入楔形垫或软枕，小腿中部垫上软枕，全程询问老年人感受。

（2）侧卧位到仰卧位转换：告知患者及照护者体位转换的目的、过程及配合方法，移除楔形垫和软枕，双手分别扶住其肩膀和髋部，使之成仰卧位躺好，再环抱老年人臀部移至床中线。

（3）仰卧位到坐位转换：告知患者及照护者体位转换的目的、过程及配合方法，按照协助老年人由仰卧位转换为侧卧位的方法，以老年人靠近床铺一侧肘臂为支点帮助老年人撑起上半身，再托起其颈肩部协助缓慢坐起，双腿屈膝坐稳。对于长期卧床患者，卧位到坐位的转换须注意循序渐进，先半坐卧位，再延长时间并逐步改为坐位。

3. 注意事项　体位转换后，检查各导管是否扭曲、受压、牵拉，并让老年人保持功能位且稳定舒适。密切观察老年人身体状况，如有异常应及时通知医护人员。

（三）床与轮椅转移

1. 准备工作　①评估老年人的体位状态、皮肤状况、肌力及肢体障碍程度；②评估老年人的活动耐力、合作程度、自理能力；③评估环境及设备状况，保证环境安静、光线充足、无障碍物，轮椅性能完好，确保打开与收起顺畅，刹车制动良好，充气轮胎的胎压正常，坐垫、安全带、脚踏板等完好；④移动过程和改变体位后应评估老年人的面色、表情及身体状况。

2. 护理要点　包括从床到轮椅的转移和从轮椅到床的转移及截瘫老年人床椅间转移训练。

【床到轮椅的转移】

（1）独立转移法：将轮椅置于老年人健侧床旁，与床成30°～45°，刹住车闸，移开脚踏板；老年人坐在床边，双脚着地，健手握住轮椅外侧扶手，躯干向前倾斜，用健手、健腿支撑站起；站稳后以健足为轴，向健侧缓慢转动身体，使臀部正对椅子缓慢坐下；调整身体位置，移回脚踏板，将双足放在脚踏板上。

（2）他人协助转移法：轮椅置于老年人健侧床旁，与床成30°～45°，刹住车闸，移开脚踏板；老年人坐在床边，两脚着地。护理人员与老年人面对面弯腰站立，用膝盖顶住老年人患侧下肢膝盖，双手抱住老年人腰部或背部，老年人健手抱住护理人员的颈部或肩膀；护理人员使老年人身体向前倾斜，将其重心移到脚上，用力其使臀部离开床面，同时以健脚为轴，向健侧旋转身体，使臀部对准椅面坐下；整理好老年人坐姿，打开车闸，向后驱动轮椅离开床，翻下脚踏板，将双足放在脚踏板上。

【轮椅到床的转移】

（1）独立转移法：将轮椅驱动至床边，健侧靠近床，使轮椅与床之间成30°～45°，刹住车闸；老年人身体向前移动，双足放至地上，向两侧移开脚踏板；健手抓住轮椅床侧扶手，躯体向前移，健足后于患足，利用健手、健腿支撑站起，站稳后，健手向前移至床面支撑，以健足为轴，身体向健侧缓慢转动，使臀对床，慢慢坐下；调整坐位姿势。

（2）他人协助转移法：将轮椅驱动至床边，健侧靠近床，使轮椅与床之间成30°～45°，刹住车闸；老年人身体向前移动，双足放至地上，翻起脚踏板；护理人员面向老年人，将一只脚插入老年人两腿之间，用手抱起老年人腰背部，嘱老年人同时用力，协助站起；以健腿为轴，协助老年人缓慢转动身体，坐到床沿；调整老年人坐位姿势。

【截瘫老年人床到轮椅的转移训练】

从床到轮椅的转移包括独立转移法、借助滑板转移法和他人协助转移法。

（1）独立转移法：直角转移法，又称正面转移。轮椅向前与床成直角，刹住车闸；老年人背向轮椅，以双手多次的撑起动作将臀部后移向床边；将双手改放在轮椅扶手中央，撑起上身，使臀部向后坐于轮椅内；打开车闸，向后驱动轮椅使足跟移至床沿（两脚在床边），刹住车闸；移回脚踏板，并将双足放在脚踏板上。

（2）借助滑板转移法：利用滑板完成轮椅与床之间的转移。轮椅尽量靠近床缘，刹住车闸；去掉轮椅侧面扶手，在床与轮椅之间放一滑板，板的一端放于老年人臀下；老年人一手撑于轮椅坐垫，一手撑于床缘，抬起上身，将臀部移离床垫顺滑板滑进轮椅；装上扶手，将双足放于踏板上。

（3）他人协助转移法：锐角转移法和直角转移法。①锐角转移法：轮椅置于床旁，与床成30°～40°，刹住车闸，移开脚踏板；协助老年人坐起移至床边，双足着地，躯干略前倾，护理人员屈髋面向老年人站立，双下肢分开位于老年人双腿两侧，双膝夹紧老年人双膝外侧并固定，双手抱住老年人臀部或拉住腰部皮带，老年人双臂抱住护理人员的颈部，并将头放在护理人员靠近轮椅侧的肩上。操作者挺直后背并后仰将老年人拉起完全离开床面并站立；在老年人站稳后护理人员以足为轴旋转躯干，使老年人背部转至轮椅，臀部正对轮椅正面；使老年人慢慢弯腰，平稳入坐；帮助老年人坐好，翻下脚踏板，将双足放在脚踏板上。②直角转移法：与下面"截瘫老年人从轮椅到床的他人协助直角转移法"步骤相反。

【截瘫老年人轮椅到床的转移训练】

（1）独立转移法：直角转移法，驱动轮椅至床旁，使轮椅正对床成直角，离床20～40cm时刹住车闸，移开脚踏板；将两脚提至床上并伸直，再打开车闸，向前移动轮椅，使轮椅紧靠床，刹住车闸；头部和躯干向前屈曲，两手撑住轮椅扶手向上支撑，使臀部离开椅垫，并向前移动；将两手放在床上后，继续支撑抬起臀部，向前移动直至臀部移至床上。

（2）他人协助转移法：①锐角转移法：与"截瘫老年人从床到轮椅的他人协助锐角转移法"步骤相反。②直角转移法：将老年人推至床旁，使轮椅正面向床，距离床20～40cm，并与床成直角，刹住车闸；护理人员协助老年人抬起双腿，将下肢放于床上并伸直；护理人员站于轮椅的一边，打开车闸并用身体稳定轮椅。一手扶住老年人的肩胛部，一手置于老年人大腿下，往前推动轮椅,使老年人双腿移至床上。至轮椅靠近床时再次刹住车闸;护理人员仍手扶住老年人的肩胛部,一手置于老年人大腿下,老年人双手抓住轮椅扶手,两人同时用力,老年人尽可能撑起躯干并将臀部向前移动,使老年人的臀部从轮椅上移至床上;打开车闸,推走轮椅,协助老年人取床坐位或者卧位;整理床单位,使老年人舒适并保持关节功能位。

3. 注意事项

(1)协助老年人下床站立时,先要确认老年人无任何不舒适。协助老年人下床后必须确认已经站稳,稍休息片刻再进行下一步的活动,以免老年人头晕而摔倒。

(2)轮椅固定时要拉起两侧扶手旁的车闸,轮椅行进时注意翻转踏脚板,妥善固定双足。移动和轮椅行进的过程中要注意观察老年人面色、脉搏、呼吸,注意保温,保持老年人坐位舒适。护理人员每隔30min应协助老年人变换体位。

(3)推行轮椅下坡时应顺向退行,护理人员与老年人面向上坡方向,护理人员在轮椅后方,双手扶稳轮椅往下坡方向缓慢退行;上坡时应逆向推行,护理人员与老年人面向上坡方向,护理人员在轮椅后方,双手扶稳轮椅往上坡方向缓慢推行;下坡时减慢速度,过门槛时翘起前轮,推行过程中嘱老年人抓住扶手,尽量要靠后坐,勿向前倾身或自行下车,以免跌倒或发生意外。

(四)平车搬运

详见《基础护理技术》相关章节。

(五)助行器使用

辅助人体支撑体重、保持平衡和行走的工具称为助行器。根据其结构和功能,可分为三类:无动力式助行器、功能性电刺激助行器和动力式助行器。无动力式助行器结构简单、价格低廉、使用方便,最常用的是拐杖。

1. 拐杖的种类 根据杖的结构和使用方法,可分为手杖、前臂杖、前臂支撑拐和腋杖。

2. 杖的长度选择 根据患者的身高和手臂长度,选择高度和长度适合的拐杖。①腋杖的腋托高度是身长减去41cm;把手高度为伸腕握住把手时,肘部呈25°~30°屈曲,小趾前外侧15cm处至手掌面的距离;②前臂杖的前臂套应保持在肘与腕距离的中点稍上方;③手杖的手柄高度与腋杖的手柄高度相同。

3. 拐杖的使用方法

(1)准备工作:了解环境,要求安静,光线充足,无障碍物,地面干燥,没有水迹、油渍;老年人身体条件允许,穿合适长度的裤子以及防滑鞋子;准备合适的拐杖,并检查拐杖是否完好,把手有无松动,拐杖与地面接触的橡胶垫是否牢固。

(2)手杖步行:①三点步行,绝大部分的步行顺序为伸出手杖→迈出患足→迈出健足,少数为伸出手杖→迈出健足→迈出患足方式步行;②两点步行,即先同时伸出手杖和患足,再迈出健足,该方式步行速度快,适合于平衡功能好的人。

(3)腋杖步行:适用于下肢肌张力弱、关节变形或下肢疾患不能支撑体重者。①站立:站立时双拐并到一起,立于患侧,一手握住拐杖把手,另一手按住椅子扶手或床面,双手用力将身体撑起,依靠健侧下肢完成站立,将一支拐杖交于健侧手中,双拐平行放置于身体前方,开始行走;②四点法行走:先向前移动患侧拐杖,再迈出健侧下肢,再移动健侧拐杖,最后迈出患侧下肢,如此反复进行;③三点法行走:一般见于患侧下肢不能负重的情况,两侧拐杖一同向前,然后患侧向前迈出,最后健侧向前跟上患侧,如此反复进行;④两点法行走:向前移动患侧拐杖的同时迈出健侧下肢,向前移动健侧拐杖的同时迈出患侧下肢,反复进行。

4. 注意事项

(1)应全程关注老年人的安全问题,询问并观察有无不适;若老年人主诉持拐下地后手腕无力,不能持物,则应注意有无臂丛神经受压,以上情况均应及时汇报医生。

(2)使用腋杖,需通过把手负重而不是靠腋托,以防伤及臂丛神经,腋托应抵在侧胸壁上;

使用手杖时,把手的开口应向后;使用四脚拐时,间距大的两脚在外,间距小的两脚靠近身体,以利于稳定支撑;前臂杖的前臂套不要太紧以免使拐难以移动;也不要太松,以免失去支托力;前臂杖的前臂套太低则会支撑力不足,太高则会妨碍肘的活动和碰擦尺神经而引起碰伤。

四、老年人转运护理技术

1. 老年人使用拐杖的操作技术　详见附录二表 3 老年人使用拐杖的操作流程与评分标准。
2. 老年人轮椅转运的操作技术　详见附录二表 4 老年人轮椅转运的操作流程与评分标准。

第三节　老年人休息与睡眠护理

案例分析

　　李奶奶,女,67 岁,既往高血压病史 15 年,脑梗死 1 年余。入住机构 3 个月,老年人现右侧肢体活动不灵:手及手指可做伸展或抓握,力量较弱;肩、肘可轻度伸展,上肢可举过头;下肢能屈膝、伸髋。左侧肢体活动尚可。无法独立行走。近日来李奶奶觉得自己病多、病重,晚上辗转反侧、难以入睡。

　　请思考:
　　1. 老年人的睡眠有哪些特点?
　　2. 如何准确评估老年人的睡眠情况?
　　3. 请根据老年人的状况,为老年人布置睡眠环境。

一、老年人休息与睡眠特点

(一)老年人休息

1. 休息　休息是使人身体放松,处于良好的心理状态,以恢复精力和体力的过程。休息并不意味着不活动,有时变换一种活动方式也是休息,如长时间做家务后,可站立活动一下或散散步等。老年人相对需要较多的休息。并应注意:①休息质量,有效的休息应满足三个基本条件,即充足的睡眠、心理的放松、生理的舒适。因此,简单的卧床限制活动并不能保证老年人处于休息状态,有时这种限制甚至会使其感到厌烦而妨碍了休息的效果。②卧床时间过久会导致运动系统功能障碍,甚至出现压力性损伤、静脉血栓、坠积性肺炎等并发症,因此应尽可能对老年人的休息方式进行适当调整,而长期卧床者尤其应注意定时改变体位或者被动运动等。③改变体位时要注意预防直立性低血压或跌倒等意外的发生,如早上醒来时不应立即起床,而需在床上休息片刻、伸展肢体,再准备起床。④看书、看电视、上网可以作为休息形式,但时间不宜过长。看电视、电脑以及使用手机的距离和角度都要合适,以免影响视力或造成颈椎受损。

2. 老年人的睡眠特点

(1)睡眠时间缩短:老年人大脑皮质功能减退,新陈代谢减慢,体力活动减少,所以所需睡眠时间也相应减少。老年人的睡眠时间一般比青壮年少,60～80 岁的健康老年人,就寝时间平均为 7～8h,但睡眠时间平均为 6～7h。

(2)夜间睡眠减少、白天瞌睡增多:即睡眠时间在昼夜之间重新分配,夜间睡眠减少、白天瞌睡增多。因老化引起的脏器功能衰退，导致夜间易醒，并且非常容易受到声、光、温度等外界因素以及自身老年病产生的症状的干扰，使夜间睡眠变得断断续续。

（3）老年人浅睡眠期增多，而深睡眠期减少：老年人年龄越大，睡眠越浅。浅睡眠即大脑未充分休息。

（4）睡眠模式早醒、早睡、早起：老年人容易发生睡眠适应能力降低。

（二）影响老年人睡眠的因素

1. 生理因素　随着年龄的增加，老年人中枢神经系统的结构和功能发生退行性改变，导致睡眠调节功能下降。老年期激素分泌水平发生较大的变化，褪黑素和生长激素分泌下降导致体内激素水平失衡，引发相应的睡眠障碍，如各期的睡眠减少。

2. 疾病与药物　老年人是各种躯体疾病的易感人群。多数躯体疾病都能不同程度地导致睡眠障碍，如冠心病、躯体疼痛、夜间尿频等。另外，由于老年人常患有多种慢性疾病，需要长期用药，而很多药物对睡眠都有明显影响。

3. 心理因素　一方面，各种负性生活事件如退休、丧偶、失去亲友、患病、无人照料等较中青年时期明显增多；另一方面，由于体力、精力下降，老年人更易出现孤独感、焦虑及抑郁等心理问题。有关研究表明，老年人由于心理、精神因素而发生的失眠高于因疾病、药物副作用等导致的失眠。

4. 环境因素　老年人对环境变化较为敏感，如光线、噪声等。老年人遇到时差变化时也比中青年人更容易失眠。

二、老年人常见睡眠问题

抱怨睡眠不佳是老年人最常见的现象之一，虽然睡眠障碍不会直接威胁生命，但能造成焦虑、精神倦怠、情绪不稳、烦躁不安、注意力下降等，影响老年人的生活质量。常见的睡眠问题有：

1. 失眠　是一种常见睡眠型态紊乱，主要表现为难以入睡、难以维持睡眠状态。失眠分为原发性失眠和继发性失眠。

2. 睡眠过多　指睡眠时间过长或长期处于想睡的状态。通常认为与进食失调和病态的肥胖有关，也可见于心理失调如忧郁的患者。

3. 发作性睡眠　这是一种特殊的睡眠失调，特点是控制不住的短时间的嗜睡。70% 的患者会出现猝倒的现象，表现为肌张力部分或全部的丧失，导致严重的跌伤；25% 的患者发作时有生动的、充满色彩的幻觉和幻听。发作过后，患者感到精力得到恢复。目前认为发作性睡眠是快速眼动睡眠失调。

4. 睡眠呼吸暂停低通气综合征（SAHS）　是一种睡眠期疾病，被认为是高血压、冠心病、脑卒中的危险因素，且与夜间猝死关系密切。SAHS 的诊断标准：临床上有典型的夜间睡眠时打鼾及呼吸不规律、白天嗜睡等症状，多导睡眠图（PSG）监测显示夜间睡眠呼吸暂停低通气指数（AHI）≥5 次 /h，或虽然白天无症状但 AHI≥10 次 /h，同时发生 1 个或 1 个以上重要脏器损害。

老年人较易发生 SAHS 的主要原因：①老年人多有上呼吸道脂肪堆积，睡眠时咽部肌肉松弛，咽部活动减少，使上呼吸道狭窄或接近闭塞，而出现呼吸暂停；②老年人中枢神经系统调节功能减退，化学感受器对低氧血症和高碳酸血症的敏感性降低，中枢神经系统对呼吸肌的支配能力下降，以及呼吸肌无力等。

5. 其他　梦游发生时，患者可下床走动，甚至完成一些复杂的动作，然后继续上床睡觉，醒后对梦游过程不能回忆。

三、老年人睡眠护理

（一）评估

1. 健康状态　了解患病情况、临床表现、睡眠习惯及睡眠环境。

2. 用药　询问服用镇静催眠类药物的种类、剂量及不良反应。

3. 心理、社会支持情况及照护者的能力与需求。

4. 睡眠型态　每晚习惯睡多长时间，通常的就寝时间和起床时间，是否有午睡的习惯，午睡多长时间；睡前是否服用安眠药及有无特殊习惯；是否很快入睡，睡后是否易被惊醒，是否打鼾；夜间醒来的次数及原因；睡眠过程中有无异常情况；晨起是否感觉精力充沛。

5. 其他　意识状态、有无跌倒风险、对睡眠障碍的态度及对社会功能的影响。

（二）护理要点

1. 评估原因　对老年人进行全面评估，找出其睡眠质量下降或睡眠障碍的原因，并进行对因处理。

2. 创造舒适的睡眠环境　保持居室空气清新，温、湿度适宜，卧室温馨，灯光柔和，并设法维持环境的安静。床垫软硬适中，保持床褥整洁干净、干燥，枕芯可以用中药成分的物质填充，如夜明砂、菊花、桑叶等。行动不便老年人应在睡前将所需物品（水杯、痰桶、便器）放置在适宜位置。

3. 解除患者身心的不适　积极治疗原发病，采取一切有效措施，减少老年人的痛苦与不适，遵医嘱改善患者咳嗽、疼痛、呼吸困难等不适，减轻对睡眠的影响。避免睡前剧烈情绪波动，由于老年人思考问题比较执着，往往会反复考虑而影响睡眠，所以有些问题和事情不宜晚间告知。

4. 协助采取非药物措施改善睡眠

（1）帮助入眠：①晚餐应避免吃得过饱，睡前不饮用浓茶、咖啡及含酒精的饮品等或大量水分，并提醒老年人于入睡前如厕，以免夜尿增多而干扰睡眠；②可使用眼罩、耳塞辅助睡眠；③睡前可喝温牛奶，用温水泡脚；④使用耳穴贴压、中药药枕等中医适宜技术促进睡眠。

（2）建立睡眠卫生习惯：安排规律的日间活动，减少白天睡眠时间。提倡规律睡眠、早睡早起、午睡的习惯，对于已养成的特殊睡眠习惯，不能强迫其立即纠正，需要多解释并进行诱导，使其睡眠时间尽量正常化，同时注意缩短卧床时间，以保证夜间睡眠质量。

（3）倡导规律锻炼：向老年人宣传活动锻炼对减少应激和促进睡眠的重要性，指导其坚持参加力所能及的日间户外活动。

5. 遵医嘱用药　尽量避免使用药物帮助入睡，必要时遵医嘱服用镇静催眠类药物，并注意观察药物疗效及不良反应，适时采取措施预防跌倒。

6. 加强心理护理　与老年人沟通，耐心倾听他们的心理诉求，引导其宣泄内心的压抑和不良情绪，同时协调家庭支持，甚至获得社会支持，帮助老年人尽快摆脱心理因素造成的睡眠障碍。

7. 解决睡眠中的特殊问题　①失眠者：向其提供诱导睡眠的措施，必要时给予镇静催眠药物，但避免长时间连续用药，用药同时结合其他促进睡眠的措施，最终帮助患者建立良好的睡眠型态；对心理障碍引起的睡眠困难，可采用安慰剂治疗。②睡眠过多者：指导其控制饮食，减轻体重，增加有趣和有益的活动，并限制睡眠的时间。③发作性睡眠患者：选用药物治疗并指导其学会自我防护，注意发作前兆，减少意外的发生。④睡眠呼吸暂停低通气综合征患者：积极治疗有关疾病，肥胖者应增加活动、控制饮食，以达到减重的目的；养成侧卧睡眠习惯，以避免使气道狭窄加重；睡前必须避免饮酒和服用镇静、催眠药；戒烟戒酒；上呼吸道通畅者可选用低流量吸氧2～3L/min，而呼吸道阻塞者可选用持续呼气末正压通气。遵医嘱用药，病情严重者可选择手术治疗。⑤梦游者：注意防护，保证患者安全。⑥遗尿者：于晚间限制饮水，并于睡前督促其排尿。

8. 健康教育 告知居家老年患者睡眠障碍加重时，应及时就诊，指导居家老年患者促进良好睡眠的方法。指导照护者提供亲情支持，妥善处理引起不良心理反应的事件。向老年人宣传规律锻炼对减少应激和促进睡眠的重要性，指导其坚持参加力所能及的日间活动。

（三）老年人睡眠护理技术

1. 为老年人布置睡眠环境 详见附录二表5为老年人布置睡眠环境的操作流程与评分标准。

2. 协助睡眠障碍老年人入睡 详见附录二表6协助睡眠障碍老年人入睡的操作流程与评分标准。

第四节 老年人饮食与营养护理

案例分析

王奶奶，72岁，身高1.58m，体重43kg，高血压病史15年，2年前因突发"脑梗死"住院治疗。现意识清醒，右侧肢体偏瘫，活动不便，无法自主站立，无法独立进食，请帮助王奶奶喂食。

请思考：

1. 老年人营养需求有哪些特点？为卧床老年人喂食有哪些安全风险？
2. 请分析王奶奶目前的营养状况和潜在的健康问题。
3. 卧床期间如何协助王奶奶进餐？喂食过程中有哪些注意事项？

一、饮食与营养

营养是保证老年人健康的基石，与老年人身体功能维护、生活质量、延年益寿有密切关系。高龄、衰弱老年人，多种慢性病的患病率高，身体各系统功能显著衰退，生活自理能力和心理调节能力明显下降，营养不良发生率高。因此，合理营养对改善老年人身体状况、增强抵抗力，防止衰弱和老年多发病，提高生活质量具有重要作用。

（一）老年人的营养需求

老年人的营养应做到适当地限制热量，保证充足的优质蛋白，低盐、低脂、低糖，适量摄入富含维生素和含钙、铁的食物，同时要充分饮水。

1. 适当地限制热量 随着年龄增加，体力活动和代谢活动逐步减低，人体对热能的消耗也相应减少，一般来说，60～70岁老年人的能量摄入应较年轻时减少20%，70岁以后减少30%，老年人能量摄入推荐目标量20～30kcal/(kg·d)。

2. 摄取适量优质蛋白 蛋白质供给能量应占总热能的10%～20%，肾功能正常的老年人蛋白质摄入目标量为1.0～1.5g/(kg·d)，要求优质蛋白（鱼、瘦肉、牛奶、蛋类、豆类及豆制品）占50%以上。蛋白质的摄入原则应该是优质、适量。

3. 选择多元碳水化合物 老年人碳水化合物摄入量占总能量的50%～65%。摄入的糖类以多元碳水化合物为好，如谷类、薯类含较丰富的淀粉，在摄入多糖的同时，还可提供维生素、膳食纤维等其他营养素。

4. 减少脂肪摄入量　脂肪供给能量应占总热能的 20%～30%，老年人胆汁酸减少，脂酶活性降低，且通常老年人体内脂肪组织所占比例随年龄增加而增加，应尽量减少膳食中饱和脂肪酸和胆固醇的摄入。烹饪用油以富含不饱和脂肪酸的植物油为主，以 25～30g/d 为宜，推荐脂肪量不超过摄入总能量的 35%，且饱和脂肪酸＜总能量的 10%，多不饱和脂肪酸占总能量的 6%～11%。

5. 保证足量维生素　维生素在维持身体健康、调节生理功能、延缓衰老的过程中起着极其重要的作用。富含维生素的饮食，可增强机体的抵抗力，富含维生素 A、B、C、D 的饮食，可增强机体的抵抗力，特别是 B 族维生素能增加老年人的食欲。应鼓励老年人多选择蔬菜和水果等食物以增加维生素的摄入。

6. 注意补充矿物质　老年人对钙的吸收能力明显下降。老年人每日的钙摄入量应该保持在 800mg。建议老年人多摄入奶制品，同时增加户外活动并多晒太阳，补充维生素 D，增强钙的吸收。牛奶、豆制品、深色绿叶蔬菜、海带、虾皮等，都是比较好的钙的食物来源。此外，老年人还是缺铁性贫血的高危人群，应注意选择含铁丰富的食物，如瘦肉、动物肝脏、黑木耳、紫菜、菠菜、豆类等。老年人往往喜欢偏咸的食物，容易引起钠摄入过多而钾不足，健康老年人每人每天的食盐摄入量不得超过 6g，高血压、冠心病患者盐摄入不超过 5g。

7. 补充水分要充足　老年人一天应喝水 1 500～1 700ml。老年人对水的需求不低于中青年，对失水与脱水的反应迟钝，因此应主动喝水，少量多次，不要等到口渴再喝，也不要一次性喝大量的水。但过多饮水也会增加心、肾功能的负担，推荐老年人饮水量约为 30ml/（kg·d）（除去饮食中的水），一般以 1 500ml 左右为宜。

8. 提供丰富纤维素　膳食纤维虽然不能被人体所吸收，但可帮助通便、吸附由细菌分解胆酸等生成的致癌和促癌物质、促进胆固醇的代谢、防止心血管疾病、降低餐后血糖和防止热能摄入过多。推荐老年人膳食纤维摄入量为 25～30g/d。

（二）老年人膳食指南

1. 一般老年人膳食指南　衰老引起的身体功能衰退，如咀嚼和消化能力下降、食欲和味觉功能减退、骨骼和肌肉流失、免疫力下降等，这些变化可明显影响老年人食物摄取、消化和吸收的能力，使营养缺乏和发生疾病的风险增加。因此，一般老年人膳食推荐遵循以下原则。

（1）食物品种丰富，动物性食物充足，常吃大豆制品：在一般成年人平衡膳食的基础上，应为老年人提供更加丰富多样的食物，特别是易于消化吸收、利用，且富含蛋白质的动物性食物和大豆类制品。日常生活中可以吃米饭、面条、馒头等，还可吃小米、玉米等，土豆、红薯也可作主食；要努力做到餐餐有蔬菜，尽可能选择不同种类的水果，不应用蔬菜替代水果；动物性食物宜交换吃，尽可能换着吃畜肉（如猪肉、羊肉、牛肉等）、禽肉（如鸡肉、鸭肉等）、鱼虾类以及蛋类食物，要摄入足够量的动物性食物和大豆类食品。动物性食物摄入总量应争取达到平均每日 120～150g，其中鱼 40～50g，畜禽肉 40～50g，蛋类 40～50g。推荐每日饮用 300～400ml 牛奶或蛋白质含量相当的奶制品。保证摄入充足的大豆类制品，达到平均每天吃相当于 15g 大豆（相当于 220ml 豆浆或 85g 嫩豆腐或 30g 豆腐干）的推荐水平。一般情况下，老年人蛋白质摄入量为 1.0～1.2g/（kg·d），日常进行抗阻训练的老年人蛋白质摄入量为 1.2～1.5g/（kg·d）。

（2）鼓励共同进餐，保持良好食欲，享受食物美味：机体功能减退，味觉、嗅觉、视觉能力下降等，都可能影响老年人的食欲。一些独居老年人容易产生孤独郁闷的情绪，也会造成食欲下降。因此，对老年人而言，多人一起制作和分享食物有利于愉悦身心，同时激发食欲。老年人要主动积极地参与食物的选择与制作，空巢老年人宜多参加集体用餐（如助餐点等）。采用适量运动、多种方式烹饪来增进食欲。

（3）积极参加户外活动，延缓肌肉衰减，保持适宜体重：老年人肌肉组织丢失较快，70 岁以前每 10 年丢失 8%，70 岁以后每 10 年丢失 15%。肌肉的丢失会影响老年人的行动、导致骨质疏松，故老年人要保证蛋白质的摄入，并增加抗阻运动，平时要注意主动运动，减少久坐时间。老年人不宜过瘦，要使 BMI 维持在 20～26.9kg/m²。

（4）定期健康体检，测评营养状况，预防营养缺乏：老年人要参加正规健康体检，测评营养状况，平时定期称体重，及时发现营养问题和危险因素，并采取相应的改善措施，延缓疾病的发生发展。

2. 高龄老年人膳食指南　高龄老年人老龄化特征突出，慢性疾病、共病的发病率高。身体各个系统功能显著衰退，生活自理能力和心理调节能力明显下降，营养不良发生率高，因此需要更加专业、精细、个体化的膳食营养管理及指导。高龄老年人膳食指南（80 岁及以上）建议：

（1）食物多样，鼓励多种方式进食：老年人要尽量丰富日常膳食中的食物品种，用适合自己的方式创造条件适应各种食物；倡导老年人经常与家人共同用餐或参加集体用餐，吃好三餐，以少量多餐、按自己的规律安排膳食为原则，行动困难者可选择由外界供餐。对于不能自理的高龄老年人，则需要加强陪护就餐，细心观察老年人的进食状况，保障用餐安全。

（2）选择质地细软、能量和营养素密度高的食物：要考虑到高龄老年人咀嚼吞咽能力下降、身体较为虚弱、消化吸收功能减退等特点，选择细软、松嫩的食品，吃杂粮时可用浸泡或制成粉状做糊的方式食用，少吃带刺、骨的食物，各种食物要煮软烧烂，尽量将大块食物切碎或做成粉状，在适宜的情况下尽可能吃水分少的食物。

（3）多吃鱼禽肉蛋奶和豆类，适量蔬菜配水果：老年人要根据自己咀嚼吞咽的情况，尽量以适合自己的方式吃一定数量的动物性食物，注意吃鲜嫩的蔬菜，同时注重水果的摄入。

（4）关注体重丢失，定期营养筛查评估，预防营养不良：体重下降是高龄老年人营养不良和健康恶化的重要信号。高龄老年人要经常称体重或测量小腿围，主动进行营养评估，防止出现营养不良。

（5）适时合理补充营养，提高生活质量：由于生理功能严重衰退，消化吸收能力减弱，高龄老年人营养不良、贫血、肌肉衰减、骨质疏松和衰弱等发病率很高，需要更精细化的营养支持和医学营养补充，特医食品、营养补充剂都是重要的营养来源。养老院、医院和社区要加强对老年人的营养筛查和指导，必要时老年人要在医生和临床营养师的指导下合理补充营养。

（6）坚持健身与益智活动，促进身心健康：老年人要少坐多动，每周身体活动 150min，要循序渐进地增加运动量，运动时做好热身和恢复活动，运动中要注意安全。卧床的老年人宜做抗阻运动。老年人还要坚持脑力活动如阅读、下棋、弹琴，以防止脑力衰退。

（三）影响老年人营养摄入的因素

1. 生理老化与疾病因素　老年人消化吸收功能下降、味觉与嗅觉下降，牙齿松动或缺失以及咀嚼肌群的肌力低下影响了老年人的咀嚼功能，严重限制了其摄取食物的种类及量；老年人吞咽反射能力下降，食物容易误咽而引起肺炎，甚至发生窒息死亡；除此之外，生活不能自理的老年人自行进食困难、消化系统疾病也是影响食物消化吸收的重要因素。

2. 心理因素　生活孤独寂寞，与家属朋友之间没有交流，生活欲望低下或有精神障碍等，均会使食欲有不同程度的减退。排泄功能异常而又不能自理的老年人，有时会考虑照顾者的需求，往往自己控制饮食的摄入量。

3. 社会因素　老年人的社会地位、经济实力、生活环境以及价值观等对其饮食影响很大。生活困难导致其可选择的饮食种类、数量的减少；而营养学知识的欠缺可导致营养失衡；独居老年人或者高龄老年人，在食物的采购或烹饪上也可能会出现一些困难；价值观对饮食的影响也同样重要，人们对饮食的观念及要求有着许多不同之处。有"不劳动者不得食"信念的老年人，由于自己丧失了劳动能力，在饮食上极度地限制着自己的需求而影响健康。

二、老年人饮食护理

通过对老年人的饮食护理,满足老年人营养需求,可达到合理营养、促进健康、保证安全的目的。

(一)饮食烹饪调理

1. 咀嚼和消化吸收功能低下者的护理　蔬菜要细切,肉类最好制成肉末,烹制方法可采用煮或炖,尽量使食物变软而易于消化。但应注意易咀嚼的食物对肠道的刺激作用减少而易引起便秘,因此应多选用富含纤维的蔬菜类如青菜、根菜类等烹制后食用。

2. 吞咽功能低下者的护理　某些食物如酸奶、汤面等很容易产生误咽,对吞咽功能障碍的老年人更应该注意。因此,应选择黏稠度较高的食物,同时要根据老年人的身体状态合理调节饮食种类。

3. 味觉和嗅觉等感觉功能低下者的护理　保证饮食的色、香、味,避免味道浓重的饮食,特别是盐和糖不要过量。有时老年人进餐时因感到食物味道太淡而没有胃口,烹调时可用醋、姜、蒜等调味来刺激食欲。

(二)进餐前的准备

进餐前护理人员应评估老年人完成进食的能力。如吞咽功能、自理程度、老年人身体基础状况,是否存在营养问题,有无需要治疗饮食或影响饮食行为的疾病,老年人有无悲伤、抑郁等影响进食的情绪,并做好以下准备。

1. 环境准备　进餐前半小时开窗通风,保持适宜的温度与照明,收拾桌椅,调整餐桌、椅或床位高度。尽量安排老年人与他人一起进餐。

2. 物品准备　根据老年人需要备碗、盘、筷子或勺子等餐具,餐桌椅,清洁口腔用物。饮食温度以 $38\sim40℃$ 为宜。

3. 老年人准备　进食前是否需要大小便,必要时协助洗手、戴上义齿,服用餐前药等。

(三)进餐时的护理

1. 进食途径　通常分为经口进食和经鼻导管或胃造瘘进食。经口进食是最常用的方法,经口进食,将食物送入胃肠时,会刺激内脏配合消化和吸收。

2. 进食的体位　完全自理或上肢功能较好者,尽量采取坐位进食;对于生活部分自理或完全不能自理,不能维持稳定坐位的老年人,可采取半卧位进食;病情危重或完全卧床时,可采取半卧位,头偏向一侧的进食体位。一定要避免平卧位进食,以免食物反流进入呼吸道引起呛咳、误吸、噎食、窒息等意外的发生。

(1)坐位:老年人应尽量选择有靠背及有扶手的椅子,尽量靠后坐,把椅子拉向桌子,减少身体和桌子之间的空隙,双腿自然垂地,无法着地者,用物品将脚垫起。

(2)轮椅坐位(适用于下肢功能障碍或行走无力的老年人):老年人坐在轮椅中间,后背贴紧椅背,脚底完全踩到地板上,将轮椅上的安全带系在老年人腰间,在固定位置放置餐桌,为了使身体和桌子之间没有空隙,尽量把轮椅向桌面方向拉近,身体和桌子之间保持一拳头距离。

(3)床上坐位(适用于下肢功能障碍或行走无力的老年人):协助老年人在床上坐起,将靠垫或软垫垫于老年人后背及膝下。床上放置餐桌。当老年人无法坐正时,将老年人手臂放在桌子上,或使用软枕、床上靠背椅等支撑老年人身体,保证坐位稳定舒适。

(4)半卧位:(适用于完全不能自理的老年人)不能坐起来的患者,一般至少采用床头摇高 $30°$ 的半坐卧位,头部稍前屈,以健侧吞咽。严禁平躺位进食。吞咽时避免仰头,必要时指导患者使用稍低头姿势吞咽。在身体两侧及膝下垫软枕以保证体位稳定。将枕头或靠垫枕在头后、身体两侧或者膝下以保证坐姿；使用床上餐桌，并将餐桌尽量靠近身体固定。

（5）侧卧位（适用于完全不能自理的老年人）：床头摇起，抬高至与床具水平面成30°，使老年人头部和整个上半身抬起，护理人员双手分别扶住老年人的肩部和髋部，让老年人面向护理人员侧卧；在肩背部垫软枕或楔形垫等物品支撑；一般宜采用右侧卧位，以防压迫胃部引起不适。如果老年人有能力进餐，可右手拿餐具左侧向下侧躺。

3. 协助进餐　根据老年人的自理能力，选择合适的进食方式。

（1）鼓励能自理的老年人自己进餐：将已准备好的食物盛入老年人的餐具中，并摆放在餐桌上，指导老年人上身坐直，稍向前倾头并稍向下垂；叮嘱老年人进食时细嚼慢咽，进餐时注意力集中，不要边进食边讲话，以免发生呛咳。对于进食速度慢的老年人，可将餐盘留下，不要催促。避免一次进食过多，鼓励少食多餐、细嚼慢咽。

（2）不能自理者应给喂饭：照护人员最好坐在老年人身边，这样照护人员和老年人在同一方向，以便照护人员更好地理解老年人心情。避免站着喂食，因站着喂食是从高处喂食，此时，老年人不能采取前倾姿势，不利于吞咽，老年人还会感到有一种压迫感。也不提倡面对面喂食，以免使老年人不自然或产生被监视的感觉。喂饭时用手触及碗壁感受并估计食物温热程度。以汤匙喂食时，完全咽下后再喂食下一口，每喂食一口食物量为汤匙的1/3为宜，避免食物洒落。喂汤水或较稀食物时，应使用汤匙；进食鱼类要先剔除鱼刺；发生呛咳时宜暂停进餐，等到呼吸完全平稳时再喂食。

（3）上肢障碍者的护理：老年人患有麻痹、挛缩、变形、肌力低下、震颤等上肢障碍时，虽然自己摄入食物易出现困难，但是有些老年人还是愿意自行进餐，此时可以自制或提供各种特殊的餐具，如老年人专用的叉、勺，其柄较粗，便于握持，亦可将普通勺把用纱布或布条上缠上；有些老年人口张不大，可选用婴儿用的小勺。使用筷子对大脑是一种精细动作刺激，因此应尽量维持老年人的这种能力，可用弹性绳子将两根筷子连在一起以防脱落。

（4）视力障碍者的护理：首先要向老年人说明餐桌上食物的种类和位置，并帮助其用手触摸以便确认。要注意保证安全，热汤、茶水等易引起烫伤的食物要提醒其注意，鱼刺等要剔除干净。视力障碍的老年人可能因看不清食物而引起食欲减退，因此，食物的味道和香味更加重要。宜让老年人与家属或其他老年人一起进餐，营造良好的进餐气氛以增进食欲。

（5）吞咽能力低下者的护理：吞咽能力低下的老年人很容易将食物误咽入气管，可选择黏稠度较高的食物。尤其是卧床老年人，舌控制食物的能力减弱，更易引起误咽，因此进餐时老年人的体位非常重要，一般采取坐位或半坐位比较安全。对于偏瘫老年人，由于患侧的口腔及舌、咽喉的肌肉不能活动自如，导致吞咽困难，因此，应从健侧喂食，饮水时将健侧稍向下倾斜。对于帕金森病患者，应从症状较轻的一侧喂食，虽然帕金森病患者舌和咽喉两侧的肌肉都变硬，但总有一侧症状稍轻些，选择从较轻的一侧喂食，有利于吞咽。随着年龄的增加，老年人的唾液分泌也相对减少，口腔黏膜的润滑作用减弱，因此进餐前应先喝水湿润口腔，对于脑血管障碍以及神经失调的老年人更应如此。

知识链接

经口进食益处多

经口进食作为快速康复外科的一项重要措施，只要肠道功能正常就应该充分应用。经口进食有助于肠屏障结构和功能的维持，促进患者早期排气、排便；有助于减少肝功能损害及感染有关的并发症发生；能直接提供谷氨酰胺等条件必需氨基酸从而减少肠道细菌和毒素移位的发生、提高临床治疗效果、缩短住院治疗时间并降低营养药品的费用。

（四）进餐后的护理

观察老年人进餐情况，有无恶心、呕吐或呛咳，检查治疗饮食、试验饮食的实施情况。及时撤去餐具，督促或协助漱口，保持口腔清洁；进食后嘱老年人保持坐位30min以上，卧床老年人进食后不要马上翻身、叩背和吸痰，以防止食物反流；整理床单位，流动水清洁餐具，必要时消毒，根据需要做好护理记录。

三、老年人饮食护理技术

饮食照料包括喂水、喂饭、鼻饲技术。

（一）喂水

护理人员应了解老年人日常饮水状况，根据老年人身体状况采取半坐位或坐位等适宜体位，有吸吮能力的可借助吸管饮水。老年人白天喂水不应少于每2个小时一次。注意检查水温。老年人饮水后注意防止呛咳、误吸。如果进水时发生呛咳，应暂停操作，待平静后再喂水，发现异常及时通知相关人员。

（二）喂饭

1. 生活不能自理者 护理人员每天喂饭不应少于3次（特殊情况除外）。喂饭时，注意速度和量，避免呛咳、噎食。应剔除食物中的骨头、鱼刺。固体、流质食物应交替喂食。不宜喂食圆形、过于光滑或有黏性的食物。

2. 吞咽障碍者 应将食物打成糊状。喂饭过程中出现呛咳、噎食等异常情况，应立即停止操作，及时通知医护人员。

具体操作（详见附录二表7协助进食照料操作流程与评分标准）。

（三）鼻饲

1. 鼻饲液以38～40℃为宜，应现用现配，未用完的鼻饲饮食放冰箱保存，24h内用完，鼻饲不得使用变质或疑似变质的食物。

2. 每次鼻饲前回抽胃液，抽吸胃液时吸力不可过大，以免损伤胃壁，造成黏膜损伤出血。每天鼻饲不应少于5次（或遵医嘱）。鼻饲过程中，动作应轻缓。每次鼻饲量不应超过200ml，注食速度为每分钟10～13ml，鼻饲间隔时间不少于2h。

3. 注食过程中，如果发现异常，应停止操作，通知医护人员。

4. 对长期鼻饲的老年人应每日进行早晚2次口腔清洁。鼻饲器具每次使用后应清洁消毒。记录老年人进食时间、鼻饲量及进食反应。

5. 告知居家照护者鼻饲过程中若发生严重呛咳、呼吸困难及面色发绀等，应及时就诊；指导居家照护者观察大便的性质、颜色及量，及时调整鼻饲饮食；指导居家照护者观察留置鼻饲管侧鼻孔黏膜有无损伤。

6. 指导居家照护者判断胃潴留的方法：呕吐出4～6h以前摄入的食物，或空腹8h以上，胃内残留大于200ml。

（四）鼻饲进食护理技术

鼻饲进食护理技术详见附录二表8鼻饲进食照料操作流程与评分标准。

四、老年营养不良

营养不良是指机体从食物中获得的蛋白质、能量或其他营养素等不足或过量而导致的营养不足或营养过剩两种状态，对机体组成、功能和临床结局会产生不利影响。在高龄老年人和住院老年病人中，营养不良多为营养不足，表现为蛋白质-能量营养不良（PEM）或微营养素缺乏。需要注意的是,摄入过量所导致的高胆固醇血症、维生素过多症和肥胖等,也属于营养不良。老年人群尤其是高龄(80岁以上)和衰弱的老年人普遍存在营养不良,发生率高达40%~60%,老年人营养不良会导致免疫力低下,影响机体组织的修复,增加感染及跌倒风险,延长住院时间,增加再住院率及死亡率,预后不良。因此,应重视老年人群合理营养,预防营养不良。

【病因/危险因素】

1. 消化系统功能衰退　消化系统功能衰退是老年人营养不良的主要原因。如老年人牙齿磨损、牙齿脱落,影响咀嚼功能;舌肌肉萎缩、运动能力下降,使食物咀嚼时难以搅拌均匀;味觉功能退化、食欲下降等,均会使老年人进食明显减少。

2. 疾病因素的影响　老年人往往合并多种慢性疾病,如糖尿病、高血压、慢性肾病等,饮食常受到限制,如患糖尿病可影响维生素和矿物质的吸收,患关节炎或帕金森病可影响进食行为,患食管念珠菌感染和脑卒中则会引起吞咽困难和营养吸收障碍,萎缩性胃炎伴随着维生素 B_{12}、钙和铁的吸收障碍,老年肿瘤患者放、化疗会使患者厌食和营养耗竭。如果没有专业人员指导,老年人很难从日常不均衡的饮食中获得全面的营养。医源性禁食、营养支持不足或不及时等也可导致营养不良。

3. 药物因素　老年人常患有多种慢性疾病,服药机会相对较多。药物的相互作用及副作用可直接影响食欲、食物的吸收和利用。如排钾利尿药、地高辛、秋水仙碱、奎尼丁、肼屈嗪、维生素A等可引起食欲减退;抗生素、茶碱、阿司匹林等可引起恶心;阿米替林、丙米嗪等可造成口干、便秘;甲状腺素制剂等可增加能量代谢等。

4. 精神心理因素　①老年人由于各种慢性疾病的困扰以及各种功能的退行性改变,加之孤独、独居、丧偶等原因使其人际交往明显减少,易产生消极、焦虑、悲观、抑郁、恐惧等负性情绪,而致食欲减退、进食量减少,造成营养及多种维生素缺乏;②老年人面临应激性事件时,易出现肌肉紧张、胃肠道功能失调,使代谢增多,消耗增加,同时会发生食欲减退;③老年人渐进式语言、记忆力的障碍,导致认知功能下降,无法清楚表达自己的意见,如自己是否饥饿、口渴等,导致进食量不能满足机体需求。

5. 其他　由于一些社会因素,独居老年人与社会脱节、缺少家人的关怀,不爱活动或活动能力下降,进食量明显减少;或是认知功能障碍、受教育程度低、经济条件欠佳、有酗酒等不良生活方式,均可导致长期营养摄入不足。

【护理评估】

（一）评估与观察要点

1. 评估一般情况　了解老年人意识状态、年龄、性别、受教育程度、饮酒情况、经济水平、生活环境、居住情况、宗教信仰等。了解老年人患病及用药情况;了解老年人吞咽能力、进食情况、饮食习惯、排便情况及活动能力及其体重变化、生活自理能力及营养支持等目前状况。

2. 评估营养状态　评估人体测量指标(身高、体重、小腿围、肱三头肌皮褶厚度、上臂肌围等)和能力测量指标(握力、6m步行时长等)。也可参照评估量表筛查营养风险。

3. 评估膳食情况　可以通过膳食调查方式进行评估。询问老年人近3天摄入食物的种类、数量及比例是否适宜;评估老年人的食欲、用餐的时间、频次、进食的方式等;评估老年人的饮食嗜好、饮食观念。

4. 疾病与用药　了解老年人是否患有代谢亢进性疾病、消耗性疾病或吸收不良性疾病;是否服用引起食欲减退的药物;是否有近一周进食量严重下降或近1个月进食量减少一半及以上,或因疾病原因无法经口进食情况。

（二）身体状况

老人近期体重有无明显下降、消瘦:若老年人半年内,尤其是近3个月内的体重较原有体重下降超过10%,可能存在相对严重的营养不良。

（三）心理-社会状况

了解老年人对于慢性疾病、身体退行性改变情况的心理状态；了解是否独居、丧偶等人际关系减少致消极、焦虑、悲观等负面情绪而影响食欲、进食等情况；了解老年人生活中是否经历了应激性事件而影响代谢、摄食等；了解需营养支持的老年人对营养治疗的接受程度。

（四）辅助检查

1. 体重指数（BMI） BMI 是目前国内外常用的衡量人体胖瘦的指标，按照中国营养学会的标准，BMI $17\sim18.4kg/m^2$ 为轻度消瘦，BMI $16\sim16.9kg/m^2$ 为中度消瘦，BMI<$16kg/m^2$ 为重度消瘦。

2. 生化检查 血清白蛋白可反映机体内脏蛋白质的储存情况，是营养状况检查常用的血生化指标之一。血清白蛋白正常下限至 30g/L 为轻度营养不良，$25\sim30$g/L 为中度营养不良，$20\sim24.9$g/L 为重度营养不良。

【常见护理诊断/问题】

1. 营养失调：低于机体需要量 与热量和/或摄入不足或消耗过多有关。

2. 活动无耐力 与营养不良有关。

3. 焦虑 与进食减少、生活质量受影响有关。

4. 知识缺乏： 缺乏与营养不良的原因及防治相关知识。

【护理措施】

（一）营养不良的预防

1. 食物丰富多样 保证充足的食物摄入，提高膳食质量。采用多种方法增加食欲和进食量，吃好三餐。饭菜应色香味美、温度适宜，以保证能量和优质蛋白质的摄入，使体重维持在正常范围。

2. 少食多餐 老年人由于胃肠道功能减退，一次进食较多食物不易消化吸收，可少量多餐，每天进餐 $4\sim5$ 次，这样既可以保证需要的能量和营养素，又可以使食物得到充分吸收利用。食量小的老年人，餐前和餐时少喝汤水，少吃汤泡饭。对于已经出现营养不良或低体重的老年人，更应注意逐步增加食量，使消化系统有适应的过程。

3. 定期监测体重 体重减轻是老年人营养不良的主要表现，若体重急剧下降可能是一些重大疾病发生的前兆。

4. 适当运动 运动可改善食欲和消化功能，延缓肌肉衰减。活动时应注意量力而行，动作舒缓，避免碰伤、跌倒等情况发生。

（二）营养不良的护理要点

1. 病情观察 定期评估，根据老年人的营养状况，采用合适的方式监测其营养变化，一般每半个月监测一次体重，根据医嘱进行血清白蛋白测定等，适时开展营养筛查，识别营养不良高危人群。

2. 饮食护理

（1）促进食欲：保持室内空气清新，提供良好的饮食环境，尽可能鼓励老年人自己进餐，也可以和他人一起进餐，营造一个温馨的用餐环境；烹调时注意结合老年人年龄、性别、嗜好、生活饮食习惯和个体营养状况，采用多种烹调方式或变换食谱，提供清淡、细软及多样化的食物，改善食物的色、香、味，以提高老年患者食欲。

（2）少食多餐、均衡膳食：老年人应多食富含优质蛋白的动物性食物，尤其是红肉、鱼类、乳类及大豆制品。超重或肥胖者应控制体重，提供奶、鸡蛋、瘦肉及豆制品等优质蛋白，减少动物油脂、高脂奶品及动物内脏等摄入，多吃蔬菜、水果。建议牙齿不好的老年人尽快安装合适的义齿。有自理能力的老年人，应鼓励其自己进餐；经口摄入不足者，调整饮食结构，增加食物摄入量，心肺肝肾功能正常者，基础补水量应为 30ml/（kg·d）；对进餐困难的老年人，可用一些自制餐具,协助其进餐或给予相应护理措施,必要时遵医嘱给予肠内营养或肠外联合肠内营养。

3. 积极治疗原发病　老年人常多病共存,如支气管炎、肺气肿、心脑血管疾病、胃肠疾病、肿瘤等疾病均容易导致营养不良,积极治疗原发病可有效改善营养状况。必要时适当食用营养素补充剂,部分老年人由于生理功能的下降及疾病等因素,不能从膳食中摄取足够的营养素,特别是维生素和矿物质,可适当使用营养素补充剂。

4. 心理护理　向患者讲解营养不良的原因,鼓励患者发泄情绪,积极配合治疗,有针对性地予以心理疏导,鼓励老年人积极参加有益的社交活动,调节情绪,保持心情愉悦。

5. 肠内营养　必要时遵医嘱给予肠内营养或肠外联合肠内营养。吞咽障碍者给予相应护理措施(详见第六章中吞咽障碍部分)。

(三)健康指导

1. 告知营养不良的原因、危害及预防措施。

2. 指导正确的食物选择和烹制。食物的烹饪宜采取烩、蒸、煮、炖、煨等方式,少使用煎炸、熏烤等方法制作食物,提供清淡、细软及多样化的食物。

3. 根据老年人的体力与年龄,适当运动,改善情绪,增进食欲。

4. 对于长期鼻饲者,误吸高风险的老年人的床旁宜备负压吸引设备,做好防误吸的相关措施,同时社区可预约家庭出诊或门诊进行胃管的更换及维护。

第五节　老年人排泄护理

案例分析

刘奶奶,78岁,有轻度失智,不能控制大小便,且排便后不自知,刘奶奶卧床时需要使用尿垫,起床活动时需穿纸尿裤,今晨巡视时,发现刘奶奶的尿垫已浸湿,马上为刘奶奶更换尿垫。

请思考:

1. 老年人排尿有何特点?如何评估老年人异常排尿活动?

2. 请你为刘奶奶制订异常排尿的照护措施。

3. 请说出协助老年人更换尿垫及纸尿裤过程中的注意事项。

一、老年人排泄护理知识

排泄过程是维持健康和生命的必要条件,而排泄行为的自理则是保持人类的尊严和社会自立的重要条件。随着年龄的增加,老年人机体调节功能逐渐减弱、自理能力下降,或者因疾病导致排泄功能出现异常,发生尿急、尿频甚至大小便失禁等现象,有的老年人还会出现尿潴留、腹泻、便秘等排泄问题,常给老年人造成很大的生理、心理压力。

(一)老年人正常排便照护要点

影响排泄的因素有年龄、饮食、社会文化因素、个人排便习惯、心理因素、治疗因素、疾病因素。老年人正常排便护理时应遵循以下要点。

1. 安置合适的排便环境　为老年人创造一个独立、隐蔽、宽松的排便环境,室内最好用拉帘加以遮挡。老年人便后要及时清理环境。为老年人盖好衣被、开窗通风,保证老年人居室环境清洁、空气清新、无异味。能够行走和坐轮椅的老年人,应尽量搀扶老年人入厕排便。对自理困难、需要在床上排便的老年人,在照顾中要做到周到、耐心。

2. 安排规律的排便时间　老年人最适宜的排便时间是在每天早餐后。餐后是胃肠活动最活跃、对刺激最敏感的时间,长此以往就能逐渐养成定时排便的习惯。

3. 排便姿势　入厕排便应尽量采取舒适的姿势。正常人蹲位是最佳的排便姿势,在下蹲时腹部肌肉受压,使盆腔压力增加,可促进粪便排出。如果老年人患有高血压、心脏病,应避免采取蹲位排便,以防老年人下蹲时间过久导致血压改变,加重心脏负担而发生意外。因此,老年人宜采取坐式排便。体弱或因病不能下床排便的老年人,如果病情允许可将床头抬高 30°～50°,扶助老年人取半坐卧位后在床上进行卧位排便。

(二)老年人正常排尿照护要点

1. 维持正常的排尿姿势　正常的排尿姿势可以利用重力作用及腹内压促进排尿(在排尿前解除老年人原有的不适),老年人排尿时不要催促,以免影响排尿。

2. 提供隐蔽的排尿环境　隐蔽性有利于老年人自我放松,尤其在老年人处于疾病或其他压力所造成的焦虑状态时,排尿时尽可能让无关人员走开,夜间要在床边放置便器,以减少顾虑。

3. 保证充足的液体摄入　正常老年人每日摄入的水分应为 1 500ml,当老年人有额外水分丧失如发热、大量出汗、呕吐、腹泻及液体引流时,则应增加液体的摄入。

4. 保证老年人一定的活动量　活动可增加腹部和会阴部肌肉的张力,有助于排尿。如果老年人活动受限,则应做局部肌肉的锻炼,指导老年人有节律地做会阴部肌肉的收缩与放松活动,以增加会阴部肌肉的张力。

5. 养成定时排尿的习惯　告知老年人不憋尿,有尿意应及时排尿;掌握老年人的排尿规律,提醒和帮助老年人每隔 2 小时上厕所。当需要时间较长的治疗、检查或外出时,应事先排尿,到新环境时,首先帮助了解厕所的位置,以便及时排尿。

二、老年人便秘护理

便秘是老年人常见的症状,约 1/3 的老年人出现便秘。长期便秘不仅影响老年人的生理功能,还可影响老年人的生活质量,甚至诱发心、脑血管疾病,引起猝死。因此,重视老年人便秘的防治非常重要。

便秘是指排便困难或排便次数减少,且粪便干结,便后无舒畅感。老年人便秘属于慢性便秘,慢性便秘常使用罗马Ⅱ标准来诊断。罗马Ⅱ标准为:在不用泻剂的情况下,过去 12 个月中至少 12 周连续或间断出现以下 2 个或 2 个以上症状即成为便秘,即:①大于 1/4 的时间排便费力;②大于 1/4 的时间粪便是团块或硬结;③大于 1/4 的时间排便有不尽感;④大于 1/4 的时间排便时有肛门阻塞感或肛门梗阻;⑤大于 1/4 的时间排便须用手协助;⑥大于 1/4 的时间每周排便少于 3 次。

【病因/危险因素】

(一)生理因素

随着年龄增长,老年人胃肠道分泌消化液减少,肠道中的水分相对减少,粪便干燥导致大便秘结;内脏器官感觉减退,难以察觉每天结肠发出的数次蠕动信号,错过排便时机;肠道平滑肌及其他排便辅助肌如腹肌、横膈、盆底肌收缩力减弱,增加了排便的难度。

(二)生活方式

1. 饮食因素　老年人饮食量减少,饮食过于精细,热能摄入不足,饮水量不足,食物残渣相对减少,大便量减少,不能有效刺激肠蠕动,导致便秘。

2. 活动减少　老年人体力活动能力下降,特别是患慢性疾病和长期卧床生活不能自理者,缺乏体力活动,使肠壁肌间神经丛兴奋性低下,肠壁张力减弱,肠蠕动减弱,粪便的水分吸收过度。

3. 排便习惯　由于治疗或长期卧床,改变了排便环境和习惯,老年人在出现便意时克制、忍耐,拖延排便时间,使已经到达直肠的粪便返回到结肠,久之,排便反射逐渐消失,出现便秘。

(三)疾病与用药

1. 疾病因素　肠道器质性疾病如肠道炎症、肿瘤、肠粘连和肛裂、痔疮等肛门疾患,肠道外器质性疾病如腹腔内大的肿块压迫、脊髓与神经根病变、甲状腺功能减退、门静脉高压或心衰、老年痴呆、抑郁症、脑血管意外等,都可以引起慢性功能性便秘。

2. 药物副作用　药物副作用是老年人便秘最为常见的一种原因。一方面,老年人因为患病常需服用抗胆碱性药物、阿片类药物及含钙和铝的制剂、铋剂、抗抑郁药、神经节阻滞剂等,容易引起慢性功能性便秘;另一方面,一些老年人由于便秘,滥用泻药,使肠壁神经感受细胞的应激性降低,导致顽固性便秘。

(四)心理因素

焦虑、紧张、精神抑郁等可使条件反射障碍或高级中枢对副交感神经抑制加强,使分布在肠壁的交感神经作用加强,抑制排便;个体排便在需他人协助时,可能会压抑便意,形成便秘。

【护理评估】

(一)健康史

1. 一般情况　了解老年人的年龄、性别、精神状态、饮食习惯、活动能力和睡眠情况等。

2. 既往史　了解老年人的疾病史、用药史、家族史等。

3. 便秘情况　询问老年人便秘开始的时间、发生的缓急,大便的频率与性状,排便习惯,轻泻药使用情况;有无便秘伴随症状,如头晕、乏力、食欲减退、腹胀、腹痛、口臭、精神淡漠等自体中毒的症状,肛门疼痛、出血,直肠坠胀感等;有无便秘的并发症,如痔疮、肛裂、大便失禁、宿便性溃疡、直肠脱垂等。

(二)身体状况

便秘的老年人由于大便秘结,堆积肠腔,形成嵌塞或粪瘤,常常可在其左下腹扪及粪块或痉挛之肠型。因排便费力,腹压增加,而导致直肠脱垂、肛门功能失调,甚至诱发心脑血管疾病发作,引起猝死;因宿便滞留,可导致肠内致癌物质长时间不能排出,而增加结肠癌患病风险等。

(三)辅助检查

为了排除结、直肠病变及肛门狭窄等情况,必要时可做:①大便常规检查及隐血试验;②直肠指检;③直肠肛门压力测定;④直肠镜、结肠镜检查;⑤钡剂灌肠等。

【常见护理诊断/问题】

1. 便秘　与老化、不良生活方式和药物副作用有关。

2. 舒适度减弱　与排便时间延长、排便困难、便后无舒畅感有关。

3. 知识缺乏:缺乏健康生活方式及缓解便秘方法的相关知识。

【护理措施】

老年人便秘的治疗和护理,应针对引起便秘的原因进行。护理的目标为:①老年人便秘缓解或消失;②老年人能描述引起其便秘的因素;③老年人能掌握便秘的自我护理知识和技能。

(一)一般护理

1. 饮食调整　饮食调整是治疗便秘的基础。如无禁忌,保证老年人每天摄入足够富含纤维素的食物,饮水量2 000～2 500ml/d。

2. 行为调整　改变静止的生活方式,每天保持30～60min活动时间,对卧床或坐轮椅的老年人可通过翻转身体、挥动手臂、收腹、提肛等进行主动或被动活动。

3. 排便环境布置　房间内居住两人以上者，可在床间设置屏风或窗帘，满足老年人排泄时对私密空间的需要。协助老年人排泄时，不要一直在旁守候，更不要催促，以免老年人紧张而影响排便。

（二）促进排便方法

1. 促进排便的技巧　训练老年人早餐后或临睡前按时蹲厕，养成定时排便习惯；指导老年人有便意时立即排便，不留宿便；排便时尽量取坐位，身体前倾，心情放松，集中注意力，先深呼吸，后闭住声门，向肛门部位用力，但勿用力过猛；为老年人提供清洁、温暖的便器。

2. 辅助排便的方法

（1）使用排便辅助器：为体质虚弱的老年人提供便器椅或在老年人面前放置椅背，提供排便坐姿的依托，减轻排便不适感，确保排便安全。

（2）腹部按摩：于清晨和晚间嘱老年人排尿后取仰卧屈膝位，用双手示、中、无名指，沿结肠走向，自右下腹向上到右上腹，横行至左上腹，再向下至左下腹，沿耻骨上回到右下腹做环形按摩，每天2～3次，每次5～15回，以促进肠蠕动。

（3）穴位按压：取穴足三里（位于外膝眼下3寸以及胫骨粗隆外1寸处）或支沟（位于腕背横纹上3寸，桡、尺骨之间），按压30～50次，2～3min，通过调节支配胃肠的自主神经系统功能，促进肠蠕动，导致排便。

（4）药物辅助排便：外用开塞露、甘油栓、肥皂栓等简易通便剂，或口服液状石蜡、麻仁丸等作用温和的轻泻剂，刺激肠蠕动，软化粪便，润滑肠壁，达到通便效果；必要时根据医嘱使用刺激性泻药，如大黄、番泻叶、果导等，并注意观察用药效果和老年人的反应。

3. 人工通便技术　非药物方法治疗无效，或严重便秘者可采用。

（1）灌肠法：严重便秘者可遵医嘱选用"1、2、3"溶液、植物油或肥皂水行小量不保留灌肠（详见《基础护理技术》）。

（2）人工取便：老年便秘者易发生粪便嵌顿，粪块聚集在直肠内，会引起患者肛门剧痛、全身不适。无法自行排出时，须采取人工取便法。取便时，应向患者做解释，嘱其取左侧卧位，护士右手戴手套涂以润滑油，将示指、中指轻轻插入直肠，将粪块压碎后掏出。取便过程应动作轻柔，切忌暴力硬挖，以免损伤肠黏膜，同时应注意观察患者反应，若患者感痛苦、面色苍白、大汗等，应休息片刻再掏，或使用5%利多卡因油膏润滑后再缓慢伸入两手指，将嵌塞的粪块轻柔缓慢推进分开，以便掏出。取便完毕，清洁肛门。

（三）心理护理

1. 耐心听取老年人的主诉，及时发现并解决老年人的问题，取得其信任。反复强调便秘的可治性，增加老年人的信心。

2. 讲解便秘出现的原因，指导便秘的应对技巧，增强老年人对便秘的自我管理能力。

3. 提高老年人的家庭支持和社会支持水平，调节老年人的情绪，使其精神放松，降低因精神紧张而引发便秘。

（四）健康指导

1. 养成良好的饮食习惯　指导老年人在健康状况允许的情况下，适当多吃含膳食纤维丰富、有助润肠通便的食物，如粗制米面、芹菜、韭菜、带馅面食，以及白薯、香蕉、生蒜、生葱、木耳、银耳、黄豆、玉米及瘦肉等产气食物和含维生素B丰富的食物。晨起可服一杯淡盐水，上午和傍晚各饮一杯温热的蜂蜜水，以增加肠道水分，促进肠蠕动，预防便秘。少饮浓茶或含咖啡因的饮料，禁生冷、辛辣、煎炸、刺激性食物。

2. 保持适当的运动锻炼　指导老年人根据自身情况参加运动和锻炼，如散步、慢跑、太极拳等。不能自行活动的老年人，可以借助辅助器械帮助站立或进行床上被动活动。

3. 养成良好的排便习惯　每天早上起床后或早餐后坚持准时如厕排便；有便意时立即排便；排便时不看书看报；保持排便环境和排便用具舒适、性能良好。

4. 正确使用通便药　温和的口服泻药多在服后 6～10h 后发挥作用，晨起后排，宜在睡前 1 小时服用。通便药物对人体有一定的副作用，不宜长期服用。在治疗原发病的过程中，因药物的副作用导致便秘时，应及时就诊。

三、老年人尿失禁护理

案例分析

　　患者，女性，67 岁，1 年来患者尿频、尿急、咳嗽或打喷嚏时尿液不自主溢出，夜尿每晚 4～5 次。因丈夫病重长期住院，患者情绪紧张，睡眠差。既往有高血压史、子宫切除手术史，经入院检查诊断为混合型尿失禁，经治疗症状改善后出院。

　　请思考：

　　1. 老年人尿失禁的分类？

　　2. 如何指导老年人缓解尿失禁？

　　国际尿控协会（ICS）对尿失禁的定义为：尿失禁是一种可以得到客观证实、不自主地经尿道漏尿的现象，并由此给患者带来社会活动不便和个人卫生方面的困扰。我国老年尿失禁患病率为 18.1%～55.4%，国外发生率高达 46%～72%。尿失禁在养老院中普遍存在，其发病率为 50%～94%。尿失禁对老年人的生活质量、身心健康及经济花费均产生不良影响，护理人员应高度重视老年人的尿失禁问题。

【病因/危险因素】

1. 疾病因素　老年人脑血管意外的发生率远高于年轻人，尿失禁是卒中后严重的并发症。另外，谵妄、老年性痴呆、脑卒中、脊髓疾患、尿道感染、萎缩性尿道炎和阴道炎、心力衰竭和高血糖症等疾病也可引起尿失禁。

2. 老化　女性更年期后雌激素水平下降，引起阴道壁和盆底肌张力减退，当腹压增高时，膀胱内压超过膀胱出口和尿道阻力，导致尿液外漏。特别是伴有因分娩造成骨盆肌群松弛的老年妇女，更容易导致尿失禁。

3. 尿路梗阻　男性前列腺增生、下尿路结石的阻塞、尿道狭窄或者直肠内有粪便嵌塞均可引起下尿路梗阻而造成尿液在膀胱内潴留，最终溢出发生尿失禁。

4. 逼尿肌或括约肌功能失调　老年人患有急性泌尿系统感染时，也容易出现尿失禁，主要是由逼尿肌反射亢进引起，但这种尿失禁将随着疾病的治愈而逐渐好转。部分前列腺摘除术后的老年男性或者直肠手术后的患者，由于手术损伤了尿道外括约肌，而引起尿失禁。

5. 药物作用　利尿药、抗胆碱能药、抗抑郁药、抗精神病药及镇静安眠药等药物是老年人发生尿失禁的重要原因。

6. 其他　老年人全身的健康状况也影响着他们对排尿的控制，比如视力减退可能影响活动和选择适合排尿的场所；活动受限会导致老年人不能及时如厕，不能迅速穿脱衣服；老年人思维能力下降，也会影响其对于排尿信号的识别，对于排尿动作的抑制能力也远不如年轻人。

【护理评估】

（一）健康史

1. 一般资料　评估老年人的性别、年龄、受教育程度、婚姻状况、职业、家庭成员情况、活动能力、意识情况、沟通能力、对尿失禁的态度。

2. 生活习惯　包括吸烟、饮酒、饮食、饮水、活动和排便等习惯。

3. 病史　老年人疾病史、合并症、手术史、外伤史、女性生育史等情况。

4. 服药史　目前所服药物的种类、剂量、服药时间，是否出现不良反应。

5. 排尿状况评估　包括排尿方式、伴随症状、夜尿、尿量及排尿频率、失禁情境等方面。

6. 皮肤评估　会阴、臀部颜色、有无浸渍、水疱、破损、瘙痒或刺痛感、皮温、硬度、感染情况等。

7. 居住环境评估　老年人居住环境的如厕便利性、安全性以及是否可以及时获取如厕帮助。

（二）身体状况

1. 急迫性尿失禁　在膀胱充盈量较少的情况下，即出现尿意，且不能很好控制。多见于局部感染、结石、肿瘤。与逼尿肌收缩未被控制有关。

2. 压力性尿失禁　是指腹腔内压增加时如咳嗽、喷嚏、大笑、弯腰和提重物时，尿液不自主排出。多见于中老年女性，一般流出尿量较少。

3. 充溢性尿失禁　由于膀胱逼尿肌收缩力减弱、膀胱顺应性下降和/或膀胱颈及尿道梗阻造成膀胱过度充盈，致尿液不自主地流出，多见于前列腺增生、粪便嵌顿、尿道狭窄引起的下尿路梗阻和脊髓损伤。

4. 暂时性尿失禁　老年人中较为常见。常由于谵妄、泌尿系感染、萎缩性尿道炎或阴道炎、使用某些药物、行动不便、高血糖导致尿量增多、便秘等原因所致。

5. 功能性尿失禁　是由于患者认知功能障碍或活动能力受限，无法独立如厕而导致的尿失禁，常见于老年痴呆症和药物不良反应等。

（三）辅助检查

根据情况选择尿液检查、血液检查、肾功能检查、膀胱尿道造影、膀胱残余尿量测定、尿流动力学检查等。

（四）心理-社会状况

尿失禁造成的身体异味、反复尿路感染及皮肤糜烂等，容易给老年人及其家属带来经济负担和精神负担，因此，要评估老年人是否存在孤独、抑郁、自卑甚至绝望心理。

【常见护理诊断/问题】

1. 压力性尿失禁　与老年退行性变化（尿道括约肌松弛）、手术、肥胖等因素有关。

2. 急迫性尿失禁　与老年退行性变化、创伤、腹部手术、留置导尿管、液体（尤其是酒精、咖啡因、饮料）摄入过多，以及患有尿路感染、中枢或周围神经病变、帕金森病等疾病有关。

3. 反射性尿失禁　与老年退行性变化、脊髓损伤、肿瘤或感染引起对反射弧水平以上的冲动的传输障碍有关。

4. 社会交往障碍　与尿频、异味引起的不适、困窘和担心等有关。

5. 知识缺乏：缺乏尿失禁治疗、护理及预防等知识。

6. 有皮肤完整性受损的危险　与尿液刺激局部皮肤、辅助用具使用不当等有关。

【护理措施】

老年人尿失禁常是多种因素共同作用的结果，故治疗尿失禁时应遵循个体化原则，针对不同情况采取综合措施。

（一）心理护理

老年人多因长期尿失禁而自卑，对治疗信心不足。护理人员应充分理解，给予安慰、开导和鼓励，与老年人建立互信的护患关系，操作中注意保护其隐私。

（二）皮肤护理

首先要明确尿失禁原因并进行处理。尿液长期浸湿皮肤可使皮肤角质层变软而失去正常防御功能。尿液中氨对皮肤有刺激，易引起皮疹、皮肤溃烂。每天或每次失禁后都应进行清洗，清洗时应选择 pH 接近正常皮肤（pH=4～6）的免冲洗清洗液，清洗后要选择温和的方式让皮肤变干，并使用合适的皮肤保护剂避免或减少皮肤暴露于尿液和摩擦，必要时可以选择润肤剂促进皮肤的修复。

（三）接尿方法

1. 尿失禁用品及辅具　长期卧床的尿失禁老年人，女性选择接尿器，男性使用尿套；尿失禁老年人一般不建议留置导尿管，以免导致泌尿系统感染等并发症。白天可自由行动的尿失禁老年人考虑使用尿垫。

2. 高级透气接尿器法　用于老弱病残、骨折、瘫痪及卧床不起、不能自理的男女患者，能解决普通接尿器引起的生殖器糜烂、皮肤瘙痒感染、湿疹等问题。男性一般选择 BT-1 型接尿器，女性选择 BT-2 型接尿器。使用方法：先用水和空气将尿袋冲开，防止尿袋粘连。再将腰带系在腰上，把阴茎放入接尿斗中（或接尿斗紧贴会阴当中），并把下面的 2 条纱带从两腿根部中间左右分开向上，与三角布上的两个短纱带连接在一起即可使用。

3. 留置导尿护理　因治疗需要，必须长期留置导尿的老年人应根据尿管的产品说明书定期更换尿管，最长不宜超过 4 周，尿道口用清水和肥皂清洁，根据病情需要决定是否进行膀胱冲洗。保持尿管引流密闭且通畅，减少尿管和尿袋连接处的分离次数。定期观察收集尿液的颜色、性状和量。

4. 其他　如保鲜膜袋法、避孕套式尿袋法，适用于男性尿失禁患者；留置导尿法，适用于躁动不安及尿潴留的老年患者，详见《基础护理技术》。

（四）行为治疗

1. 盆底肌训练　压力性尿失禁和以压力性尿失禁为主的混合性尿失禁老年人在医务人员的指导下应进行至少 3 个月的盆底肌训练，盆底肌训练 6～8 周为 1 个疗程，4～6 周患者症状有改善，3 个月效果更加明显。

知识链接

盆底肌训练

（1）站立：双脚分开与肩同宽，尽量收缩骨盆底肌肉并保持 10s，然后放松 10s，重复收缩与放松 15 次。

（2）坐位：双脚平放于地面，双膝微微分开，与肩同宽，双手放于大腿上，身体微微前倾，尽量收缩骨盆底肌肉并保持 10s，然后放松 10s，重复收缩与放松 15 次。

（3）仰卧位：双膝微屈约 45°，尽量收缩骨盆底肌肉并保持 10s，然后放松 10s，重复收缩与放松 15 次。

---

2. 膀胱功能训练　用于急迫性尿失禁患者。根据膀胱功能评估结果以及排尿间隔时间制订训练计划，逐渐增加到白天每 3～4h 排尿 1 次，夜间排尿 2 次。每次排尿前，指导老年人想象自己在一个安静、宽敞的环境，充分放松身心。

3. 如厕训练　如厕训练可以考虑在医院、疗养院和家庭环境中单独进行，也可以在他人的指导和/或协助下进行，有意识障碍的老年人需由护理人员定时提醒并协助如厕。在实施如厕训练早期，护理人员应定时检查尿失禁老年人尿垫/裤子的干湿情况，及时调整老年人排尿间隔时间。尿失禁老年人的如厕环境应满足距离近、使用方便、有扶手等特点；护理人员可根据老年人的视力情况，设置醒目易辨认的标识、文字以及颜色提示老年人厕所位置。

4. 生活方式干预　如合理膳食、减轻体重、停止吸烟、限制酒精和饮料摄入、规律运动。压力性尿失禁老年人应减少或避免增加腹压的动作,避免提重物、大笑、跑跳、快步行走等增加腹内压的动作。

(五)用药护理

围绝经期女性使用雌激素替代疗法治疗老年萎缩性阴道炎;抗胆碱类药物、解痉药和钙通道拮抗剂可以治疗膀胱逼尿肌的不稳定;α受体激动剂具有收缩尿道平滑肌的作用,可治疗老年患者的压力性尿失禁;抗生素可用于感染引起的急迫性尿失禁患者。应指导老年人遵医嘱正确用药,讲解雌激素、抗胆碱类药物、解痉药和钙通道拮抗剂、α受体激动剂、抗生素药物的作用及注意事项,并告知患者不要依赖药物而要配合功能锻炼的重要性。

(六)手术护理

各种非手术治疗失败者,或伴有盆腔脏器脱垂、尿失禁严重影响生活质量者,可采用手术治疗。

(七)健康指导

1. 盆底肌训练　告知老年人盆底肌训练需坚持较长时间(3个月以上)方可有效,不要轻易放弃。

2. 制订饮水计划　病情允许情况下,建议尿失禁老年人每日饮水量控制在1 500~2 000ml,夜尿较多的老年人睡前3h减少或避免液体摄入,以减少夜间尿量。

3. 指导家属为老年人提供良好的如厕环境　老年人的卧室尽量安排在靠近卫生间的位置;夜间应有适宜的照明灯;提倡蹲式排便,有益于盆底肌张力的维持或提高。

4. 积极治疗各种慢性疾病　肺气肿、哮喘、支气管炎、肥胖、腹腔内巨大肿瘤等,均可引起腹压增高而导致尿失禁。同时要进行适当的体育锻炼和盆底肌群锻炼。

四、老年人排泄护理技术

老年人排泄护理技术包括协助排便、人工取便、更换一次性纸尿裤、更换尿袋。

(一)协助排便

1. 协助如厕　协助老年人进入卫生间,关闭卫生间门,提醒老年人扶稳安全扶手,协助老年人脱裤子,从腋下环抱老年人坐稳坐便器;便后协助老年人身体前倾,擦净肛门,搀扶起身穿好裤子,冲净坐便器。行走不便的老年人,可在床旁使用坐便椅。

2. 床上排便　常用侧卧位放便盆和仰卧位放便盆两种方法。

(1)侧卧位放便盆:协助老年人褪下裤子至膝部,呈侧卧位,腰臀部垫一次性护理垫,便盆窄口朝向足部、扣于臀部,协助老年人翻转呈仰卧位,臀部位于便盆上。

(2)仰卧位放便盆:协助老年人褪下裤子至膝部,将老年人两腿屈膝(肢体活动障碍者用软枕支托膝下),一手扶托老年人的腰及骶尾部,另一手在腰臀部垫一次性护理垫,便盆窄口朝向足部、置于臀下,用尿垫或尿布遮盖下身,盖好盖被;排便完毕,护理人员一手扶稳便盆,一手协助老年人侧卧,移除便盆,为老年人擦净肛门,必要时,用温热毛巾擦洗臀部及肛门周围并擦干;移除一次性护理垫,帮助老年人穿好裤子;倾倒、刷洗便盆备用,整理床单位,开窗通风。

3. 床上排尿　在老年人臀下垫一次性护理垫,男性老年人取仰卧位或侧卧位,将阴茎插入尿壶口内;女性老年人取仰卧屈膝位,双腿分开,将尿壶口边缘靠紧会阴部,盖好被子;排尿后揭开被子撤去尿壶,必要时为女性老年人清洗会阴,移除一次性护理垫,协助穿好裤子;倾倒尿液,刷洗尿壶备用,整理床单位,开窗通风。

4. 注意事项

(1)注意老年人的保暖和隐私。取放便盆时,动作应轻柔,避免擦伤皮肤。床上排尿后由前向后擦洗会阴,用热水擦洗肛门,保持会阴和肛门清洁和干燥。

（2）观察大小便的颜色、性状、量等，发现异常及时通知医护人员。

（3）反应迟钝、经常发生直立性低血压、服用降压药的老年人，夜间尽量不去厕所，如夜尿次数多，应在睡前备好所需物品和便器，必须下床或上厕所时，一定要有人陪伴。患有高血压、冠心病、心肌梗死等疾病的老年人，应指导老年人注意勿用力排便，大便时应取坐位，不宜用蹲式，便后站起时应缓慢，以防发生猝死等意外。

（二）人工取便

人工取便应动作轻柔。操作过程中观察老年人有无面色苍白、呼吸急促、全身大汗等症状，发现异常应立即停止服务，并通知医护人员。

（三）更换一次性纸尿裤

更换一次性纸尿裤过程中，在翻转老年人身体时动作应轻柔，避免发生坠床现象。操作方法（详见附录二表9更换一次性尿垫、纸尿裤的操作流程与评分标准）。

（四）更换尿袋

更换尿袋时动作应轻柔准确，打开尿袋引流管上的开关时尿袋应低于膀胱，移动老年人时将引流管上开关关闭，防止尿液反流。发现异常情况应及时通知医护人员。

第六节　老年人清洁护理

案例分析

邓奶奶，76岁，失能老年人，既往高血压史，因为脑梗死后遗症导致右侧肢体偏瘫而卧床多年，自己能够在床上翻身，精神欠佳。今日查房，老人诉头皮发痒、头发油腻，嘴巴很苦，舌头疼，不能吃饭。医护人员检查口腔，发现口腔内有多处白色斑点和溃疡，并且有异味。

请思考：

1. 如何观察并评估老年人的清洁问题？
2. 请为邓奶奶实施照护措施改善其头发清洁情况与口腔问题。
3. 请阐述口腔清洁的注意事项。

一、老年人清洁护理知识

良好的清洁卫生是人类基本的生理需要之一，维持个体清洁卫生是确保个体舒适、安全及健康的重要保证。

（一）清洁护理内容

老年人的清洁卫生内容包括洗头、洗脸、洗手、刷牙、漱口、口腔擦拭、梳头、剃须、床上洗足、洗澡、床上擦浴、修剪指/趾甲等。每日做到早晚洗脸刷牙，饭前洗手，饭后漱口，睡前清洗会阴和双足。在身体状况允许下，做到每周洗头、洗澡1~2次。清洁护理重点在口腔护理、头发护理、皮肤护理。

（二）晨晚间护理

晨晚间清洁护理是根据老年人的日常生活习惯，为满足老年人日常清洁和舒适需要而在晨起和睡前执行的护理措施。晨间清洁照护包括洗脸、口腔照护、修整胡须、头发梳理等仪容修饰，晚间清洁照护内容除了对面部、手、足等进行清洗和帮助排泄外，还包括帮助入睡护理等。

二、老年人清洁护理技术

（一）洗脸

每天早晚洗脸，让老年人每天生活保持清爽、舒适。

1. 自己洗脸　自理老年人自己走到洗面台，坐在椅子上洗；行走困难但可以坐起的老年人在床上洗，总之尽量自己洗。为避免弄湿衣服和寝具，在床上的小桌上铺好塑料布或大塑料袋，塑料布上再铺浴巾。老年人戴塑料围裙和套袖，照护者将水盆置于胸前小桌上，水温适宜。如弄湿衣物，须尽快更换，替换衣物要触手可及。

2. 照护洗脸　从内到外，从内眼角到外眼角。从额头到面颊，再到下颌，S 形擦拭。依照鼻子、耳朵周边、颈部、下颌的顺序擦拭，包括擦拭皱纹的褶皱。注意不同的部位，要用毛巾干净的部分擦拭。尽可能让老年人自己擦脸，照护者只帮助递上挤干的毛巾，补擦漏掉的部分。干燥的季节，洗脸后涂上面霜或润肤露保持皮肤滋润。

3. 擦除眼部分泌物　老年人眼部常有分泌物，如不及时处理，可能引起结膜炎。用湿润的纱布，从内眼角向外眼角擦拭。一只眼擦好后，折叠纱布，用干净的面再擦另一只眼。原则上毛巾、纱布擦过的面不要用第二次。如果眼分泌物已经干燥硬结，先用温水湿润的纱布覆盖眼部，待分泌物软化后擦去。擦拭后可用常用的眼药水滴眼。

4. 卧床老年人擦脸　方法基本与坐姿相同。但是耳后、颈部的皱纹、下颌下方等部位须将老年人的头侧转后擦拭，照护者动作要轻柔。

5. 老年男性剃须　胡须过长易使老年人显得憔悴苍老，最好每天或经常剃须。剃须前用湿热毛巾热敷胡须使之变软，以便剃须。剃须用电动剃须刀或安全剃须刀为宜。护理人员帮助剃须时动作要轻柔，一手舒展面部皱纹，一手持剃须刀轻刮。尽量不要逆刮，以免损伤皮肤。刮口周及鼻下部分时，可让老年人鼓腮配合。剃须后，应当涂上润肤露、面霜以补给水分和油脂。如不慎刮破，伤口清洗消毒后用无菌创可贴覆盖。

（二）口腔护理

长期卧床，失智、失能、生活不能自理的老年人，常常饮水少，进食少，消化液分泌减少，全身免疫功能低下，进食后食物残渣滞留，很容易导致细菌在口腔内生长繁殖，引起口腔或呼吸系统感染。进行口腔清洁护理，可以清除老年人口腔食物残渣，预防口腔炎症、溃疡、口臭及其他并发症。

护理人员评估老年人对口腔照护的认知情况，对口腔清洁重要性认识不足的老年人进行健康宣教，使其了解口腔清洁的有关知识，指导其养成良好的饮食习惯和口腔卫生习惯。如每日晨起、晚上睡前刷牙，一般每 3 个月更换一次牙刷；餐后漱口，少食甜食等。

1. 日常口腔护理　即使不能刷牙，也要每天漱口。不能刷牙时，要用清水或漱口液漱口。为了安全，最好取坐位，稍前倾，小口含水漱口。切忌催促老年人大口含水，以免误咽；行动不便不能去卫生间的老年人，也要坐在椅子或床上，做口腔清洁；对于卧床老年人，尽可能将其上半身抬高，偏瘫侧向上，面部稍向侧方。用漱口药水代替牙膏刷牙。照护者操作时应戴橡胶手套。

2. 口腔护理方法

（1）漱口：卧床老年人面部转向侧方，吸进漱口水漱口。老年人有口腔炎时，可以用绿茶漱口。老年人每天漱口不应少于一次。漱口过程中防止发生误吸。处于昏迷状态的老年人不应漱口。

（2）口内清洁：老年人有意识障碍或者口内出血不能刷牙时，照护者用示指和中指卷起纱布擦拭牙齿、牙龈、上腭、舌等，去除口腔内的污物。纱布要勤翻折使用。清洁用具要在稀释的漱口液里勤涮洗。进行口腔清洁时，棉签或棉球蘸水后应挤压出多余水分。擦拭上颚及舌面时避开咽部。一支棉签（棉球）擦拭一个部位，棉签或棉球用后放入弯盘内。在口腔清洁过程中，提醒老年人根据需要闭合嘴巴，提高舒适性。详见《基础护理技术》。

（3）假牙的使用与保养：为避免假牙压迫牙龈，入睡前应当摘下假牙。卸下假牙时从下牙开始，装入时从上牙开始。每次餐后，应摘下假牙冲洗干净。不要过度摩擦假牙与黏膜的接触面，以免损耗。不要用热水或乙醇消毒，以免变形。

（三）头发护理

老年人的头发多干枯、易脱落，应做好头发的清洁和保养，焕发活力。应根据自身特点定期洗头，干性头发可每周清洗一次，油性头发则可每周清洗 2 次。有条件者可根据自身头皮性质选择合适的洗发、护发用品。如皮脂分泌较多者可用温水及中性肥皂，头皮和头发干燥者则清洁次数不宜过多，应注意选用刺激性较小的洗发液清洗，并可适当应用护发素、发膜等护发产品。

1. 梳头　评估、备齐用物、向老年人解释。协助老年人取坐位或者半卧位，肩上铺治疗巾。为卧床老年人垫高头肩部，头偏向一侧，枕上铺治疗巾。短发从发根梳向发梢；长发从发梢梳至发根。遇有头发纠结成团，可用 30% 乙醇湿润后梳理。根据老年人喜好梳理发型。将脱落的头发置于污物袋，将治疗巾撤下，恢复老年人舒适体位。整理床单位。将物品分类处理，洗手，记录特殊情况。

2. 洗头　老年人卧床，无法去浴室或坐起洗头时，应当定期在床上洗头。详见《基础护理技术》。

（四）皮肤清洁

沐浴是保持老年人皮肤清洁最有效的方法。通过对身体表面的清洗及揉搓，可以达到消除疲劳、促进血液循环、改善睡眠、提高皮肤新陈代谢和增强抗病能力的目的，还有助于维持身体的完整性、促进舒适、预防感染、防止压力性损伤及其他并发症的发生，同时还可维护患者自身形象，促进康复。

皮肤清洁应根据自理程度采用淋浴、坐位洗澡和床上擦浴等方式进行。

1. 全身擦浴　不能入浴洗澡者，用湿热毛巾擦拭身体，可以促进血液循环、新陈代谢，有利于预防压力性损伤。详见《基础护理技术》。

2. 全身浴　泡浴有放松和恢复元气的效果，但是老年人泡浴体力消耗大，可以一周泡 1～2 次，也可淋浴。

3. 部分浴　入浴难以完成者，可以泡洗容易污浊的手足。这样可以提升体温、改善心情，老年人的负担也较轻。照护者要注意老年人皮肤状况，注意观察皮肤有无皮疹、红点、湿疹、伤口、压力性损伤。

4. 注意事项　为老年人进行皮肤清洁时应注意：

（1）沐浴次数：老年人因代谢活动低下和皮肤干燥，洗浴频率不宜过频。出汗较多者，经常洗浴并保持皮肤干燥可防止因皮肤潮湿而致的皮肤破损；皮肤干燥者，应酌情减少沐浴次数。建议老年人根据自身习惯和地域特点选择合适的沐浴频率，一般北方可安排夏季每天 1 次，其余季节每周 1～2 次温水沐浴，而南方则可夏秋两季每天 1 次，冬春两季每周 1～2 次沐浴，或酌情安排。皮脂腺分泌旺盛、出汗较多的老年人，沐浴次数可适当增多。

（2）保证安全：洗浴区域配备防滑地面、扶手等，防止老年人跌倒，不能自理或意识丧失者在工作人员离开床单位时，需妥善安放床栏；工作人员在临时离开时，应将呼叫器放于老年人易取位置。空腹、饱食、酒后以及长时间体力或脑力活动后不宜马上洗浴，应选择在饭后 1h 左右进行，以免影响食物的消化吸收或引起低血糖、低血压等不适。

（3）注意保暖：洗浴过程中尽量减少患者身体暴露，避免患者着凉，关闭门窗，室温调节至 24～26℃，水温则以 40～45℃为宜。沐浴时间以 10～15min 为宜，以免时间过长发生胸闷、晕厥等意外。擦洗过程中，应擦洗干净特别注意擦洗腋下、女性乳房下、会阴部、膝关节后侧及皮肤皱褶部位，随时添加和更换温水。

（4）鼓励自理，保护隐私：关闭门窗或拉上隔帘，提供私密空间，注意适时遮盖身体部位，鼓励老年人尽可能参与洗浴过程，根据需要给予协助。

（5）随时观察：老年人洗浴时，皮肤血管扩张，引起血压变化；由于散热，又很容易发生体温下降。因此在洗澡前一定要注意评估，如老年人有循环系统、呼吸系统等疾病，要慎重对待。擦拭过程中应观察老年人身体状况，如有不适，应立即停止操作并通知医护人员。

三、老年人的衣着卫生

在老年人的服装选择上，重点是必须考虑是否有利于健康及穿脱方便。

（一）衣服材质的选择

老年人体温中枢调节功能降低，尤其对寒冷的抵抗力和适应力降低，因此在寒冷时节要特别注意衣着的保暖功效，但应同时考虑不宜选用太重的材质以免影响老年人的活动。另外，还要考虑衣着布料对皮肤的刺激等方面的因素。有些衣料如毛织品、化纤织品对皮肤有一定的刺激性，如果用来制作内衣，就有可能引起瘙痒等不适。尤其是化纤织物中有些成分很可能成为变应原，一旦接触皮肤，容易引起过敏性皮炎。因此，在选料时要慎重考虑，尤其是内衣，应以纯棉织品为宜。

（二）衣服款式的选择

衣服容易穿脱对于老年人来说是非常重要的，即使是残障者，也要尽量鼓励和指导其参与衣服的穿脱过程，以尽可能最大限度地保持和发挥其残存功能。因此服装的设计上要注意便于穿脱，如拉链上应留有指环以便于拉动；上衣的设计应多以前开襟为主；减少纽扣的使用，可用魔术贴取代纽扣，如实在坚持使用纽扣，也要注意不宜过小，以方便老年人自行系扣。此外，老年人衣服款式的选择还应考虑安全性。老年人的平衡感降低，应避免穿过长的裙子或裤子以免绊倒。做饭时的衣服应避免袖口过宽，否则易被点燃而引发火灾。衣服要合身，但不能过紧更不要压迫胸部。同时也要注意关心老年人衣着的社会性，在尊重其原有生活习惯的基础上注意衣服的款式和色彩要适合其个性、年龄以及社会活动需求。条件允许时鼓励老年人的服饰打扮可适当考虑流行时尚，如选择明快的色调、别致的款式以及亮丽的饰物等。

（三）鞋子的选择

鞋子的选择可直接影响老年人的活动，选择时应注意：首先，应选择大小合适的鞋。鞋子太大行走时易跌倒，过小又可因压迫和摩擦造成皮肤破损，特别是患有糖尿病的老年人更应注意。其次，应选择鞋底有一定厚度、后跟略有高度的鞋。老年人脚部肌肉因老化而发生萎缩，如鞋底太薄、太硬，行走时会硌得脚痛；而如鞋底太平，则无法为足弓提供足够的支撑，易使脚部产生疲劳感。最后，无论在室内还是室外，老年人均应选择有防滑功能的鞋，以免发生跌倒。

（四）穿脱衣裤的指导

肢体瘫痪老年人穿脱衣顺序按照"先脱健侧后脱患侧，先穿患侧后穿健侧""先脱近侧后脱远侧，先穿远侧后穿近侧"的原则进行。

根据老年人身体状况采取坐位或卧位。准备衣服等物品。协助老年人取坐位或摇起床头，使老年人呈半坐位，分步骤协助老年人穿（脱）衣服。（详见附录二表10 穿脱衣服训练的操作流程与评分标准）

1. 穿套头上衣　分清上衣的前后面，护理人员一只手从衣服袖口处伸至衣服下端开口处，轻拉老年人手腕，将手臂套入衣袖，以同样方式穿好对侧；将老年人头部套入衣领，拉平衣身部分。

2. 脱套头上衣　将老年人上衣的下端向上轻拉至其胸部，由背后向前脱下衣身部分；一只手扶住老年人肩部，另一只手轻拉近侧的袖口，脱下身体一侧衣袖，以同样方式脱下身体对侧衣袖。

3. 穿开襟上衣　帮助老年人穿好身体患侧衣袖，协助老年人翻身，其余部分平整地塞进老年人身下；协助老年人平卧，再从老年人对侧身下拉出，穿好身体健侧衣袖，扣好纽扣。

4. 脱开襟上衣　脱衣时，解开上衣纽扣，脱去老年人身体健侧衣袖，塞进老年人身下，协助老年人翻身，再脱去患侧衣袖，移除上衣，协助老年人平卧。

5. 穿裤子　分清裤子前后面。护理人员一只手从裤管口套入至裤腰开口，轻握住老年人脚踝，套上一侧裤管，以此方式套上另一条裤管；双手将裤腰向大腿方向提拉至老年人臀部；帮助老年人身体左倾躺好，将身体右侧裤腰部分向上拉至其腰部，再帮助老年人身体右倾躺好，将裤子左侧裤腰部分向上拉至腰部；系好裤扣、裤带。

6. 脱裤子　松开裤带、裤扣，协助身体左倾躺好，将裤子右侧部分向下拉至臀下，再协助老年人身体右倾躺好，将裤子左侧部分向下拉至臀下；护理人员双手分别拉住老年人身体两侧裤腰部分，向下褪至膝部，抬起一侧下肢，褪去一侧裤腿。以同样方式，褪去对侧裤腿。

协助穿（脱）衣物应保持动作轻柔，防止拉伤肢体。翻身时应注意安全，必要时拉上防护栏。完成后应根据实际情况为老年人盖好被子，清理用物。

（唐　芳）

？ **复习思考题**

1. 何某，男，65 岁，拟早上在公园锻炼，请为老年人制订一份锻炼计划。
2. 简述老年人饮食原则。
3. 如何帮助睡眠质量较差的老年人改善他们的睡眠质量？

ER-4-3
扫一扫，测一测

第五章　常见老年综合征与护理

学习目标

掌握老年人视听障碍、衰弱、压力性损伤、疼痛的护理措施。
熟悉老年人视听障碍、衰弱、压力性损伤、疼痛的护理诊断和健康指导。
了解常见老年综合征基本知识。
具有关心、尊重、体贴的工作态度。

　　老年人特别是高龄老年人常常同时存在多种慢性疾病，并可能合并多种老年综合征，导致老年人疾病诊治及健康管理难度大大增加。充分认识老年综合征，尽早发现老年综合征的危险因素，积极采取有效的预防护理，可在很大程度上减少意外发生，降低老年综合征带来的相关危害，因此，做好老年综合征的护理至关重要。

第一节　老年综合征基本知识

一、老年综合征

　　1. 概念　老年综合征是指老年患者由多种疾病或多种原因造成的同一种临床表现或问题的症候群。它不是特指一种疾病，而是一组老年人特有的临床症候群的统称。

　　老年综合征是由多种病理过程或多种诱发因素导致的具有同一临床表现特点的老年病症。是老年人特有的健康状况，既不是某种疾病造成的临床表现，也不是代表某种疾病，而是老年人衰老到一定年龄，多器官、多系统疾病共同造成的表现。老年综合征的发病率和患病率会随年龄增长而升高，在我国 65 岁以上老年人中，老年综合征的患病率极高。老年综合征会严重损害老年人的生活能力，显著降低老年人的生活质量，明显缩减老年人的期望寿命，增加照护者的身心负担。老年综合征是一组特殊的症状和体征，它们具有许多共同的特征，在老年人，特别是衰弱老年人中非常普遍。

　　2. 表现　老年人大多存在各器官功能衰退、多种疾病共存的情况。老年患者往往不是出现某疾病典型的临床表现，而是突出表现为一组特殊的症状。常见的老年综合征种类包括跌倒、衰弱、头晕、谵妄、失眠、肌少症、压力性损伤、疼痛、失禁、痴呆、吞咽困难、营养不良、抑郁、多重用药等。如不进行早期发现和及时干预，往往会引起严重危害。亚洲 65 岁以上老年人中，肌少症的患病率可达 10%～20%，且随年龄的增加而迅速上升。老年人肌肉组织的减少可引起肌肉功能减退，并进一步导致日常生活能力下降、跌倒风险增加、伤口不易愈合、免疫力下降、发生压力性损伤或肺炎等。据报道，严重的肌肉减少可导致老年人死亡率显著增加。

　　3. 老年综合征与传统的医学综合征区别　老年综合征为"多因一果"，即多种致病因素导致的同一类临床表现，而传统的综合征往往为"一因多果"，即一种病因引发的多种临床表现。以传统医学综合征中的库欣综合征为例,病因为皮质醇增多,临床可出现满月脸、水牛背、向心性肥胖、皮肤菲薄、骨质疏松等多种表现。而在老年综合征中则相反,以谵妄为例,其原因可能包括脱水、营养不良、认知障碍、高龄、睡眠障碍、严重的躯体疾病、药物因素等多种因素。因此,针对老年综合征的管理应全面、系统。

二、老年综合评估

在日常生活中,老年综合征的一些早期表现往往得不到患者本人及亲属的关注,只有在老年综合征发生且造成很大程度的健康损害后才引起重视,此时往往功能损害已经形成,进行干预的效果欠佳。因此,早期发现、早期干预是防治老年综合征的关键。老年综合评估(CGA)是当前早期筛查和管理老年综合征的有效工具。

1. 概念　老年综合评估是从全面关注与老年人健康和功能状况相关的所有问题入手,从疾病、体能、认知、心理、社会和环境多个层面对老年患者进行全面评估。

老年综合评估通过采用多学科的方法,对老年人的医学问题、躯体与认知功能、精神心理状态、环境因素、经济因素、社会支持系统、信仰及医疗意愿等多个方面进行评估。与传统医学评估的以疾病为中心不同,老年综合评估充分体现了以人为核心的理念。通过老年综合评估,可以综合梳理老年综合征的病因,从而发现老年人潜在的患病风险和功能缺陷,进而早期制订可行的治疗干预策略,维持和改善老年人健康和功能状态,避免老年综合征引发的严重危害。

2. 老年综合评估的内容　评估内容主要分为六大项。

(1) 一般的医学评估:包括病史采集、体格检查和各种辅助检查。

(2) 躯体功能评估:包括对老年人日常生活能力、营养状况、平衡功能与步态、视力与听力等的评估。

(3) 精神心理状况评估:包括对老年人认知功能、抑郁与焦虑、情绪及情感、老年谵妄等的评估。

(4) 社会行为能力评估:包括对老年人的角色和角色适应、文化、家庭和人际关系等的评估。

(5) 环境健康评估:包括对老年居住环境、社会环境、精神环境和文化环境等的评估。

(6) 其他评估:包括对老年生活质量、饮食健康等的评估。

3. 老年综合评估的对象　60 岁及以上人群,尤其是已经存在以下情况的老年人:出院后需要复查的老年人;合并有三种以上慢性疾病的老年人;具有常见老年综合征,如跌倒、痴呆、尿失禁、谵妄、抑郁症、慢性疼痛、睡眠障碍和帕金森综合征等表现,以及潜在风险的老年人;需要长期护理的老年人;具有精神障碍或有一定心理问题的老年人。

如果老年人存在上述多种情况,应及时到医院老年医学科或老年病科进行老年综合征的评估,有针对性地给予全面干预,最大程度地维持和恢复老年人的功能状态,提高其生活质量。

第二节　常见老年综合征护理

一、老年人视觉障碍的护理

案例分析

　　陈爷爷,76 岁,退休高级工程师,平时在家读书看报时常出现串行、字迹成双、会将近距离读物移远的现象,年轻时视力正常。

请思考：
1. 陈爷爷出现了什么健康问题？
2. 可以为陈爷爷提供哪些必要的帮助？

　　老年性视觉障碍是因视觉器官老化或眼疾等原因，在一定距离分辨物体细节能力减退的现象。有关研究指出，60 岁以上的老年人中，视觉器官老化导致视力减退者为 47.9%。除了生理性退化以外，老年人视力下降的原因还有很多病理性原因，比如白内障、黄斑病变、青光眼等。老年期发生视力减退会影响老年人日常生活的维持（如有受伤的危险、自理缺陷），外界信息的获取等。

【病因 / 危险因素】
　　1. 生理因素　随感官系统的老化，视觉功能开始减退，由于晶状体弹性减弱或丧失，调节功能减退，使视觉功能逐渐老化而衰退，以至于近距离工作或阅读时发生困难。年龄增加而导致的感官系统疾病如白内障、青光眼、视网膜病变、老年性黄斑变性的概率也增加。
　　2. 长期用药物和患病　如激素类药物和糖尿病、心血管疾病、脑瘤等也会影响到眼部的血液供应，加重或促进视力明显减退甚至失明。
　　3. 其他　如吸烟、营养缺乏、过度的日光暴露以及感染，也可使视觉能力下降。

【护理评估】
（一）健康史
　　1. 一般情况　了解老年人的年龄、性别、生活方式、饮食习惯、用眼卫生等。
　　2. 疾病史　询问老年人有无全身性疾病如糖尿病、高血压病史；了解老年人家族中有无糖尿病、高血压、心血管疾病、青光眼、黄斑变性病史；询问老年人视力下降的时间、程度、发展的速度、治疗经过等；了解老年人疾病家族史。
　　3. 视力情况　询问老年人近半年内自觉视力有无改变或视力减弱、头痛或眼睛疲倦，以及发作的程度、部位、时间及特点；经常使用眼镜的老年人最近一次眼科检查及验光后重新配镜的时间。
　　可通过以下问题详细了解老年人视觉状态：①你的视力有什么变化吗？②看书时是否需要戴老花镜？戴上后看报是否清楚？③阅读时是否需要灯光特别明亮？④阅读后是否有头痛、恶心、呕吐的情况发生？⑤看东西时是否有复视或多视的现象？⑥看东西是否很模糊？⑦你的眼镜与刚开始佩戴的时候一样有效吗？⑧你是否感到眼睛疼痛、有烧灼感或痒感？⑨你是否看见过有小点在眼前飘过？多长时间发生一次？小点的大小和数目如何？⑩你曾经看到过闪光或晕轮吗？⑪ 你曾经觉得眼睛特别干或特别湿吗？⑫ 你在光亮的地方、夜晚或昏暗的地方看东西有困难吗？⑬ 你家中有无其他人得过青光眼或者其他眼病？

（二）身体状况
　　老视表现为视近物困难；视敏度下降表现为视物的精细感下降，暗适应能力下降、视野缩小。常感视觉疲劳。出现眼科疾病时可有视力明显减退甚至失明。

（三）辅助检查
　　应用国际标准视力表进行远、近视力检查；采用简单对比法进行视野检查；进行眼底检查、裂隙灯检查，排除白内障、眼底疾病。

（四）心理社会状况
　　老年人因视力障碍影响工作、学习、日常生活，从而影响饮食起居及社会交往，导致自信心下降，产生消极悲观情绪，如孤独、焦虑、社交障碍等。

重视视力障碍对社会功能的影响

视力障碍严重影响老年人的社会功能,且影响主要体现在认知功能、活动能力、自理能力、与他人相处、生活活动、参与度等方面。世界卫生组织残疾评定量表具有良好的信效度,广泛应用于精神残疾、癌症、慢性病等各种领域,但尚未见到在视力障碍老年患者中的应用评估。国内学者对视力障碍患者的研究多集中在对日常生活活动能力、生活自理能力及生活质量等方面,对视力障碍患者社会功能鲜有关注,故尚缺乏视力障碍对我国老年人社会功能的影响现况的完整描述。国外对于视力障碍患者的研究则大多集中于上述社会功能6个方面中的一方面,未对社会功能进行整体系统性的研究分析,且受不同人种以及文化背景等因素的影响,无法很好地指导国内的医疗护理实践。因此,作为医务工作者,调查我国视力障碍老年人的社会功能状况十分重要,对指导今后的临床护理实践,制订针对性的护理干预手段,提高老年人的社会功能及生活质量具有积极意义。

【常见护理诊断/问题】

1. 感知紊乱:视力下降　与白内障有关。

2. 有受伤的危险　与视力障碍有关。

3. 社会交往障碍　与视力障碍有关。

【护理措施】

1. 定期接受眼科检查　老年人要定期接受眼科检查,积极治疗眼科疾病并采取有效措施减少视力减退对日常生活的影响。对于无糖尿病、无心血管疾病史和家族史,年龄大于65岁的老年人,而且最近没有自觉视力减退症状,应该每年接受一次眼科检查,包括对眼底、屈光度、视敏度和视野的检查。对于有糖尿病、心血管疾病的老年人,应该每半年接受一次眼科检查。近期如果自觉视力下降或眼球胀痛伴头痛的老年人,应该立即做眼科相关检查,症状加重时及时就诊。

2. 提供光线充足、地面平整及无障碍的环境　避免过度视力疲劳,用眼以不觉疲劳为度,注意正确的用眼姿势,距离、光线是否充足等。老年人的居住环境阳光要充足,晚间要有夜视灯,提高居室的亮度弥补老年人视力下降对日常生活造成的影响。但应避免用单个强光灯泡和刺眼的阳光直接照射老年人的眼睛。采取措施预防跌倒。黄昏后、阴雨天、雾天,老年人应避免出门,如需出门活动,应有亲人或朋友陪伴,以免因踏空、绊倒而发生意外。

3. 注意保护眼睛　避免用眼过度,不要在昏暗环境中长时间阅读和工作,尤其是精细的用眼活动最好安排在上午,看书读报、看电视的时间不宜过长,用眼不宜超过1h。尽量让眼放松,如闭目养神、望天空或眺望远方等,使眼得到充分休息。而且阅读材料应印刷清晰、字体较大,避免反光等。坚持定期按摩眼部,可做眼保健操按摩眼部穴位,加速眼部血液循环,增加房水中的免疫因子,提高眼球自身免疫力,延缓晶状体混浊的发展。

4. 适量活动　老年人应该进行适量的活动,以延缓机体衰老的速度。对于视觉功能减退的老年人,外出活动尽量安排在白天,户外活动时如果光线强烈,应佩戴抗紫外线的太阳镜。如果活动过程中从暗处转到亮处时,要停留片刻。待适应后再活动。

5. 加强眼部卫生　向老年人及家属讲解有关眼部的自我护理常识,保持眼部卫生,勤洗手,用清洁柔软的毛巾,勿用力揉眼睛。

6. 选择沟通方式　与老年人交谈首先要有声音提示,切勿大声疾呼或突然向其握手和拥抱,语调诚恳而平和。提供给老年人的阅读材料、包装说明、使用的器具等应保证印刷清晰、字体较大、颜色对比度高,尽量避免反光色。

7. 积极治疗眼科常见疾病和相关慢性疾病　青光眼和白内障患者要积极治疗,较好的治疗方法是手术治疗,手术后短期内避免做弯腰搬重物类的体力活动,保持大便通畅,术后佩戴硬质眼罩。有糖尿病者要积极控制血糖,高血压患者要积极降压。

8. 心理护理　多与患者沟通,做好心理疏导,减少其孤独感。缓解压力,提高信心,稳定情绪。

【健康指导】

1. 配镜指导　配镜前需验光,同时要考虑平时习惯的工作距离,适当减少或增加镜片的度数。如进行近距离精细工作,应适当增加镜片度数,反之,则应适当降低度数。不可随意购买老花镜,以防因度数不准确和材料不安全造成视力进一步损害。

2. 定期检查　建议老年人每年进行常规眼科检查,包括视力、眼压、视野及眼压等检查,一旦出现视疲劳、眼睛胀痛、视物模糊、视物重影等不适,应及时到医院就诊。定期验光,调整眼镜的度数。

3. 眼药水的正确使用和保存　眼药水使用前要了解其性能、适应证和禁忌证,检查有无混浊、过期、沉淀等。掌握正确的滴眼药水的方法,眼药水滴在下穹窿内,滴管不要触及角膜。如果眼药水使用周期较长应放在冰箱冷藏。

4. 中医按摩　经常按揉睛明穴、攒竹穴、四白穴、风池穴、太阳穴,按摩眼眶,对眼睛有保健作用。

知识链接

视力下降者的家庭指导

1. 保证每个房间中至少有一盏灯的开关位于门的附近,以便伸手就能打开开关。
2. 及时选用夜间照明灯,让老年人夜间活动更加安全。
3. 在老年人口袋里常备一把微型手电筒。
4. 同视力受损的老年人交谈时避免非语言的回复,如点头和摇头,不要利用面部表情来表示强调或差别。在你到来的时候要告诉老年人,以免老年人受惊。
5. 简化环境,减少杂物堆放。

二、老年人听觉障碍的护理

案例分析

李爷爷,65岁,2周前其子女发现老年人近期说话习惯明显变化,倾向于大声说话,经常要求家人重复讲过的话。陪同老年人到医院就诊,入院后被诊断为双侧二级耳聋。该老年人退休前为矿工,有吸烟史40余年,每日吸1包左右。既往有糖尿病和高血压病史。

请思考:

1. 导致老年人听力下降的原因可能有哪些?
2. 可以给老年人提供哪些建议和指导?

老年性耳聋是指随着年龄的增长,逐渐发生的双耳听力对称性进行性下降,以高频听力下降为主的感音神经性耳聋。是老年人最常见的听觉障碍。听觉障碍不仅会影响老年人与外界的沟通交流,还能引发虚弱感、孤独感、猜疑感、焦虑、抑郁等精神心理问题和社会隔离现象。近年研究发现,听力障碍还与老年认知功能下降密切相关,更加重了家庭和社会负担。

【病因/危险因素】

除衰老这一无法抗拒的因素外,导致老年性耳聋的原因还有很多。

1. 生理性改变　听觉器官的系统性退化是老年性耳聋最主要的原因。随着年龄的增长,耳郭表面皱襞松弛,凹窝变浅,收集声波和辨别声音方向的能力下降;外耳道的神经末梢日趋萎缩导致感音迟钝;听神经功能逐渐减退,声波从内耳传至脑部的功能障碍;内耳血管壁增厚、管腔缩小,导致内耳缺血,功能改变;听觉中枢对信号的分析减慢,反应迟钝,定位功能减退。

2. 疾病影响　高血压、冠心病、动脉硬化、高脂血症、糖尿病均对人体的血液循环造成影响,从而影响耳的供血。中耳炎、长期耳鸣也可导致听力减退。

3. 饮食与血脂代谢状况　长期高脂饮食和体内脂肪代谢异常,脂质沉积,导致外毛细胞和血管纹变性、血小板聚集及红细胞淤滞、微循环障碍,导致老年耳聋。

4. 药物　耳毒性药物链霉素、卡那霉素、多黏菌素、庆大霉素、新霉素、万古霉素,以及奎宁、氯喹、阿司匹林等药物对听神经均有毒性作用。

5. 不良嗜好及习惯　长期吸烟可引起或加重心脑血管疾病,使内耳供血不足,影响听力;挖耳习惯可能损伤鼓膜。

6. 接触噪声　工作和生活环境中长期受到噪声刺激,使听觉器官经常处于兴奋状态,产生疲劳。噪声刺激还可使脑血管处于痉挛状态,导致听觉器官供血不足而致聋。

【护理评估】

(一)健康史

1. 一般情况　包括老年人的年龄、性别、职业、饮食起居、生活方式等。

2. 疾病史　询问家族史,老年人既往患病及治疗情况,目前是否患有可能引起听觉功能改变的慢性疾病,是否服用可能引起听觉功能受损的药物等。

3. 听力情况　询问老年人是否有听力下降,表现为希望别人大声说话或经常要求别人重复谈话内容等。护理人员可通过以下问题详细了解老年人的听觉情况:①请你描述一下你的听觉有什么变化?②你是否觉得听某一类声音很困难?③你是否经常误解别人说话的意思?④你是否经常请别人重复谈话内容?⑤你是否有过耳痛、瘙痒、嗡嗡作响或者耳朵被塞满的感觉?⑥你的耳朵里是否有很多像蜡一样的东西?你是如何处理的?⑦你的耳朵曾流出过液体吗?

(二)身体状况

表现为 60 岁以上出现原因不明的双侧对称性听力下降,以高频听力下降为主。听人说话喜慢怕快,喜安静怕嘈杂;常有听觉重振现象,即"低音听不见,高音又感觉刺耳难受";言语理解不连贯,常常打岔,有语音衰减现象;常伴有高频性耳鸣,开始为间歇性,渐渐发展为持续性,使老年人的睡眠受到严重影响。

(三)辅助检查

1. 听力筛查　生活中自我观察;医师评估法和问卷筛查法;简易设备筛查法(手机 App、数字测听)、听力计筛查法。

2. 临床检查及听力评估　询问听力障碍相关病史;耳科专科检查;听力学检查(纯音测听、声导抗和言语测听)。

3. 老年听力损失诊断与分级　听觉电生理检查;认知功能评估;影像学检查。

(四)心理社会状况

听力下降使老年人的语言辨别率和表达能力出现严重下降,致使老年人缺乏人际交往,性格变得急躁、孤僻、古怪或产生与世隔绝的孤独感,对生活失去信心,严重损害老年人身心健康。

【常见护理诊断/问题】

1. 感知改变:听力下降　与听觉器官退行性病变有关。

2. 沟通障碍　与听力下降有关。

3. 知识缺乏:缺乏有关听力下降的防护知识。

【护理措施】

老年性耳聋是听觉系统不可逆的退行性变化,目前尚无有效的治疗方法。应用扩张血管、改善微循环、营养神经的药物可在一定程度上减缓耳聋的进展速度。积极治疗影响血液供应的老年性疾病,保持良好的情绪都对老年人十分重要。

1. 沟通技巧　与听力障碍老年人进行交流时,环境应安静。交流前应从正面进入老年人的视线,轻拍老年人以引起注意,用唇部动作填补语言上的空白。对老年人说话要清楚且慢,不要高声喊叫;尽量使用短语、短句,留给老年人反应的时间。对老年人不理解的语言,应给予解释而不要简单重复原话。多用眼神或身体语言与老年人交流,如说话时倾身向前以表示对老年人的话题感兴趣。对视力较好的老年人可借助写字板、字卡或其他辅助器具与老年人交谈。

2. 预防耳聋的措施

(1) 避免噪声:持续噪声刺激以及强声刺激会直接损伤内耳器官。用耳塞收听时不宜时间过长,佩戴助听器时音量应调控适当。

(2) 预防和治疗相关疾病:如高血压、动脉硬化、高脂血症、糖尿病等,减缓对耳部血管的损伤。

(3) 避免应用耳毒性药物:如庆大霉素、链霉素等。老年人解毒排泄功能下降,应用这些药品易引起听力下降。

(4) 建立良好生活方式:多吃富含维生素 C 和维生素 E 的蔬菜类食物,减少高能量食物摄入,可以延缓老年性聋的进展。增加适度的锻炼,避免过度劳累和情绪紧张。

3. 心理护理　老年人听力下降,不能及时、正确获取信息,往往产生心理障碍。因此要帮助老年人克服听力障碍带来的困难,树立信心,鼓励老年人使用正性的调适方法,如指导其从家人、朋友处得到良好的情感支持等。

【健康指导】

1. 指导定期检查　目前尚无有效的手段治疗老年性耳聋,但可以通过各种方法减缓其进展,减轻对日常生活的困扰。指导老年人监测听力,尽早发现和治疗。按照听力损失程度选择适宜的干预方法,早期以药物和聆听训练为主,效果不佳时酌情验配助听器或植入人工耳蜗。

2. 配戴助听器指导　配戴助听器前,必须由专业医生进行全面的检查,根据听力损害程度、老年人的要求和经济状况选戴助听器,不可自行选购、随意配戴,以免损害残存听力。指导老年人掌握助听器的各种开关功能。老年人佩戴助听器适应过程一般为 3～5 个月,适应期内音量应尽量小,使用 2～3 个月后重新调整音调和各种控制装置。注意初戴助听器时,每天先戴 1～2h,几天后逐渐延长佩戴时间,待完全适应后再整天佩戴。

3. 指导按摩方法　教会老年人用手掌按压耳朵和用示指按压环揉耳屏,每日 3～4 次,以增加耳膜活动,促进局部血液循环,防止听力下降。

三、老年人衰弱的护理

案例分析

王爷爷,70 岁,退休后生活失去规律,睡眠不好,体重莫名下降,感觉到身体乏力,一点小的家务活也不想干。自己和家人都很重视,住院检查无异常。

请思考:

1. 该老年人可能出现了什么问题?

2. 分析所出现问题的原因是什么?

失能为日常生活活动能力的丧失,生理衰弱被认为是失能前期。老年人从健壮,到衰弱,再到失能,呈级联下降。衰弱最初由 Fried 等定义为老年人生理储备下降导致机体易损性增加、抗应激能力减退的非特异性临床状态。《老年人衰弱预防中国专家共识(2022)》将衰弱定义为老年人以肌少症为基本特征的全身多系统(神经、代谢内分泌及免疫等)构成的稳态网体系受损,导致生理储备下降、抗打击能力减退及应激后恢复能力下降的非特异性状态,是最具临床意义的老年综合征。衰弱是一个早期可逆的过程,预防可逆性因素、早期识别和积极干预可以延缓健康、衰弱前期老年人走向衰弱和失能状态。

我国 60 岁及以上的社区老年人中约有 10% 患有衰弱,75～84 岁老年人约 15%,85 岁以上老年人约 25%,住院老年人约 30%。衰弱老年人在应激状态下可导致一系列临床不良事件的发生,如功能下降、跌倒、行动不便、失能、住院和死亡的风险增加,与此同时,也造成了医疗资源的消耗和家庭社会负担的加重。

【病因 / 危险因素】

老年衰弱则是一系列慢性疾病、一次急性事件或严重疾病的后果,高龄、跌倒、慢性疼痛、营养不良、肌肉减少症、多病共存、多重用药、睡眠障碍及焦虑抑郁等老年综合征,均可能会造成老年衰弱。

【护理评估】

（一）筛查与评估

1. 一般情况评估　包括年龄、性别、婚姻状况、受教育程度、职业、饮食习惯、生活方式等。健康相关行为、社会经济学状态和生活方式均与衰弱相关。未婚和独居者衰弱发生率增加。女性、健康自评差、受教育少、经济状况较差的人群中,衰弱患病率较高。

2. 躯体功能状态评估　评估意识状态、疲乏、肌力、活动能力、饮食状况及跌倒风险。

3. 营养评估　机体的营养状况与衰弱密切相关,营养不良相关的不良结局如肌少症、认知障碍、跌倒等,易促进衰弱的发生和发展;可采用评估量表筛查营养风险。

4. 精神心理评估　评估老年人有无焦虑、抑郁、孤独、寂寞等,社会支持情况及照护者的能力与需求,老年人经济状况,以及其社会地位等。

5. 其他　根据老年人情况进行疼痛评估、共病评估、多重用药评估、睡眠评估、视力评估、听力评估、口腔评估、社会支持评估、居家环境评估等。

对所有筛查为衰弱或衰弱前期的老年人进行临床衰弱评估。推荐临床衰弱评估的标准是生理衰弱表型,即 Fried 衰弱表型(表 5-1)。

表 5-1　Fried 衰弱表型

项目	男性	女性
体重下降	过去 1 年中,意外出现体重下降超过 10 磅(4.5kg)或 5% 体重	
行走时间(4.57m)	身高≤173cm:≥7s 身高>173cm:≥6s	身高≤159cm:≥7s 身高>159cm:≥6s
握力/kg	BMI≤24.0kg/m²:≤29 BMI 24.1～26.0kg/m²:≤30 BMI 26.1～28.0kg/m²:≤30 BMI>28.0kg/m²:≤32	BMI≤23.0kg/m²:≤17 BMI 23.1～26.0kg/m²:≤17.3 BMI 26.1～29.0kg/m²:≤18 BMI>29.0kg/m²:≤21
体力活动(MLTA)	<383kcal/周 (约散步 2.5h)	<270kcal/周 (约散步 2h)

续表

项目	男性	女性
疲乏	CES-D 的任何一个问题得分 2~3 分 您过去的 1 周内以下现象发生了几天？ (1) 我感觉我做每一件事都需要经过努力。 (2) 我不能向前行走。 0 分：<1d；1 分：1~2d；2 分：3~4d；3 分：>4d	

注：1. BMI，体重指数；MLTA，明达休闲时间活动问卷；CES-D，流行病学调查用抑郁自评量表；散步 60min 约消耗 150kcal（1cal=4.185J）能量。

2. 评分标准：具备表中 5 条中 3 条及以上被诊断为衰弱综合征，不足 3 条为衰弱前期，0 条为无衰弱健康老年人。

（二）临床表现

1. 非特异性表现　体重不明原因的下降，活动耐力下降，疲乏无力的感觉，反复感染。

2. 谵妄　脑功能下降的表现，尤其以夜间更加明显。在应激刺激下，衰弱的老年人比没有衰弱的老年人更容易出现谵妄的症状。

3. 跌倒　平衡和步态受损是衰弱的主要特征，衰弱的老年人容易发生一过性肌张力丧失，人体无法自我控制或维持正常姿势，从而使躯干丧失平衡而跌倒。

4. 波动性失能　表现为老年人功能独立和需要别人照顾交替出现。

（三）辅助检查

国际上关于衰弱的测评工具较多且都不尽相同，目前还没有一个公认的衰弱风险评估的"金标准"。自我评价量表、临床观察量表、混合量表这三类组成了目前国内外评价老年衰弱状况的量表。自我评价量表主要包括 SPQ、TFI、GFI，这 3 种衰弱量表各有优缺点，但均在欧美国家得到广泛运用。临床观察量表主要有 CFS，多用于住院老年人衰弱状况，与其他衰弱评估量表相比，更简单有效，更适用于评估患有急症的老年患者的衰弱程度。混合量表主要包括衰弱指数（FI）、Fried 表型、EFS。其中，Fried 表型可帮助诊断老年人衰弱综合征，便于医护人员及时采取措施以预防不良事件的发生，目前该表已经在不同国家及地区获得了广泛的认可。

【常见护理诊断/问题】

1. 活动无耐力　与衰弱导致的疲劳有关。

2. 自理缺陷　与增龄、多种疾病共存等有关。

3. 营养失调：低于机体需要量　与日常能量摄入不足有关。

4. 有跌倒的危险　与平衡功能和步态受损有关。

【护理措施】

1. 合理饮食　是所有老年人首选的营养干预方法，是一项经济实用且有效的措施。合理饮食指老年人的食物营养均衡、粗细搭配、松软、易于消化吸收；同时家庭和社会应从各个方面保证其饮食质量、进餐环境和进餐情绪，使老年人保持健康的进食心态和愉快的摄食过程。

老年人饮食上保证充足的能量供给，以 30kcal/（kg·d）为宜，并补充充足蛋白质，以 1.0~1.2g/（kg·d）为宜，以及维生素及适量膳食纤维。必要时可联合补充营养制剂，保持合理的体重指数（BMI）。摄入充足的优质蛋白如瘦肉、鱼、虾、豆制品等，可以增加肌容量进而改善衰弱状态；补充钙和维生素 D，如牛奶、奶制品、豆类、豆制品等，能有效提高神经和肌肉的功能；增加水果、绿色蔬菜的摄入，补充微量元素有利于改善老年人的健康结局。另外还要注意戒烟限酒。

2. 运动锻炼　运动锻炼被认为是目前预防和治疗衰弱的首选方案，推荐实施抗阻、力量及平衡训练联合的多组分运动计划，如将有氧运动、伸展或柔韧性运动、平衡训练、抗阻训练等相结合,并遵循个性化、分期和逐步增加的原则。同时,我国民族传统健身运动有着悠久的历史,种类繁多,包括太极拳、五禽戏、八段锦等,均对身体功能的促进有着积极的作用,建议老年人群长期练习。

3. 根据衰弱状况给予相应生活照护　对长期卧床者采取措施预防压力性损伤,与医疗团队及照护者共同制订医护照料计划,并协助执行。

4. 多病共存管理　多种疾病共存是衰弱的潜在因素,也是衰弱发生和发展的促进因素。应对患者进行宣教、治疗、随访等连续性管理。

5. 用药护理　遵循多重用药原则,联合用药应"少而精",减少非处方药的使用,避免处方瀑布,注意剂量个体化、使用一药多用的药物,提高药物依从性。避免随意自我治疗,包括处方药、非处方药、各类保健品、中草药、民间"偏方""秘方"等。鼓励老年人按时到门诊随访,知晓自己健康状况,一旦出现新的症状,需考虑药物治疗相关不良事件,及时就诊。

6. 定期评估　针对存在衰弱相关危险因素的老年人,进行老年综合评估,早期发现老年人机体可能存在的问题,进而给予早期干预,达到促进老年人健康的目的。

7. 心理护理　老年人常见心理问题有紧张、焦虑、抑郁、孤独、无价值感等。护理人员应耐心倾听老年人的主诉,鼓励其说出内心的担忧与不适,减轻老年人的不良心理,可延缓衰弱的进展。

8. 提供安全环境　放置防跌倒警示标识,采取措施预防跌倒(详见第六章跌倒)。

9. 提供社会支持　良好的社会支持是预防老年人衰弱发生和发展的重要措施,社会支持包括客观支持和主观支持。客观支持泛指物质上、经济上的直接援助以及稳定的婚姻、子女的关心等;主观支持指老年人受尊重、被理解和支持,在情感上的满意程度。社会支持还包括老年人对社会支持利用的情况,以及利用他人支持和帮助的程度。

【健康指导】

1. 知识宣教　充分利用以社区卫生服务中心为主的预防保健网络,提供健康教育资料、设置健康教育宣传栏、开展公众健康咨询活动、举办健康知识讲座、建立健康档案,加强对老年人群的健康支持和保障。积极开展老年人健康知识宣教,包括饮食营养、戒烟限酒、体育锻炼、心理健康、合理用药和定期体检等。

2. 生活方式指导　对不良生活方式的干预是预防衰弱的基本措施,倡导健康的生活方式和生活习惯,维护和提高老年人的身心健康水平,规律起居、合理饮食、养成良好的卫生习惯、维持口腔健康、适当的户外运动和锻炼、戒烟限酒、保持心理健康、充足的睡眠和保持排泄通畅等。

四、老年人压力性损伤的护理

案例分析

郭爷爷,74 岁,贫血,消瘦,且存在营养不良。因"肺部感染"收入 MICU,既往有脑梗死病史,四肢肌张力高,活动严重受限。评估时发现其右外侧踝部有一院外带入面积为 2cm×2cm 的三期压力性损伤。

请思考:

1. 该老年人发生压力性损伤的危险因素有哪些?

2. 针对老年人的压力性损伤情况如何处理?

美国国家压疮咨询委员会于 2016 年发布声明,将压疮更名为压力性损伤。压力性损伤是位于骨突隆处、医疗或其他器械下的皮肤和/或软组织的局部损伤。可表现为完整皮肤或开放性溃疡,可能会伴疼痛感。损伤是由于强烈和/或长期存在的压力或压力联合剪切力导致。软组织对压力和剪切力的耐受性可能会受到微环境、营养、灌注、合并症以及软组织情况的影响。70% 以上的压力性损伤出现在 70 岁以上的老年人,且治疗时间长,复发率高,治疗难度较大。压力性损伤是医疗机构面临的重点难题之一,不仅威胁患者的生命健康,而且给社会带来了沉重的经济压力和医疗负担。

【病因 / 危险因素】

1. 对压力的感知能力   有感知觉障碍,对皮肤受压有反应,但不能表达不适;应用鼻导管、面罩、夹板、石膏等医源性干预治疗。

2. 皮肤情况   皮肤潮湿、水肿,使皮肤变软,上皮组织更容易损伤。

3. 摩擦力和剪切力   身体移动、体位改变及坐位时所产生的摩擦力和剪切力。

4. 身体的活动方式   需卧床或坐轮椅活动;因疾病或治疗需要强迫体位。

5. 营养状况   进食少于需要量;摄食能力受限;营养指标异常等。

6. 现病史   低蛋白血症、慢性消耗性疾病等。

7. 老年人或照顾者的认知   对压力性损伤认知不足或无认知。

【护理评估】

(一)健康史

1. 一般情况   性别、年龄、体重、身高、是否吸烟、是否存在感觉功能或意识障碍等。

2. 了解患病情况及用药史,评估全身皮肤及黏膜情况;评估意识状态、营养、排泄、活动能力及医疗器械使用情况;评估心理、社会支持情况及照护者的能力与需求。

3. 参照评估量表筛查压力性损伤风险程度。

(二)临床表现

2019 年《压力性损伤的预防与治疗:临床实践指南》所采用的分类系统将压力性损伤分为 6 期。

1 期:局部皮肤完好,出现指压不变白的红斑,深色皮肤可能没有明显的变白,其颜色可能与周围区域不同。颜色上的变化不包括紫色或栗色改变,这些改变提示深部组织压力性损伤。

2 期:部分皮层缺失,真皮暴露。创面有活力,呈粉红色或红色,湿润,也可表现为完整的或破裂的浆液性水疱。脂肪组织不可见,深部组织不可见。无肉芽组织、腐肉及焦痂。

3 期:全层皮肤缺失,可见皮下脂肪、肉芽组织和伤口边缘卷曲。可出现腐肉和/或焦痂。未见筋膜、骨骼、肌腱、韧带、软骨和/或骨。

4 期:全层皮肤和组织缺失,并伴有筋膜、肌肉、肌腱、韧带、软骨或骨骼的暴露或可直接触及。可出现腐肉和/或焦痂。通常会有边缘卷曲、潜行和/或窦道。

不可分期压力性损伤:深度未知的全层皮肤和组织缺失,因创面被腐肉或焦痂掩盖,溃疡内组织损伤程度难以确定。当腐肉或焦痂被去除,可显示 3 期或 4 期压力性损伤。位于缺血下肢或足跟部的稳定型焦痂(如干燥、紧密附着、完整而无红斑或波动感)不应去除。

深部组织压力性损伤:皮肤呈完整或不完整,伴局部区域出现持续存在的指压不变白的深红色、栗色、紫色皮肤改变或表皮分离显露深色创面或形成充血的水疱。疼痛和温度改变通常早于皮肤颜色变化。皮肤颜色改变在肤色深的区域表现有所不同。

(三)辅助检查

使用压力性损伤危险评估工具对危险因素进行评估,常见评估工具为 Braden 量表(表 5-2)和 Norton 量表(表 5-3)。

表 5-2　Braden 压力性损伤危险评估量表

项目	评估等级	评分标准 / 分
感觉	完全丧失	1
	严重丧失	2
	轻度丧失	3
	未受损害	4
潮湿	持续潮湿	1
	潮湿	2
	有时潮湿	3
	很少潮湿	4
活动力	限制卧床	1
	可以坐椅子	2
	偶尔行走	3
	经常行走	4
移动力	无法移动	1
	严重受损	2
	轻度受限	3
	未受限	4
营养	非常差	1
	不足	2
	足够	3
	非常好	4
摩擦力和剪切力	有	1
	有潜在危险	2
	有明显问题	3

注：评估时间为入院（转入）时；评分 15～18 分为轻度危险，13～14 分为中度危险，≤12 分为高度危险，提示患者有发生压力性损伤的危险，采取预防措施并每三天评估一次，直至危险解除，≤12 分时，24h 内上报。

表 5-3　Norton 压力性损伤危险评估量表

项目	评估等级	评分标准 / 分
身体状况	非常差	1
	虚弱	2
	尚好	3
	良好	4
精神状况	嗜睡或昏迷	1
	混淆	2
	淡漠	3
	清醒	4

续表

项目	评估等级	评分标准 / 分
活动力	卧床	1
	依赖轮椅	2
	行走需协助	3
	可行走	4
移动力	完全受限	1
	非常受限	2
	轻度受限	3
	完全自主	4
失禁	完全失禁	1
	经常失禁	2
	偶尔失禁	3
	无失禁	4

注: 应用于一般内外科患者、卧床、截瘫、大小便失禁、坐轮椅、大手术后、营养不良、病危、病重患者,意识模糊患者;评分分数低表示危险增加,<18 分提示有发生压力性损伤的危险,<14 分提示中度危险,<12 分提示高度危险。

(四)心理社会状况

老年人发生压力性损伤后一般不易愈合,应评估老年人是否存在焦虑、抑郁、自卑、悲观、绝望等心理;评估老年人与其照顾者对压力性损伤的认识,照顾者对老年人的照护情况等。

【常见护理诊断/问题】

1. **皮肤完整性受损**　与发生压力性损伤有关。
2. **疼痛**　与发生压力性损伤有关。
3. **焦虑**　与创面难以愈合有关。
4. **知识缺乏:** 缺乏压力性损伤预防和护理相关知识。

【护理措施】

(一)压力性损伤的预防

1. **警示标识**　高风险者放置防压力性损伤警示标识。

2. **皮肤护理**　保持老年人床单位及全身皮肤清洁、干燥;对出汗、大小便失禁的老年人应及时更换潮湿被服,排便后及时清洗皮肤,肛周可涂皮肤保护剂。卧床老年人使用便器时,应抬起老年人的臀部,防止拖拽。

3. **营养监测**　改善老年人全身营养状况,每月测量体重不应少于 1 次,可计算体重指数。与医生及营养师共同制订营养干预方案。

4. **根据患病情况定期变换体位**　应给长期卧床、活动受限或感知觉障碍的老年人每 2h 变换体位 1 次,使用轮椅的老年人应 0.5h 变换姿势 1 次。压力性损伤风险程度评估为高度危险者应增加翻身频次,可使用气垫床或在骨隆突处采取局部减压及预防压力性损伤措施。

5. **保护骨突处皮肤**　搬运卧床老年人时,应采用双人及以上人员搬运法,或采用提单式、过床易等搬运法。根据不同体位压力性损伤的好发部位,使用敷料、气垫床垫及减压坐垫等支撑面保护骨突处皮肤,进行局部减压。

6. **观察**　受压处皮肤情况,不应按摩局部压红皮肤,宜应用预防压力性损伤敷料保护皮肤。使用医疗器械者、鼻导管、面罩、夹板、石膏等医源性干预治疗的老年人,应对局部皮肤观察与防护。

（二）压力性损伤的处理

1. 营养支持 高热量、高蛋白的补充能够显著降低高危人群压力性损伤发生率，增强机体抵抗力和组织修复能力，促进愈合。

2019 年版《压力性损伤的预防和治疗：临床实践指南》建议，为营养不良或有营养不良风险的 2 期或更严重的压力性损伤成年患者提供高热量、高蛋白、精氨酸、锌和抗氧化的口服营养补充剂或肠内配方。

2. 观察分析 合并多种基础疾病者、长期卧床者、高龄老年人均极易发生压力性损伤，照护者应充分意识到压力性损伤的严重后果，留心观察老年人的皮肤状况，每日至少观察 1 次骨隆突处皮肤状况，记录压力性损伤的情况，有无发红、水肿、破损；对已发生压力性损伤的部位，观察颜色、范围、深度、有无感染症状，治疗过程中愈合的情况等；分析发生原因，制订相应的改善措施，避免再次发生。

3. 分期护理 采取措施避免局部再受压。

1 期：使用翻身枕，加强翻身，更换体位时，将各种导管及输液装置安置妥当，移动时避免拖、拉、推及拽的动作。监测皮肤的变化情况，避免局部皮肤继续受压。局部皮肤出现压红、损伤时，禁止继续受压和按摩。不应使用橡胶类的减压垫，出汗较多或容易潮湿部位勿用粉剂，局部使用半透膜敷料或水胶体敷料保护皮肤，如无脱落可一周更换一次。

2 期：保护皮肤，避免感染。提供湿润的愈合环境，管理伤口渗液，预防感染，局部选用敷料促进愈合。直径 <1cm 的水疱：先用小针头注射器抽吸渗液，再粘贴透明贴或水胶体敷料；直径 >1cm 大水疱，如皮肤无水肿，消毒水疱低位抽液后扩大针孔然后覆盖水胶体或泡沫敷料，如组织水肿，消毒水疱低位剪小缺口后覆盖泡沫敷料。

3 期：清除坏死组织，减少无效腔残留，保护暴露的骨骼、肌腱和肌肉，预防和控制感染。建立愈合环境，合理的敷料选择和更换。黄色腐肉、渗液多可用 0.25% 或 0.5% 碘伏清洗后剪除软化的坏死组织，用方纱抹干后覆盖高吸收性的敷料。感染创面可根据细菌培养化验结果全身用药；使用银离子敷料或使用含碘消毒液（膏）局部湿敷，禁止使用密闭敷料，如水胶体敷料。肉芽组织生长过快、渗液较多可用生理盐水清洗→血管钳弯面锉肉芽→生理盐水清洗→方纱抹干→浓钠湿敷/泡沫敷料等。肉芽组织生长、渗液少可用生理盐水清洗→方纱抹干→水胶体/泡沫敷料等。

4 期：原则同 3 期。潜行和窦道的处理：①仔细评估潜行范围及窦道深度，肛门附近是否有瘘管；②根据深度和渗出情况选择合适敷料填充或引流，填充不要太紧，避免产生伤口压力，填充材料可选用藻酸盐敷料、油纱、银离子敷料等；③彻底清创后低负压吸引治疗；④防止深部伤口愈合之前表皮闭合。

不可分期压力性损伤：清除焦痂和腐肉，根据清创后情况确认分期和处理方法。焦痂的处理：①外科清除坏死组织；②如不适宜锐性清创或有难以清除的坏死组织时，使用水凝胶或清创膏进行自溶清创；③清除创面覆盖物后确定分期，再按各分期的创面进行处理。

深部组织压力性损伤：密切观察局部皮肤颜色变化，有无血泡、焦痂的形成；局部皮肤完整时给予水胶体敷料贴敷，避免大力按摩；注意足跟处予泡沫敷料保护。出现血泡时，去除疱皮后，按 2 期压力性损伤处理；密切观察创面变化，根据创面的进展情况，对照各期压力性损伤处理。

（三）心理护理

老年人容易产生焦虑、自卑、厌世的心理，要分析产生的原因，耐心讲解病情及治疗方案，增加战胜疾病的信心；鼓励适当参加社会活动，保持良好心境，积极预防和应对压力性损伤。

【健康指导】

1. 知识宣教　向老年人及其照顾者讲解压力性损伤发生的原因、好发部位、临床表现、并发症、危害及预后。告知积极预防压力性损伤的重要性。

2. 预防指导

（1）减压预防：根据病情，摆放合适的体位，使压力、摩擦力、剪切力减到最小，不宜长时间采取床头抬高超过 30° 的体位，同时能够维持老年人适宜的活动程度；指导老年人最大限度地活动，或间断性翻身更换体位，必要时设定翻身频率；所有高危人群均应指导或给予定时变换体位，以减少身体易受压部位承受压力的时间和强度；依赖卧床或依靠轮椅活动者，指导并给予床面或椅面减压设备；摆放体位时，压力性损伤部位不能作为直接受力面。

（2）皮肤保护：皮肤保护可降低压力性损伤的发生率，老年人往往皮肤菲薄、干燥，不得使用碱性肥皂和含酒精类消毒剂对皮肤进行擦拭。在高危人群的高危部位使用软聚硅酮、泡沫、水胶体等敷料进行预防性保护；关注医疗器械相关性压力性损伤，可以预防性使用敷料达到保护皮肤的作用；关注黏胶类敷料对皮肤的损害，更换、撕脱敷料注意技巧；保持皮肤适度湿润可以保护皮肤，保持皮肤清洁，有利于预防压力性损伤；禁止对受压部位进行用力摩擦；保持座位和床单位表面的清洁、无渣屑、平整及完整性；带有拉链、纽扣、搭扣的衣服不能置于皮肤的受压点；避免对压力性损伤部位直接使用加热装置。

五、老年人疼痛的护理

案例分析

王爷爷，64 岁，就诊行支气管镜检查，细胞学查到癌细胞，考虑右肺腺癌，ECT 检查：左侧髂骨、右侧股骨中段代谢浓集灶，考虑转移，行 5 个周期 GP 方案化疗。既往有腰椎间盘突出病史 10 年。现 5 周期化疗后半月收入院，神志清，精神饮食可，左侧髂腰部疼痛加重，大便干结，小便正常。入院后完善各项检查，拟行局部放疗 10 次止痛治疗。

请思考：

1. 评估该老年人的疼痛程度。

2. 针对疼痛采取的护理措施有哪些？

疼痛是老年人最为常见的症状之一。慢性疼痛指疼痛持续 1 个月或超过一般急性病的进展，或者超过受伤愈合的合理时间，或与引起疼痛的慢性病理过程有关。据统计，老年人中疼痛的发生率为 25%～50%。疼痛会引起老年人情绪变化（抑郁、焦虑），社交能力下降，睡眠障碍，活动受限、跌倒，食欲紊乱，使用止痛药导致的副作用（便秘、尿潴留、肾功能受损、静脉血栓等）与不良的临床结局相关，故应予以重视。

老年人疼痛特点：①老年人疼痛病因复杂，以不可治愈的疾病较多见；②老年人对疼痛的感知易受外界因素影响，疼痛水平波动较大；③有些老年人对疼痛反应不敏感，主诉少；④慢性、持续性疼痛的发生率高，功能障碍与生活行为受限明显；⑤老年人对疼痛治疗不积极，需要综合治疗，单一治疗不能缓解疼痛；⑥对疼痛治疗药物的不良反应更敏感。

【病因 / 危险因素】

老年人疼痛发生率高，致痛因素复杂。疾病、外伤、身体功能的退化等均可引起老年人疼痛的发生。

1. 肌肉骨骼性疾病　如颈腰椎退行性变、椎管狭窄、颈腰椎间盘突出、骨性关节炎、纤维肌痛症、肌筋膜炎等均可引起慢性疼痛，是老年人疼痛最常见的病因，特别是骨关节的长期劳损和老年内分泌失调引发的骨关节炎所致的老年人疼痛发生率最高。

2. 神经性病变痛症　神经性病变痛症是指原发或原发病灶引发的神经系统功能障碍所引起的疼痛，是老年人疼痛的第 2 位病因，与外周或中枢神经系统损伤、感染、代谢紊乱和梗死有关。如带状疱疹后神经痛、糖尿病性周围神经病变、三叉神经痛和脑卒中后疼痛等神经性疼痛综合征。

3. 癌症　1/3 的活动性癌症和 2/3 的晚期癌症患者有明显的疼痛。疼痛是老年肿瘤患者最常见的主诉之一，据统计老年癌症人群中每天有疼痛经历者占 40%。

4. 其他　如冠心病、心绞痛等经常引发神经性疼痛的慢性疾病。冷、热、机械力以及化学物质等刺激皮肤、皮下组织、肌肉、骨骼等部位的伤害性感受器，使之激活，引起疼痛。

【护理评估】

由于常常伴有年龄相关的认知障碍、沟通困难，以及报告疼痛的能力下降或缺失等问题，因此对于老年人慢性疼痛的评估应遵循以下原则：①提供有关疼痛的全面病史，可通过观察老年人的行为、与他人的互动、面部表情、语言、功能状态的变化等获得相关病史来源和病因；②多维度评估疼痛，如疼痛强度（数字评价量表，NRS）、持续时间、部位、特点、伴随症状、缓解疼痛的方式、疼痛影响（功能活动、睡眠等）等；③进行动态评估，例如疼痛部位改变、疼痛是否加剧、影像学是否变化等；④多方面评估，尤其重视患者的心理、精神、睡眠状态。

（一）健康史

1. 一般情况　疼痛的部位、性质、开始的时间、持续时间和强度、有无伴随症状、影响疼痛程度变化的因素等。是否存在引起疼痛的现存或潜在的疾病（常见骨性关节炎、癌症、带状疱疹后遗神经痛、糖尿病性神经病变、颈椎病、腰椎间盘突出症、骨质疏松症），治疗史、用药史等。

2. 用药　询问服用镇痛药物的种类、剂量及不良反应。评估疼痛耐受度、控制疼痛的意愿及对身体功能的影响。

3. 心理社会　评估心理、社会支持情况及照护者的能力与需求。

（二）临床表现

老年慢性疼痛特点表现为：①原因复杂且不可治愈，如晚期恶性肿瘤，常伴随多种基础疾病，如糖尿病等；②疼痛持续时间长，一般持续 3 个月以上；③通常有多种表现疼痛的行为，如表情、声音、走路姿势等；④缺乏典型的交感神经兴奋症状（常常淡漠）；⑤除躯体疾病外，常伴有心理疾病（焦虑、抑郁等）；⑥受知识层次的影响，无法正确表达疼痛，容易延误疾病的诊断和治疗；⑦对疼痛治疗不积极，需要综合治疗，单一治疗不能缓解疼痛。

（三）辅助检查

根据具体情况，运用 CT、MRI、X 线摄片、血管造影、心电图检查和实验室检查等辅助手段，查找疼痛病因。

（四）心理 - 社会状况

疼痛可导致老年人产生焦虑、抑郁、恐惧情绪，甚至自杀念头，消极情绪可使痛阈降低，加重疼痛，形成恶性循环。一些老年慢性疼痛患者常有明显的认知功能扭曲和无助感。疼痛对他们的生活产生了重要影响，使其社会活动减少，自我控制和自我实现下降。

【常见护理诊断 / 问题】

1. 急性疼痛及慢性疼痛　与组织损伤和反射性肌痉挛、继发于骨骼肌疾病、血管疾病、糖尿病、感染等有关。

2. 抑郁　与长期慢性疼痛对治疗丧失信心等有关。

3. 焦虑　与紧张疼痛，担心治疗预后有关。

4. 睡眠型态紊乱　与疼痛有关。

【护理措施】

老年人以慢性疼痛多见,在疼痛的管理上,可采取药物控制与非药物控制相结合的方法。

(一)一般护理

为老年人提供温暖、整洁、安静的环境;采取促进老年人舒适的方法如按摩疼痛部位、采取舒适体位等;提供必要的生活支持,满足老年人的基本生活需求;鼓励进食,选择清淡易消化的食物,保证老年人的营养充足;疼痛导致老年人活动受限,甚至存在安全隐患,应做好老年人的安全宣教,给予安全措施防范。

(二)非药物干预

常用的减轻疼痛的非药物方法有按摩、放松疗法、音乐疗法、冷热疗法、运动锻炼、认知行为疗法等。按摩特别适用于活动受限相关的疼痛。热疗适用于缺血、痉挛引起的疼痛或骨关节痛。运动可改善全身状况,调节情绪,恢复身体协调与平衡,适用于慢性疼痛。认知行为疗法能有效增强老年人对慢性疼痛的控制。

(三)用药护理

药物治疗是老年人慢性疼痛最基本最常用的治疗手段,但值得注意的是,老年人由于退行性改变、身体功能低下、代谢慢,加上老年人常存在多病共存、多药应用等问题,使用全身镇痛药物时应首先采用最小口服药物的剂量、单一用药,并观察药物不良反应,出现严重不良反应时建议老年人优先选用局部治疗,包括注射治疗(如关节注射、触发点注射)和局部贴剂等。药物是疼痛治疗最基本、最常用的方法。疼痛治疗的药物主要包括:

1. 非阿片类镇痛药　如阿司匹林、对乙酰氨基酚、布洛芬、吲哚美辛、曲马多等,用于缓解轻至中度疼痛。

2. 阿片类镇痛药　如吗啡、哌替啶、芬太尼、纳洛酮等,主要用于急性疼痛和晚期癌症患者。该类药物镇痛效果好,但会产生成瘾性,用药时间越长,镇痛效果越差,应减量且慎重使用。

3. 镇静催眠药　如苯巴比妥、地西泮、水合氯醛等,这些药物易产生依赖和成瘾性,应掌握用药时间和药量。

4. 抗抑郁药　具有镇痛作用,可用于治疗各种慢性疼痛。

老年人用药具有起效慢、药效增强、清除慢等特点,因此,老年人用药应酌情、谨慎,从小剂量开始,逐步调整到有效剂量,加强药物疗效的监测,特别注意预防药物不良反应。

(四)适当运动

鼓励老年人以太极拳、气功、散步等的方式进行身体耐力锻炼。活动身体可提高人体抗炎、抗氧化水平,并发挥内源性阿片样物质增强效应镇痛,从而改善老年骨关节炎、腰背痛在内的慢性肌肉骨骼疼痛、纤维肌痛以及慢性颈肩痛。

(五)心理护理

疼痛是一种主观感受,受心理社会因素影响较大,护理人员应充分认识老年人的心理反应,根据不同的心理反应给予针对性、个性化的心理护理。与老年人建立信任关系,让老年人表达疼痛的感受,尊重疼痛时的行为反应,借助情感支持减轻焦虑和无助感。稳定老年人的情绪,激发其战胜疾病的信心,提高其对疼痛的承受能力。

【健康指导】

1. 知识宣教　介绍老年人疼痛的相关知识,帮助老年人及照顾者了解疼痛的原因、治疗方案,改变老年人对疼痛的传统认识。

2. 用药指导　严格遵医嘱应用镇痛药物,切忌随意增加、减少或停用,并注意自我观察,及时发现药物不良反应。镇痛药物与降糖药、心血管药、利尿药等合用时,应注意药物的相互作用。

3. 指导减轻疼痛的方法　教会老年人在疼痛时转移注意力,如聆听舒缓优美的音乐,深呼吸,指导采取舒适体位等,缓解疼痛。按摩是减轻疼痛的有效方法,单手或双手的手掌在疼痛部位沿同一方向缓慢移动,力度适中,以感到舒适为主。

4. 及时就医　教会老年人及照顾者使用常用的疼痛评估方法,以便调整药物,并嘱咐老年人在病情变化时,及时就医、正规就医,定期复查,以提高生活质量。

(李　媛)

? 复习思考题

1. 试述老年人疼痛常见因素及主要护理措施。
2. 哪些措施可以预防老年人压力性损伤的发生?

ER-5-3
扫一扫,测一测

第六章　老年人的常见安全问题与护理

掌握老年人安全用药的原则。

掌握老年人常见安全问题与护理方法。

运用跌倒、误吸的评估方法，判断跌倒、误吸的风险。

了解老年人药物代谢的特点、常见的药物不良反应。

了解老年人跌倒、吞咽障碍、烧烫伤常见的原因。

学会照护老年人口服药、滴眼药、滴鼻剂护理技能；跌倒、吞咽困难、烧烫伤老年人的照护技能。

能够尊重并接纳发生意外事件的老年人。具有关爱、尊重老年人的工作态度，敏锐的观察能力及安全意识。

　　老年人的安全问题，普遍存在的日常照料的过程中，严重威胁到老年人的身心健康。老年人的安全受到生理、心理、环境和社会等多种因素的影响，有效的预防和干预可以减少老年人的安全问题的发生，本章主要阐述老年人用药、跌倒、吞咽障碍、烧烫伤导致的伤害及其预防和护理。

第一节　老年人用药护理

案例分析

　　赵爷爷，72岁，确诊为高血压16年，前列腺增生1年。定期服用硝苯地平控释片降压，血压波动在（120～140）/（85～95）mmHg。1天前出现起立后双眼黑曚、乏力、耳鸣。平卧数分钟后，症状缓解。老年人平时经常因失眠服用安定等镇静药，还喜欢服用陈皮、西洋参等多种滋补品。

　　请思考：

　　1. 如何为赵爷爷进行用药指导？

　　2. 请分析赵爷爷有可能的药物不良反应。

　　老年人常用药物中有许多会促使安全事件的发生。很多老年人因患多种慢性病需要服用不同药物，不同药物间可能会发生联合作用，而且老年人的肝肾功能衰退，使得药物在人体内的半衰期延长，药物的副作用会影响人的视觉、精神、平衡、步态等机体功能，使家庭意外事故发生的危险性增加。因此，安全、有效的药物治疗是临床老年病学的最大挑战之一，同时也是老年护理的重要内容。

一、老年人用药特点

老年人由于器官功能的衰退,机体对药物代谢和反应发生改变。在护理过程中,应注意评估老年人药物代谢和药效学的特点,为临床合理用药及药物护理提供重要信息。

(一)老年人药物代谢特点

药物通过肝代谢和肾排泄,其代谢产物经泌尿道或胃肠道排出体外,部分药物可通过皮肤汗腺排泄。老年人机体的各项功能减退,药物在体内的吸收、分布、代谢和排泄与年轻人有一定的差异。

1. 药物吸收　口服用药是老年人常用的给药途径。老年人胃肠道的组织结构和功能均发生变化,会影响到药物的吸收,主要表现:①胃酸分泌减少,导致胃液 pH 升高,影响弱酸性药物的吸收;②胃排空速度减慢,胃肌萎缩使胃蠕动减慢,药物在胃内停留时间延长,药物吸收延缓;③胃肠道和肝脏血流量减少,使药物的吸收速度及消除减慢;④肠蠕动减慢,使肠内容物在肠道内移动时间延长,药物与肠道表面接触时间延长,使药物吸收增加。

2. 药物分布　是指药物吸收进入血液循环后向各组织器官及体液转运的过程。影响药物在老年人体内分布的主要因素:①老年人血浆蛋白的量减少,使血中结合型药物量减少;②老年人的心输出量减少,血液灌注不足影响药物到达组织器官的浓度;③老年人脂肪组织增加,非脂肪组织减少,体内水分不足。一些水溶性强的药物在体内分布减少,血药浓度较高,而易出现副作用或毒性反应。而脂溶性药物则在体内分布容积增大,药物作用持续较久,半衰期延长,易引起药物蓄积中毒。

3. 药物代谢　随着年龄的增加,老年人肝血流量减少、功能性肝细胞减少、肝合成蛋白质的能力降低,肝药酶活性下降,导致对主要经肝脏代谢灭活药物(洋地黄、利多卡因、普萘洛尔等)代谢能力下降,血药浓度增高或消除延缓,不良反应增加。

4. 药物排泄　肾脏是药物排泄的主要器官。老年人肾血流量减少、肾小球数目减少、肾小球滤过率降低,使肾脏对药物的排泄能力下降,排泄速度减慢,半衰期延长,导致主要由肾脏以原形排出体外的药物易出现蓄积中毒。

(二)老年人药效学特点

老年人药效学改变是指机体效应器官对药物的反应随老化而发生的改变。其特点包括:对大多数药物的敏感性增高、作用增强,对少数药物的敏感性降低,药物耐受性下降,药物不良反应发生率增加,用药依从性降低。具体表现如下:

1. 多药合用耐受性明显下降　老年人单一用药或少数药物合用的耐受性较多药合用为好,如利尿药、镇静药、催眠药各一种并分别服用,耐受性较好,能各自发挥预期疗效。但若同时合用,老年人则不能耐受,易出现直立性低血压。

2. 对易引起缺氧的药物耐受性差　老年人呼吸、循环系统功能均降低,应尽量避免使用这类药物。如哌替啶对呼吸有抑制作用,慎用于老年人。

3. 对排泄慢或易引起电解质失调的药物耐受性下降　老年人肾调节功能和酸碱代偿能力较差,易导致机体对排泄慢或引起电解质失调药物的耐受性下降,故此类药物的使用剂量宜小,间隔时间宜长,并注意检查药物的肌酐清除率。

4. 对损害肝脏的药物耐受性下降　老年人肝功能下降,对损害肝脏的药物如利血平、异烟肼等耐受力下降,故慎用于老年人。

5. 对胰岛素和葡萄糖耐受力降低　老年人大脑耐受低血糖的能力较差,易发生低血糖昏迷。故在使用胰岛素过程中,应注意识别低血糖的症状。

二、老年人常见药物不良反应及原因

药物不良反应(adverse drug reactions, ADR)是指在常规剂量情况下,由于药物或药物相互作用而发生的与防治目的无关、不利或有害的反应,包括药物副作用、毒性作用、变态反应、继发反应和特异性遗传素质有关的反应等。

(一)老年人常见药物不良反应

1. 直立性低血压 老年人压力感受器敏感性下降、血管运动中枢调节功能减退,即使在没有服用药物情况下,也易因体位的改变而产生头晕。使用降压药、三环类抗抑郁药、利尿剂、血管扩张药时,尤其易发生直立性低血压。

2. 精神症状 老年人中枢神经系统对某些药物的敏感性增高,可导致神经系统的毒性反应,如吩噻嗪类、洋地黄、降压药和吲哚美辛等可引起老年抑郁症;中枢抗胆碱药苯海索可导致精神错乱;老年痴呆者使用中枢抗胆碱药、左旋多巴或金刚烷胺,可加重痴呆症状;长期使用咖啡因、氨茶碱等可导致精神不安、焦虑或失眠;长期服用巴比妥类镇静催眠药可导致惊厥,产生身体及精神依赖性。

3. 耳毒性 老年人由于内耳毛细胞数目减少,听力有所下降,易受药物的影响,而产生前庭症状和听力下降。前庭损害的主要症状有眩晕、头痛、恶心和共济失调;耳蜗损害的临床表现有耳鸣、耳聋。由于毛细胞损害后难以再生,故可产生永久性耳聋。年老体弱者应用氨基糖苷类抗生素和多黏菌素可致听神经损害。

4. 尿潴留 老年人使用三环类抗抑郁药和抗帕金森病药有副交感神经阻滞作用,这类药物可引起尿潴留,特别是伴有前列腺增生及膀胱颈纤维病变的老年人尤易发生,所以在使用三环类抗抑郁药时,开始应以小剂量分次服用,然后逐渐加量。

5. 药物中毒 60岁以上老年人肝脏血流量比年轻时下降40%,解毒功能也相应降低,肾排泄毒物的功能比25岁时下降20%,70~80岁时下降40%~50%;老年人出现心功能减退,心排血量减少,窦房结内起搏细胞数目减少,心脏传导系统障碍。因此,老年人用药容易产生肝毒性、肾毒性及心脏毒性反应。

(二)老年人常见药物不良反应率高的原因

1. 药动学与药效学改变 老年人肝肾功能减退,药物代谢减慢、排泄减少,药物半衰期延长,造成药物不良反应发生率增高。此外,老年人机体内环境稳定性减退,中枢神经系统对某些药物特别敏感,镇静药易引起中枢神经系统过度抑制;老年人免疫功能下降,使药物变态反应发生率增加。

2. 多重用药 老年人常常同时患有多种疾病,需要接受多种药物治疗,即所谓的多重用药(用药数量为5~10种及以上者)。多重用药会增加发生药物间相互作用及开具其他不合理处方的可能性;会增加出现"处方瀑布"的可能性,即将一种药物不良事件误认为一种新的疾病,并开具另一种药物对其进行治疗。另外,多重用药还将增加失眠、便秘、衰弱、疼痛等老年综合征相关症状的发生。老年人药物不良反应的发生率与用药种类呈正相关。据统计,同时用5种药以下者,药物的不良反应发生率为6%~8%;用药6~10种时,不良反应发生率升至40%;用药15~20种时,不良反应发生率升至70%~80%。多种药物合用发生不良反应的潜在危险性增加。

3. 滥用非处方药 老年人主诉多、并发症多,习惯于多医院、多科室就诊,取得多张处方,另外老年人凭广告、经验选服的非处方药、保健品、中草药及民俗疗法等,容易产生药物不良反应。

(三)老年人常见药物不良反应及特点

老年人由于各器官组织结构与生理功能出现退行性改变,服用某些药物发生不良反应的危险性增加。

1. 镇痛药　老年人使用解热镇痛药用量过大或服药间隔时间太近,会导致大量出汗、虚脱。吲哚美辛可引起中枢神经系统不良反应如头痛、眩晕等精神障碍,可出现心律失常、胃肠道出血、胃溃疡、腹泻等,如需服用应在饭后服药,可减少胃肠刺激;哌替啶可引起恶心、低血压及呼吸抑制等,开始服用时应用小剂量,且剂量需个体化。

2. 镇静催眠药　老年人对中枢抑制药敏感性增加。半衰期短的镇静催眠药适用于老年人。半衰期长的药物如苯二氮䓬类,长期服用造成镇静作用延长,增加老年人跌倒和骨折的危险。老年人使用巴比妥类比其他大多数镇静催眠药易引起更多的不良反应,且极易成瘾,除非控制惊厥,否则慎用。

3. 抗抑郁药　此类药物有较强的抗胆碱作用和镇静作用,大多数老年人服用后易出现不安、失眠、健忘、激动、定向障碍、妄想等症状,如服药后出现前述症状,应立即停药。

4. 抗高血压药　老年人高血压发病率高,但对降压药的耐受性较差,易引起直立性低血压,如胍乙啶易发生直立性低血压。

5. 强心苷类药　老年人对强心苷敏感,小剂量即可引起毒性反应,如地高辛常规剂量就可引起中枢神经系统功能障碍或严重的心脏毒性,应用时应遵医嘱并严密观察,可做血药浓度监测,且应避免与噻嗪类排钾利尿剂合用。

6. 利尿剂　老年人应用利尿剂,易引起直立性低血压,诱发低钾血症。如应用噻嗪类容易发生不良反应包括直立性低血压、电解质紊乱、血容量降低、血管栓塞、低血钾,过强的利尿作用可使前列腺肥大的老年人产生尿潴留,故应用时尽可能白天给药,防止因尿频而影响老年人夜间睡眠,记录24h出入液量,应定期检测血电解质浓度。

7. 抗生素　随着年龄增加,老年人肾功能减退,氨基糖苷类抗生素如庆大霉素、卡那霉素等都会增加对肾脏的毒性和耳毒性。老年人在大剂量输注青霉素时易造成青霉素神经毒性反应,表现为神经肌肉兴奋性增加、肌肉痉挛、抽搐甚至昏迷。老年人使用头孢菌素类易引起肾和神经系统不良反应。

8. 抗精神失常药　老年人应用氯丙嗪、奋乃静等吩噻嗪类药物后,易发生震颤麻痹,而且常成为永久性震颤麻痹。老年人服用苯妥英钠会产生神经或血液方面的不良反应。

三、老年人用药原则

老年人由于各器官贮备功能及身体内环境稳定性随年龄增加而衰退,对药物的耐受程度及安全幅度均明显下降。因此,护理人员必须保证老年人准确、安全、有效用药。

(一)选药原则

1. 受益原则　首先要求老年人用药要有明确的指征。其次,要求用药的受益/风险比值>1,只有治疗好处大于风险的情况下才可用药,有适应证而用药的受益/风险比值<1者,不用药,同时选择疗效确切而毒副作用小的药物。

2. 用药简单原则　许多老年人多病共存,常常多药合用,应尽量减少药物种类,以减少药物不良反应的发生率,一般控制在4~5种以内,类型、作用、不良反应相似的药物要减少合并使用,使用适合的长效制剂,以减少用药次数。

3. 优先治疗原则　老年人常患有多种慢性疾病,为了避免同时使用多种药物,当突发急症时,应遵循优先治疗的原则。如有发热、急性胃肠炎时,应先治疗其急症,暂停使用降血脂或软化血管的药物;如突发心脑血管急症时,暂停慢性胃炎或前列腺炎的药物治疗。

4. 慎用或不用敏感药物　老年人应避免使用特别敏感的药物,如降压药中的胍乙啶,抗生素中的四环素、链霉素、庆大霉素、苯二氮䓬类,巴比妥类镇静催眠药,吲哚美辛等非甾体抗炎药等。

（二）用药原则

1.小剂量原则 老年人是一组健康状况极不均一的群体，由于衰老进程、代谢和药效靶点变化不一、疾病状态不同，导致药效的个体差异特别突出，尤其是高龄老年人。同年龄的老年人使用相同剂量，有的无效，有的中毒，因而老年人的有效剂量可相差数倍甚至十几倍。目前还没有公认的老年人年龄相关的用药剂量规律可循。但是考虑到安全性，一般建议老年人采取小剂量给药原则，用药过程中可根据疗效及耐受性逐渐调整剂量。《中华人民共和国药典》规定老年人用药量为成人量的3/4；一般开始用成人量的1/4～2/3。

2.避免多重用药 对患有多种疾病的老年人，不要盲目应用多种药物，可单用药物时绝不联用多种药物，用药种类尽量简单，最好5种以下药物，治疗时分轻重缓急，注意药物间潜在的相互作用。执行5种药物原则时要注意：①了解药物的局限性，许多老年性疾病无相应有效的药物治疗或药物治疗无效，甚至药物不良反应的危害反而大于疾病本身；②抓住疾病主要矛盾，选主要药物治疗，若病情危重，可适当放宽，病情稳定后要遵守5种药物原则；③充分考虑药物相互作用及药物对疾病的影响，如高血压合并心绞痛者，可选用β受体阻滞剂及钙通道阻滞剂；高血压合并前列腺肥大者，可用α受体阻滞剂；④重视非药物治疗，老年人并非所有自觉症状、慢性病都需药物治疗，如轻度消化不良、睡眠欠佳等，只要注意饮食卫生，避免情绪波动均可避免用药；⑤减少和控制服用补药，一般健康老年人不需要服用补药。体弱多病的老年人，要在医生的指导下适当服用滋补药。

3.择时原则 即根据时间生物学和时间药理学的原理，选择最合适的用药时间进行用药治疗，以提高疗效和减少毒副作用。老年人常用药物最佳用药时间见表6-1。

表6-1 老年人常用药物最佳用药时间

药物名称	用药时间
降压药	治疗非杓型高血压病应在早、晚分别服用长效降压药
	治疗杓型高血压病应在早晨服用长效降压药
抗心绞痛药	治疗变异型心绞痛主张睡前用长效钙通道阻滞剂
	治疗劳力性心绞痛应早晨用长效硝酸盐、β受体阻滞药及钙通道阻滞剂
降糖药	格列本脲、格列喹酮在饭前半小时用药
	二甲双胍应在饭后用药
	阿卡波糖与第一口饭同服

4.停药原则 老年人慢性病需要药物长期控制，随着年龄的增长、生理特点的变化及疾病的进展，原有药物可能不再适合当前的状态，需要停药调整，避免严重不良反应的发生。此外，一些对症治疗药物在症状消失或作用不明显时应该停用，没有必要长期使用，否则可能增加不良反应风险。以下是老年人几种常见的需停药的情况：①出现新的症状，考虑为药物不良反应时可停药；②疗程结束后停药；③对症治疗药物在症状消失或效果不明显时应及时停药。

四、老年人安全用药的护理

护理人员应加强药学知识的学习，提高用药护理能力；熟悉药物商品名和通用名，注意药物配伍禁忌；根据老年人的用药特点，遵守老年人的用药原则；密切观察用药反应，维护老年人的用药安全。

【护理评估】

1. 用药史　详细评估老年人的用药史,包括既往和现在的用药记录、药物过敏史、引起副作用的药物及老年人对药物的了解情况。

2. 各系统老化程度　全面评估老年人各系统各脏器的功能状况,如肝、肾功能的生化指标。如肾功能明显减退者,不适合或避免给予经肾脏排泄的药物。

3. 服药能力　包括视力、听力、阅读能力、理解能力、记忆力、吞咽能力、获取药物的能力、发现不良反应的能力和作息时间。

4. 心理 - 社会状况　了解老年人的文化程度、饮食习惯、家庭经济状况,对当前治疗方案和护理计划的了解、认识程度和满意度,家庭的支持情况,对药物有无依赖、期望、恐惧等心理。

【常见护理诊断/问题】

1. 潜在并发症:药物不良反应　与老年人生理功能减退、用药种类多、个体差异大等有关。

2. 执行治疗方案无效　与老年人理解力、记忆力减退、经济困难等有关。

3. 不合作　与老年人的错误健康观等有关。

4. 不依从行为　与老年人的健康观、对与治疗方案有关的知识和技能缺乏、照顾者的支持照顾不够及经济紧张等有关。

【护理措施】

(一)定期全面评估老年人用药情况

1. 用药史　详细评估老年人的用药史,包括既往和现在的用药记录、药物过敏史、引起副作用的药物及老年人对药物的了解情况。

2. 各系统老化程度　全面评估老年人各系统各脏器的功能状况,如肝、肾功能的生化指标。

3. 用药能力和作息时间　包括视力、听力、阅读能力、理解能力、记忆力、吞咽能力、获取药物的能力、发现不良反应的能力和作息时间。

4. 心理 - 社会状况　了解老年人的文化程度、饮食习惯、家庭经济状况,对当前治疗方案和护理计划的了解、认识程度和满意度,家庭的支持情况,对药物有无依赖、期望、恐惧等心理。

(二)密切观察和预防药物的不良反应

1. 用药从小剂量开始　老年人用药一般从成人剂量的 1/4 开始,逐渐增大至 1/3、1/2、2/3、3/4。治疗过程中要求连续观察,注意个体差异,一旦发生不良反应,及时协助医生处理。

2. 注意观察药物矛盾反应　即用药后出现与用药治疗效果相反的特殊不良反应。如用硝苯地平治疗心绞痛反而加重心绞痛,甚至出现心律失常。所以对老年人用药后要细心观察,一旦出现不良反应,应该及时停药并保留剩药。

3. 选用便于服用的药物剂型　口腔黏膜干燥的老年人,服用片剂、胶囊制剂时要给予充足的水送服;胃肠功能不稳定的老年人不宜服用缓释剂,会影响缓释药物的吸收;吞咽障碍的老年人不宜选用片剂、胶囊制剂,宜选用液体剂型,如冲剂、口服液等;选用注射给药时,由于老年人皮肤弹性组织减少,应延长按压注射部位;选用静脉输液给药时,要预防老年人循环负荷过重(肺水肿)的发生。

4. 规定适当的用药时间和用药间隔　根据老年人的用药能力、生活习惯,给药方式尽可能简单,当口服药物与注射药物疗效相似时,应选择口服给药。如果给药间隔时间过长则达不到治疗效果,而频繁给药又容易引起药物中毒。因此,在安排用药时间和用药间隔时,既要考虑老年人的作息时间,又应保证有效的血药浓度。

5. 其他预防药物不良反应的措施　老年人因种种原因易出现用药依从性较差,因此当药物未达到预期疗效时,要仔细询问老年人是否按医嘱用药,留心观察疗效、全身变化,倾听主诉。对长期服用某一种药物的老年人,要注意监测血药浓度,对老年人所用的药物剂量要进行认真记录并注意保存。

（三）提高老年人用药依从性

1. 加强药物管理　①住院的老年人：护理人员应该严格执行给药操作规程，按时将早晨空腹服、食前服、食时服、食后服、睡前服的药物分别送到老年人床前，并照护其服下；②吞咽障碍与神志不清的老年人：一般通过鼻饲管给药，如老年人神志清醒但有吞咽障碍，可将药物加工制作成糊状物后再给予服用；③精神异常或不配合治疗的老年人：护理人员须协助和督促老年人用药，并确定其是否将药物服下，如老年人在家中，应要求家属配合做好协助督促工作，可通过电话追踪，确定老年人的用药情况；④使用外用药物的老年人：护理人员应该详尽说明，并在盒子外面贴红色标签，注明外用药不可服用，并告知家属；⑤空巢、独居的老年人：护理人员可将老年人每天需要服用的药物放置在专用的塑料盒内，盒子有四个小格，每个小格标明早、中、晚的时间，并将药品放置在醒目的位置，促使老年人养成按时用药的习惯；⑥出院的老年人：应该通过口头和书面形式，向老年人解释药物名称、用量、作用及副作用。并用较大字体的醒目注明用药剂量和时间，以便老年人识别。

2. 建立合作关系　护理人员要鼓励老年人参与治疗方案与护理计划的制订，邀请老年人谈对病情的看法和感受，倾听老年人的治疗意愿，与老年人建立合作性护患关系，使其对治疗充满信心，形成良好的治疗意向，以提高老年人的服药依从性。

3. 行为治疗措施　①行为监测：建议老年人记用药日记、病情自我观察记录等；②刺激与控制：将老年人的用药行为与日常生活习惯联系起来，如设置闹钟提醒用药时间；③强化行为：当老年人用药依从性好时及时给予肯定，依从性差时当即给予批评。

4. 保管药品措施　指导老年人定期整理药柜，检查药物质量，丢弃过期和变质的药品，保留常用药和正在服用的药物，并按有效期合理地服用。

5. 开展健康教育　护理人员可以借助宣传媒介，采取专题讲座、小组讨论、发放宣传材料、个别指导等教育方式，通过门诊教育、住院教育和社区教育三个环节紧密结合的全程健康教育的实施，提高老年人的自我管理能力，促进其服药依从性。

知识链接

老年人合理使用中药的原则

1. 强调用药的针对性　首先从提高医生诊断疾病、辨证施治和用药水平入手，耐心细致地询问病情，同时结合必要的理化检查手段，尽早确诊并恰当投给汤药。用药组方时，一定要注意主药明确，重点突出。

2. 要注意体质差异　老年人由于体质和脏器的衰退往往会影响到药物的吸收、分布、排泄等。

3. 要抓住用药时机　用药的时机关系到治疗结果的成败。老年人患病由于体虚邪盛，邪因虚而进，易形成正不压邪的局面，最终导致疾病朝着危重方向急转而下。选择用药时机，恰当地处理正邪的平衡，才能做到药到病除。

4. 选择合适的剂型　针对老年人用药，丸、散、颗粒剂、胶囊剂等较为适用。老年人慢性病较多，病情比较复杂，恢复需假以时日。用丸、散等中成药治疗不仅服药方便，而且药效持久。再加之这些药物经过加工用量较轻，又避免了不良反应的发生。对于那些"厌于药而喜于食"的老年人可采用甘平、无毒、易食的药物制成药膳点心或菜肴，这样也能收到良效。

（四）加强安全用药指导

1. 用药解释　护理人员要以老年人容易接受的方式，向其解释药物的种类、名称、用药方式、服药时间、药物作用、不良反应和期限等。必要时，以书面形式，在药袋上用醒目的颜色标明用药的注意事项,反复强调正确服药的方法和意义。

2. 首选非药物性治疗方法　老年人如果能以其他方式缓解症状的,暂时不要用药,如失眠、便秘和疼痛等,应先采用非药物性治疗方法解决,将药物中毒的危险性降到最低。

3. 指导服药技巧　老年人尽可能选用口服给药。尽量不用缓释片,服药的姿势以站立最佳,坐直身体也行,卧床时尽可能抬高头部,吞下药后约 1min 再躺下。服用药片多时,可分次吞服,以免发生误咽;吞咽片剂或胶囊有困难时,可选用液体剂型如冲剂、口服液等;药物刺激性大或异味较重时,可将其溶于水,用吸管吸服,服药后饮用足量的水,用后可饮果汁,以减轻不适;建议或协助老年人服药前后漱口,消除异味和不适感。

4. 药物与食物之间的相互作用　许多食物和药物同时服用会导致相互作用而干扰药物吸收,如含钠基或碳酸钙的制酸剂不可与牛奶或其他富含维生素 D 的食物一起服用,以免刺激胃液过度分泌或造成血钙或血磷过高;老年人在服药期间,吸烟、饮酒要有节制,以免影响肝脏解毒功能;服药时不可以茶代水。

5. 药物购买及服用　一般健康老年人不需要滋补药、保健药、抗衰老药和维生素。只要通过合理饮食、乐观的心态、适宜的运动和良好的生活方式即可延年益寿。体弱多病者,要在医生的指导下适当服用滋补药物。

（五）关注社会支持

1. 长期用药者　罹患高血压、糖尿病等需要长期用药的老年人,应尽可能了解老年人如何获取药物、当地可提供的药物品种等相关信息,以确保老年人用药的连续性。

2. 认知障碍者　明确是否有照料者,照料者的认知功能如何,照料时间是否覆盖老年人的日常活动时间等。由于认知障碍患者用药存在危险性,能否在正确的时间使用正确的药物完全取决于照料者,在选择药物时应尽量选择给药方便、每天一次的药物。

3. 视力较差者　选择降血糖药物时,应询问是否能够正确调整胰岛素笔的刻度,对于独居老年人尽量避免一天多针的强化降糖方案,避免增加低血糖风险。

（六）健康教育

1. 注意观察用药后反应　指导家属观察老年人服药后的反应和病情变化,一旦发生异常,立即停药,送老年人及时就诊。

2. 督促、协助老年人按时按量服药　对于自理能力尚好的老年人,家人应督促、检查其按时按量服药,确保准确无误;对于自理能力差的老年人,家人或照料者应耐心协助,如帮助老年人打开药品包装或瓶盖,提前配好每次所用药物,并放于不同颜色的药袋中(如将早、中、晚服用的药物分别放于红、黄、绿色药袋中)。

3. 教会老年人或家属使用必要的护理用具　如体温计、血压计等,以随时监测生命体征。

（七）老年人常用给药技术

1. 协助老年人口服药服用技术　详见附录二表 11 协助老年人口服药操作流程与评分标准。

2. 老年人使用滴眼剂技术　详见附录二表 12 照护老年人使用滴眼剂操作流程与评分标准。

3. 老年人使用滴鼻剂技术　详见附录二表 13 照护老年人使用滴鼻剂操作流程与评分标准。

第二节　老年人常见安全问题与护理

　　随着人口老龄化日趋加重,老年人安全问题的发生率不断上升。老年人由于年老体衰、智能和感官以及运动功能减退,再加上自身适应环境的能力下降,遇到意外和突发状况时往往难以应对。积极实施老年人的安全护理,可提高老年人的生命质量。本节就老年人常见的安全问题及护理进行介绍。

一、跌　倒

案例分析

　　王奶奶，81岁，独居，傍晚时分邻居发现其跌倒在卫生间，当即不能站立。老年人主诉左髋部疼痛异常，送往医院。有高血压史20余年，一直服用2种降压药，具体不详。有慢性青光眼病史，视力较差。双膝骨关节炎10余年。前一次跌倒是在2个月前的如厕后，当时可站立和行走，无其他不适。体格检查：体温37.1℃，脉搏80次/min，呼吸20次/min，血压140/85mmHg，全身体检未见明显异常。X线摄片检查，显示患者股骨颈头下型骨折，完全移位。

　　请思考：

　　1. 王奶奶发生跌倒的危险因素可能有哪些？

　　2. 如何对王奶奶及照顾者进行预防跌倒的健康指导？

　　跌倒是指突发的、不自主的、非故意的体位改变，倒在地上或更低的平面上。国际疾病分类（ICD-10）将跌倒分为以下两类：从一个平面至另一个平面的跌倒；同一个平面的跌倒。

　　跌倒已经成为我国65岁以上老年人因伤致死的首位原因。因受伤到医疗机构就诊的老年人中，一半以上是因为跌倒。老年人发生创伤性骨折的主要原因也是跌倒。跌倒不但严重威胁着老年人的身心健康、日常活动及独立生活能力，而且也会给家庭和社会造成沉重的负担。因此，护理人员对老年人跌倒问题必须高度重视，积极采取措施加以防范。

【病因/危险因素】

　　老年人跌倒是多因素交互作用的结果。一般可将老年人跌倒的原因归为内在因素和外在因素两个方面。

（一）内在因素

　　感觉器官、中枢神经系统和骨骼肌肉系统三者协调作用共同维护机体姿势的稳定性。这一功能系统的任一环节出了问题，均可能破坏机体内在的稳定性，而成为诱发老年人跌倒的内因。

　　1. 生理因素　①步态和平衡功能：步态的稳定性下降和平衡功能受损是引发老年人跌倒的主要原因；②感觉系统：视觉、听觉、触觉、前庭及本体感觉功能下降，影响传入中枢神经系统的信息及平衡功能；③中枢神经系统：中枢神经系统的退变影响智力、肌力、感觉、反应能力及平衡能力，使跌倒的危险性增加；④骨骼肌肉运动系统：老年人骨骼、关节、韧带及肌肉的结构、功能损害和退化是引发跌倒的常见原因。

　　2. 病理因素　①心血管疾病：如直立性低血压、脑梗死、小血管缺血性病变等；②神经系统疾病：如脑卒中、帕金森病、脊椎病、小脑疾病、前庭疾病、外周神经系统病变；③感官系统疾病：如白内障、偏盲、青光眼、黄斑变性；④骨、关节疾病：如骨质疏松、类风湿关节炎和关节畸形等；⑤泌尿系统疾病：尿频、尿急、尿失禁等症状而匆忙去洗手间以及排尿性晕厥等也会增加跌倒的危险性；⑥其他：如足部疾病、感染、肺炎及其他呼吸道疾病、贫血、虚弱、脱水、低氧血症、电解质紊乱等均可影响老年人的平衡和步态，使跌倒危险性增加。

　　3. 药物因素　老年人对药物敏感性和耐受性改变，很多药物通过影响人的神志、精神、视觉、步态、平衡等方面而引起跌倒。可能引起跌倒的药物包括：精神类药物、心血管药物及其他降糖药、非甾体抗炎药、镇痛剂、多巴胺类药物、抗帕金森病药等。

　　4. 心理因素　老年人出现认知障碍，或不服老、不愿麻烦他人，或出现沮丧、抑郁、焦虑、情绪不佳及其导致的与社会的隔离均增加跌倒的危险。

（二）外在因素

老年人跌倒多发生在室内，主要是浴室、卧室和厨房内；少数发生在室外，主要是街沿和台阶处。老年人跌倒后可伴有软组织损伤、骨折和脑部伤害等，不但影响老年人身心健康和生活自理能力，还会增加家庭和社会的负担。

1. 环境因素　①室内环境因素：如昏暗的灯光，湿滑、不平坦的地面，障碍物，不合适的家具高度和摆放位置，楼梯台阶，卫生间没有扶栏、把手等都可能增加跌倒的危险；②户外环境因素：台阶和人行道缺乏修缮，雨雪天气、拥挤等都可能引起老年人跌倒；③个人环境：居住环境发生改变，不合适的穿着和行走辅助工具，家务劳动（如照顾小孩），交通损伤等。

2. 社会因素　老年人的教育和收入水平、卫生保健水平、享受社会服务和卫生服务的途径、室外环境的安全设计，以及老年人是否独居、与社会的交往和联系程度都会影响其跌倒的发生率。

【护理评估】

老年人跌倒是可以预防的。老年人跌倒风险的评估是进行跌倒干预的基础和前提。所有老年人都需要进行跌倒风险的评估，尤其是有跌倒史的老年人。对处于跌倒低风险状态的老年人进行简要的评估，对处于跌倒高风险状态的老年人进行全面且详细的评估。

（一）评估与观察要点

1. 了解患病情况、跌倒史及用药史　询问老年人疾病史（尤其关注帕金森病、痴呆、卒中、心脏病、视力障碍和严重的骨关节病等疾病）和服用药物史（老年人的用药情况，尤其关注与跌倒有关的药物服用）；跌倒的时间、地点、方式（是绊倒、滑倒还是晕倒），以及跌倒时的活动状态；跌倒前有无饮酒或服用可疑药物，有无头晕、头痛、心慌等先兆症状；跌倒后有无意识丧失、受伤和大小便失禁，能否站立等。

2. 躯体功能评估　评估意识状态、视力、步态、肌力、平衡及活动能力。根据老年人的具体情况选择合适的评估工具（如日常生活活动能力评估量表、计时起立 - 行走测试、Berg 平衡量表、Tinetti 步态和平衡测试量表、功能性伸展测试等）。尤其注意老年人跌倒风险评估，临床中较为常用的是 Morse 跌倒风险评估（MFS）（详见表 6-2），评估过程简单，完成量表耗时 2～3min。量表总分 125 分，得分越高，表明受试老年人发生跌倒的风险越高。跌倒风险评定标准：小于 25 分为低风险，25～45 分为中度风险，大于 45 分为高度风险。

3. 环境评估　居住环境的安全性及辅助用具使用情况。

4. 心理评估　了解老年人有无焦虑、沮丧及害怕跌倒的心理状态。照护者对跌倒风险及预防的认知、照护者的能力与需求。

表 6-2　Morse 跌倒评估量表

条件	评分	评分细则
1. 3 个月内曾有跌倒史 / 视觉障碍	无 =0 有 =25	询问老年人及照顾者近 3 个月内有无跌倒史，老年患者可能因记忆力下降或怕伤自尊而造成评分不准确
2. 超过一个医疗诊断	无 =0 有 =15	查阅病历记录
3. 使用助行器具	没有需要 / 完全卧床 / 护士扶持 =0 丁形拐杖 / 手杖 / 学步车 =15 扶家具行走 =30	能自己行走，或完全不需要行走 先观察后询问（患者或照顾者）
4. 静脉治疗 / 置管 / 使用药物治疗	无 =0 有 =20	指用麻醉药、抗组胺药、抗高血压药、镇静催眠药、抗癫痫痉挛药、轻泻药、利尿药、降糖药、抗抑郁抗焦虑抗精神病药

续表

条件	评分	评分细则
5. 步态	正常 / 卧床、轮椅代步 =0 乏力 / ≥65 岁 / 直立性低血压 =10 失调及不平衡 =20	正常步态或完全卧床患者 双下肢虚弱无力的患者并不一定出现肌力及功能下降 因神经功能损伤或骨关节疾病等原因造成的一侧或 双侧肢体运动感觉功能下降或残疾
6. 精神状态	了解自己的能力 =0 忘记自己限制 / 意识障碍 / 躁动不 安 / 沟通障碍 / 睡眠障碍 =15	无认知障碍，遵医，可因宣教而改变不良行为 有认知障碍；过于自信，不遵医行为等

（二）身体状况

老年人跌倒后可出现软组织损伤、骨折、关节脱位和脏器损伤等。体检时要全面检查，首先检查其意识和生命体征，随后进行全身检查，包括头部、胸部、腹部、脊柱、四肢和骨盆、皮肤及神经系统，尤其应重点检查着地部位、受伤部位以及常见的受伤部位。

（三）心理 - 社会状况

有跌倒史的老年人常有跌倒后恐惧心理。即害怕再次跌倒而减少外出，导致活动能力降低、活动范围缩小、人际交往减少，焦虑、沮丧及害怕跌倒的心理状态都会增加再次跌倒的危险。

（四）辅助检查

曾经跌倒一次的老年人需要做平衡评定。根据需要行影像学和实验室检查，以明确跌倒造成的损伤和引起跌倒的疾病或潜在性疾病。如跌倒后可疑并发骨折时，行 X 线检查；可疑并发头部损伤时，行头颅断层扫描（CT）或磁共振（MRI）检查；血压的测定应包括平卧位和直立血压以排除直立性低血压；怀疑低血糖要做血糖检测。

【常见护理诊断 / 问题】

1. 有受伤害的危险　与跌倒有关。

2. 疼痛　与跌倒后损伤有关。

3. 恐惧　与害怕再跌倒有关。

4. 移动能力障碍　与跌倒后损伤有关。

5. 如厕自理缺陷　与跌倒后损伤有关。

6. 健康维护能力下降　与相关知识缺乏有关。

【护理措施】

（一）跌倒的预防

1. 跌倒高风险者　对于跌倒高风险的老年人，床头应放置防跌倒警示标识，生活上要有专人陪护，包括对老年人进行良好的日常生活护理，尤其是在老年人如厕、淋浴、活动前后重点看护。

2. 环境　保持病房地面平整、干燥、无障碍，擦拭地面时放置警示标识，浴室放置防滑垫；保持充足的照明，睡前开启夜间照明设备；将呼叫器、水杯及便器等常用物品放在易取处。

3. 活动护理　协助上下轮椅或平车时，使用制动装置固定车轮。有跌倒风险及行动不便的老年患者，协助如厕。卧床者睡醒后平躺 30 秒再坐起，坐起 30 秒再站立，站立 30 秒再行走。

4. 服药老年患者　服用降压药、降糖药、镇静催眠类药物或抗精神病药物时，应观察意识、血压、血糖及肌力变化。

（二）发生跌倒的处理

发现老年人跌倒后不要急于扶起，要分情况进行处理。

1. 检查确认伤情　①询问老年人跌倒情况及对跌倒过程是否有记忆；②询问是否有剧烈头痛或观察有无口角歪斜、言语不利、手脚无力等脑卒中的情况；③查看有无外伤、出血；④查询有无腰、背部疼痛及大小便失禁等提示腰椎损害的情况。

2. 正确搬运　如需搬运应确保老年人安全、平稳。

3. 外伤、出血者的处理　立即止血、包扎并护送老年人到医院进一步观察处理。

4. 试图站立老年人的护理　可协助其缓慢起立，坐位或卧位休息，确认无碍后方可放手，并继续观察。

5. 意识模糊老年人的护理　在场者应立即拨打急救电话。①有外伤、出血，应立即止血、包扎；②有呕吐，应将其头部偏向一侧，并清理口、鼻腔呕吐物，保证呼吸通畅；③有抽搐，应移至平整软地面或身体下垫软物，防止碰、擦伤，必要时牙间垫较硬物，防止舌咬伤，不要硬掰抽搐肢体，防止肌肉、骨骼损伤；④如发生呼吸、心跳停止，应立即进行胸外心脏按压、口对口人工呼吸等急救措施；⑤如需搬动，应保证平稳，尽量平卧。

6. 查找跌倒危险因素，评估跌倒风险，制订防治措施及方案。

（三）跌倒后的护理

1. 病情观察　严密观察跌倒老年人的神志、心率、血压、呼吸、瞳孔，以及单侧虚弱、口齿不清、打哈欠、跌倒后排泄情况等，警惕内出血、休克和脑损伤等。

2. 长期护理　大多数老年人跌倒后伴有不同程度的身体损伤，需要长期卧床。对这类老年人应提供长期护理：①根据跌倒老年人的日常生活活动能力，提供相应的基础护理，满足其日常生活需求；②预防压力性损伤、肺部感染、尿路感染等并发症；③指导并协助老年人进行相应的功能锻炼、康复训练等，预防废用综合征的发生，促进老年人身心功能康复，早日回归健康生活。

3. 心理护理　重点针对跌倒后出现的恐惧心理的老年人进行心理护理。帮助跌倒老年人分析其产生恐惧的原因，探讨是因为虚弱、身体功能下降、自己或身边的老年朋友有跌倒史，还是相关知识缺乏，从而导致恐惧情绪产生，并共同制订针对性的措施，以减轻或消除恐惧心理。

🌐 **知识链接**

老年人跌倒后自己如何起身？

1. 如果是背部先着地，应弯曲双腿，挪动臀部到放有毯子或垫子的椅子或床铺旁，然后使自己较舒适地平躺，盖好毯子，保持体温，如有可能要向他人寻求帮助。

2. 休息片刻，等体力准备充分后，尽力使自己向椅子的方向翻转身体，使自己变成俯卧位。

3. 双手支撑地面，抬起臀部，弯曲膝关节，然后尽力使自己面向椅子跪立，双手扶住椅面。

4. 以椅子为支撑，尽力站起来。

5. 休息片刻，部分恢复体力后，打电话寻求帮助——最重要的就是报告自己跌倒了。

（四）健康指导

健康指导的重点在于帮助老年人纠正不健康的生活方式和行为，规避或消除环境中的危险因素，防止跌倒再度发生，具体内容如下：

1. 增强防跌倒意识　加强防跌倒知识和技能的宣教，帮助老年人及其家属增强防跌倒意识；告知老年人及其家属，老年人跌倒时的不同情况与紧急处理措施，以及寻求帮助的有效方法等，做到有备无患。

2. 合理运动　指导老年人参加规律、适宜的体育锻炼，以增强肌肉力量、柔韧性、协调性、平衡能力、步态稳定性和灵活性，从而减少跌倒的发生。

3. 重视相关疾病的防治　有效控制慢性病的发展，定期到医院做跌倒风险评估，是预防跌倒的重要措施。积极防治可诱发跌倒的疾病，如控制高血压、心律失常和癫痫发作，以减少和防止跌倒的发生。预防和治疗骨质疏松。

4. 合理用药　指导老年人按医嘱正确服药,不要自行随意加、减药物,尽量避免同时服用多种药物,并尽可能减少用药剂量。

5. 选择适当的辅助工具　指导老年人使用合适长度、顶部面积较大的拐杖,并将拐杖、助行器及经常使用的物件等放在触手可及的位置。有视觉、听觉及其他感知障碍的老年人应佩戴视力补偿设施、助听器及其他补偿设施。

6. 改善家居环境　老年人的家居环境应当安全、无障碍。保持室内光线均匀、柔和,室内地面保持平整、防滑、无积水,避免打蜡;通道保持宽敞、无杂物;卫生间安装扶手,尽量使用坐厕,在浴缸旁和马桶旁安装扶手,台阶平整无破损,高度适宜。

7. 调整生活方式　在日常生活中注意:①避免走过陡的楼梯或台阶,上下楼梯、如厕时尽可能使用扶手。②避免睡前饮水过多以致夜间多次起床如厕,对反应迟钝、有直立性低血压的老年人,晚上可将小便器放置于床旁;转身、转头、起身、下床时动作要慢。日常生活起居做到"3个30秒",即醒后30秒再起床,起床后30秒再站立,站立后30秒再行走。③走路保持步态平稳,尽量慢走,避免携带沉重物品。④外出活动最好在白天进行,避免去人多及湿滑的地方,避免在他人看不到的地方独自活动。⑤使用交通工具时,应等车辆停稳后再上下。⑥克服不服老、不愿麻烦别人的心理,在力不能及时主动向他人求助,尽量不要在家里登高取物,必要时可以使用有扶手的专门梯凳,切不可将椅子作为梯凳使用。⑦不穿过长、过宽会绊脚的衬衫、长裤或睡衣,避免穿高跟鞋、拖鞋、鞋底过于柔软以及易于滑倒的鞋,穿脱鞋、裤、袜时坐着进行;看电视、阅读时间不可过长,避免用眼过度疲劳。

思政元素

用青春年华守护"不倒翁"的幸福

随着人口老龄化进程的加速,跌倒成为我国伤害死亡的第四位原因,在65岁以上的老年人中占首位,并且死亡率随着年龄增加而急剧上升。跌倒不仅会造成老年人意外死亡,还是导致老年人失能失智的重要因素。跌倒损伤对于家庭无论是日常照顾还是经济负担无疑是雪上加霜。相关数据让大家清晰居家老年人跌倒是社会痛点,如何让老年人在家获得稳稳的幸福,国家政策也作出指引。作为新时代的大学生,广东江门中医药职业学院微笑·天使义工队的队员们勇敢地担起社会重任,给老年人一个"不倒翁"的家,让老年人获得稳稳的幸福。

微笑·天使社团成立于2018年,社团成立初期在养老机构、社区开展关爱老年人的义工活动。2020年成立微笑·天使义工服务队,通过义工平台让更多的人知道了义工队。2020年,义工队受评估公司、护理学会等团队委托,参与江门市各区的老年人综合能力的评估工作,发现11.7%老年人在评估期间近三个月内,发生过跌倒,且对身体造成了不同程度的伤害。为此,在2021年,义工队在指导老师的带领下开展"不倒翁"计划,深入社区开展居家老年人跌倒的原因调研工作,同时联合社区定期开展"不倒翁"的宣讲活动,提高老年人及家属预防跌倒的认知,同时协助养老协会开展居家适老化展馆建设、居家适老化改造等工作,从而减少居家老年人跌倒事件的发生。2022年义工队暑假期间通过"三下乡"活动走进开平等地乡村,普及预防跌倒的相关知识,为当地老年人开展综合能力评估,以及如何选用防滑鞋,卫生间安全评估与改造建议,推广奥塔尔运动、八段锦,科学地收纳整理等。微笑·天使义工队从成立以来已经换了四位队长,队员也是每年都在迭代更新,无论如何变换,队员们不忘初心,始终坚持用脚步传递着爱心,用科技改变着老年人的生活,用智慧创造着未来。大家共同努力着、奋斗着用青春年华为我们儿时爱我们、呵护我们的"参天大树",撑起一片安全的家,让更多的爷爷奶奶获得稳稳的幸福。

二、吞咽障碍

案例分析

　　秦爷爷,72 岁,和家人共用午餐,进食水煮鸡蛋后立即出现剧烈呛咳,一手掐住颈前喉部,呼吸困难、皮肤发绀、不能讲话。

　　请思考:

　　1. 秦爷爷可能出现了什么情况?

　　2. 护理人员应如何进行急救?

　　吞咽障碍,亦称吞咽功能低下,包括误吸和吞咽障碍。是临床常见的老年综合征之一。误吸是指在吞咽过程中有数量不等的液体或固体的食物、分泌物、血液等进入声门以下的呼吸道和肺组织的过程,分为显性误吸和隐性误吸。吞咽障碍是指因下颌、双唇、舌、软腭、咽喉、食管等器官结构和/或功能受损而不能安全有效地把食物输送到胃内的过程。常伴有咽部、胸骨后或者食管部位的梗阻停滞感觉。

　　相关研究报道显示,社区居家老年人吞咽障碍发生率为 30%～40%,养老机构老年人吞咽障碍发生率达到 60%。吞咽障碍可导致老年人发生营养不良、脱水、误吸及吸入性肺炎气道梗阻、噎呛等并发症。其中,误吸引起突发窒息的死亡率为 17%～62%,吸入性肺炎的病死率为 21%。护理人员应关注老年人的吞咽功能,及时改善吞咽障碍问题,保障老年人安全。

【病因 / 危险因素】

　　1. 生理因素　年龄是导致吞咽障碍的重要危险因素。随着年龄的增加,进入老年期后,咽喉黏膜、肌肉退行性变化,咽部感觉减退,吞咽咳嗽反射降低。同时,参与吞咽的肌群和神经协调性变差,运动及感觉功能下降,牙齿的缺失等,都可能会引起老年人出现吞咽障碍。

　　2. 疾病因素　脑血管病、阿尔茨海默病、帕金森病、颅内肿瘤、糖尿病、慢性阻塞性肺气肿、反流性食管炎等均可引起吞咽功能障碍;精神障碍的老年人由于受幻觉妄想支配,出现行为紊乱,常常出现暴饮暴食、抢食或狼吞虎咽,食物咀嚼不充分、吞食过快,从而导致大块食物堵塞呼吸道,易发生吞咽障碍。

　　3. 食物因素　过硬或过黏的食物,吞咽时容易引起老年人哽噎,如馒头、鸡蛋、汤圆、粽子等,同时边进食边说话、饮酒过量、精神疲惫等,也容易造成吞咽障碍。

　　4. 进食因素　老年人进食体位不正确,如持续仰卧或平卧、床头抬高角度过低等;进食方式不正确,如吃饭过急过快,一口饭量过大;进餐时注意力不集中,边进食边说话等;食物选择不正确,如食物性状太滑、太稀、太硬、体积太大等。

　　5. 药物因素　老年人长期服用氨茶碱、精神类、抑酸类、镇静催眠类药物等导致食管下段括约肌松弛。人工气道的建立、大量镇静药应用、管饲等使食物、药物、呕吐物、痰液吸入气管堵塞气道,引起呼吸困难。

　　6. 老年人或照顾者的认知　对显性误吸认知不足或无认知。

【护理评估】

(一)健康史

　　1. 一般资料　收集老年人的年龄、性别、文化背景及生活方式等信息。

　　2. 既往史　询问老年人所患基础疾病,特别是神经系统、精神疾患和肺部疾病等。

　　3. 口腔功能　观察老年人口腔开合、舌部运动状态,有无流涎、口舌歪斜;观察口腔卫生状况,有无口腔异味、口腔溃疡等;观察牙齿状态,有无牙齿松动、蛀牙及牙周疾病,义齿是否合适;观察软腭抬高程度及对称性,吞咽反射、呕吐反射情况等。

(二)吞咽功能评估

老年人在入院时或有病情变化时,应动态评估有无误吸的风险;将有误吸史、意识障碍、长期卧床、留置人工气道的老年人列入高危人群;并通过询问、观察、使用评估工具识别现存的误吸风险。

1. 洼田饮水试验(water swallowing test,WST)　目前临床上常用的吞咽能力评估方法。老年人取坐位或半卧位,嘱老年人喝 30ml 温水,观察饮水过程,记录有无呛咳、饮水时间及饮水次数。(表6-3)

表6-3　洼田饮水试验

级别	评定标准
I级	坐位,5s 之内能不呛地一次咽下 30ml 温水
II级	分两次咽下,能不呛地咽下
III级	能一次咽下,但有呛咳
IV级	分两次以上咽下,有呛咳
V级	屡屡呛咳,难以全部咽下

评分标准:
I级:正常;I级,5s 以上或II级:可疑吞咽功能异常;III、IV、V级:吞咽功能异常

2. 反复唾液吞咽测试　评估老年人吞咽能力简单易行的方法。老年人采取坐位,首先,用人工唾液或 1ml 水让被检查者口腔湿润,检查者将手指放在老年人的喉结及舌骨处,让其尽量快速反复吞咽。观察 30s 内被检查老年人吞咽的次数和喉结及舌骨上提的幅度,30s 内吞咽少于 3 次确认为吞咽功能异常。

3. 摄食过程评估　①评估意识状态,意识不清或格拉斯哥昏迷评分较低的老年人容易发生吞咽障碍;②评估疾病稳定性、呼吸状态、营养等方面的问题,确认老年人是否属于适合摄食的状态;③评估进食状态,有无暴饮暴食、进食过快、食物不经咀嚼强行吞咽;④评估食物性状:食物是否黏稠、干硬、带刺带壳、稀薄;⑤评估进食环境:是否安静、整洁、舒适、安全。

(三)身体状况

老年人表现为流口水,低头时明显;饮水呛咳,或频发的清嗓动作;进食费力,进食时间过长,吞咽时或吞咽后咳嗽,或进食时发生哽噎,有食物黏着于咽喉内的感觉;吞咽后口腔食物残留,在吞咽时可能会有疼痛症状。噎食者可有以下表现。

(1)早期:进食时突然不能说话、欲说无声,口腔、咽喉前部可见大量食物积存,面部涨红,并有呛咳反射;如果食物吸入气管,会感觉极度不适,会不由自主地一手呈"V"字状紧贴于颈前喉部,并用手抠口腔,呼吸困难,甚至出现窒息的痛苦表情。

(2)中期:食物堵塞咽喉部或呛入气管,出现胸闷、窒息感,食物吐不出,手乱抓,两眼发直。

(3)晚期:出现面色苍白、口唇发绀、大汗、意识不清、烦躁不安,提示食物已误入气管,如不及时解除梗阻,可出现大小便失禁、鼻出血、抽搐、昏迷,甚至呼吸心跳停止。

(四)心理-社会状况

吞咽障碍常常危及老年人的生命,由于老年人及其护理人员缺乏吞咽障碍的相关知识,往往容易产生焦虑和恐惧的心理,因此,要特别对老年人及其家属的心理状况进行评估。

（五）辅助检查

可采用录像吞咽造影、内窥镜、超声波、吞咽压检查、体表肌电等方法动态观察、评估老年人的吞咽功能，了解老年人是否有吞咽障碍的可能及发生的时期。

【常见护理诊断/问题】

1. 吞咽障碍　与口腔功能老化、进食过快、食物过硬或过黏、疾病（如脑梗死、痴呆、谵妄）等有关。

2. 有窒息的危险　与摄食-吞咽功能减弱有关。

3. 有急性意识障碍的危险　与有窒息的危险有关。

4. 焦虑　与担心窒息而紧张有关。

5. 恐惧　与担心窒息而害怕有关。

【护理措施】

（一）吞咽障碍导致误吸的预防

1. 呼吸道护理　应协助流涎的卧床老年人侧卧或头偏向一侧，流涎多者应及时清除。咳嗽能力减弱者，协助其翻身、叩背，体位引流并指导老年人有效咳嗽、排痰，及时清理老年人呼吸道分泌物，必要时使用负压吸引器吸出口咽、鼻腔及气管内食物，以保持气道通畅。

2. 饮食护理　在进食前或更换体位前清除口咽和气道分泌物。进食中及进食后30min内不宜更换体位和气道吸痰。进食后应检查口腔，如有食物残留，可指导进行多次空吞咽清除，必要时协助清除。经口进食管理技术见表6-4。

表6-4　经口进食管理技术

项目	管理技术
进食环境	安静，避免不必要的治疗或分散注意力的行为
进食体位	进食过程中端坐位或30°～60°半坐卧位，颈部前倾，偏瘫侧肩部垫枕；进食后保持该体位30min，避免翻身、叩背
辅助用具	进食时应佩戴义齿、眼镜、助听器或其他辅助设备
餐具选择	选用柄长、口浅、匙面小、不粘食物、边缘光滑、容量5～10ml的勺子
食物选择	食物应细软，切碎煮烂，不宜干、硬、脆 胃食管反流的老年人减少高脂肪膳食的摄入，忌食咖啡、巧克力、薄荷等食物避免短时间内摄入大量液体食物 有吞咽障碍的老年人可在液体食物中添加增稠剂，或将固体食物改成泥糊状
进食一口量	从小剂量（1～4ml）开始喂食，逐步增加并掌握合适的一口量，完全咽下一口后再进食下一口
进食速度	进食速度宜慢，30～40min为宜，忌催促，避免匆忙或强迫喂食

（1）体位：进食时采取坐位、半卧位、侧卧位为宜。平卧位时胃内容物易反流至口咽部经气管入肺，吞咽障碍患者进食时根据病情选择半卧位，可有效防止误吸的发生。坐位：身体坐直，前倾约20°，颈部稍前屈；半卧位：30°～60°卧位，头部前屈，偏瘫侧肩部垫枕头。卧床患者，最小应取30°仰卧位，头部前屈，偏瘫侧肩部以枕垫起；偏瘫老年人健侧卧位，食物从健侧咽部送入，有利于食物运送，减少噎呛。

（2）食物选择指导：根据老年患者饮食习惯及吞咽障碍严重程度，选择容易吞咽的食物。其特征为密度均一、有适当的黏性、容易搓成团块而不易松散，容易在口腔内移动，通过咽及食管时易变形，不在黏膜上残留又不易出现误咽，如菜泥、果冻、蛋羹、浓汤。食物以细、碎、软为原则，温度适宜。避免带刺的食物和黏性较强的食物，如鱼、汤圆、粽子等；避免容易引起吞咽困难的干食，如蛋糕、面包等；对脑卒中等有吞咽困难的老年人，给予半流质饮食，如蛋羹、面糊等。

（3）进食过程护理：①自行进餐：保持注意力集中，细嚼慢咽，前一口完全吞咽后再吃下一口，口中含有食物时，应避免说话、大笑等；②协助进餐：偏瘫患者，照护者位于患者健侧喂食，食物不易从口中漏出，利于食物向舌部运送，减少反流和误咽；③有呛咳危险的老年人，间隙时可用汤匙将少量食物送至舌根处，让其吞咽，每次吞咽食物后，再做几次空吞咽动作，使食物全部咽下，然后再进行下一步喂食待老年人完全咽下，张口确认无误后再送入第二口食物；呛咳时宜暂停进餐，等到呼吸完全平稳时再喂食物，频繁呛咳且严重者应停止进食；④进食后不宜立即平卧，应保持坐位或半卧位 30min 以上，不宜翻身、叩背、吸痰等。

（4）餐具选择：选择圆润、无尖角、光滑的安全舒适型餐具，避免使用刀叉等不安全餐具，饮水禁用吸管。勺子宜柄长且粗，边缘圆钝，容量为 5～10ml；碗宜边缘倾斜，加防滑垫；杯子的杯口不要接触到鼻部。

（5）喂食技巧：喂养者应与老年人保持视线平行，交替喂食流质和固体食物，多次吞咽；控制进食总量，少量多餐，避免短时间内大量进食；进食过程中出现呛咳、声音嘶哑、气促、基础血氧饱和度下降≥5% 等情况时，应立即暂停进食。出现呕吐时，应协助老年人坐起，如病情不允许可协助其侧卧位或仰卧头侧位。喂养技巧见表 6-5。

表 6-5　喂养技巧

老年人状况	喂养技巧
偏瘫	应在偏瘫老年人健侧喂食
无面瘫	应将食物放在舌中心凹陷部位
一侧面瘫	应将食物放置在健侧舌后部或颊部，可用匙背轻压舌部
既往频繁呛咳	可用汤匙将少量食物送至舌根处

（二）发生误吸或呛咳的紧急处理

1. 急救原则　一旦发生吞咽障碍，立即停止进食，清除口腔内的食物，争分夺秒，就地抢救，同时呼叫其他医护人员共同参与抢救。

2. 急救方法

（1）意识尚清醒、可自行站立的老年人可采取海姆利希急救法：老年人站立，护理人员站在老年人背后，用双手臂环绕于老年人腰间，一手握拳头并将拇指掌关节顶住老年人的上腹部，另一只手的手掌压在拳头上，连续快速向内、向上推压冲击，直至异物排出（图 6-1）。

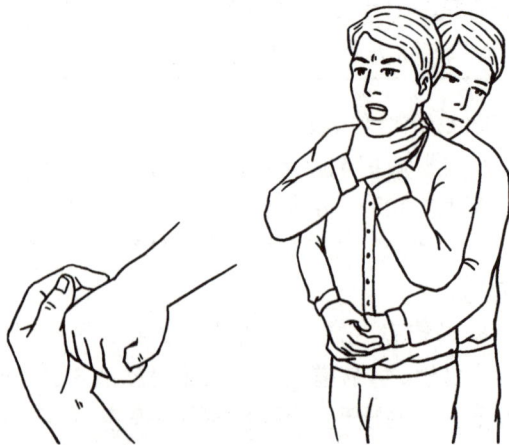

图 6-1　意识清醒者的施救手法

（2）意识不清、难以站立的老年人急救：采用仰卧位，抢救者跪于老年人身旁或骑跨在老年人髋部，双手掌重叠置于老年人脐上方，用掌根向前、下方突然施压，反复进行（图6-2）。操作过程中，密切观察老年人的意识、呼吸、脉搏等病情变化，如老年人出现严重发绀、呼吸异常时，可行环甲膜穿刺术；如出现心跳呼吸骤停，立即行心肺复苏术；如自主呼吸恢复，应密切监护、持续吸氧，直至完全恢复。

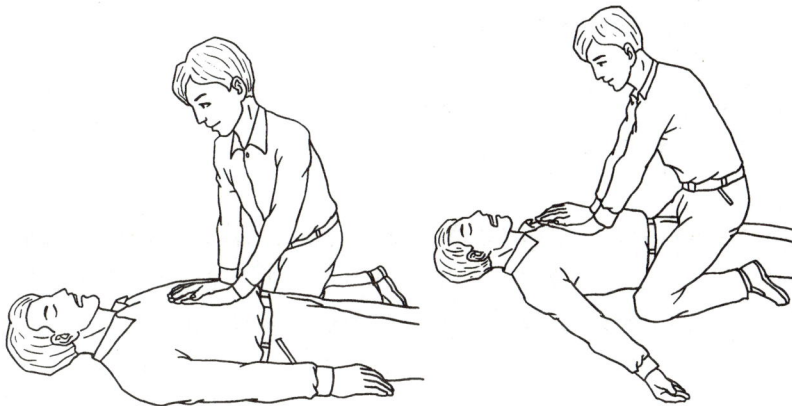

图6-2　意识障碍者的施救手法

（三）心理护理

当吞咽困难发生后，应及时稳定、安慰老年人，以缓解其紧张心理。引导老年人接受由于吞咽障碍导致进食困难的现实，并告知老年人可以通过有效的预防措施来防止噎食的发生等，减轻或消除焦虑、恐惧心理。当老年人出现焦虑、抑郁等心理障碍时。可通过支持性心理治疗、认知行为治疗、放松疗法等，帮助老年患者应对生活和疾病的压力，调动老年患者情绪，有效配合康复训练、心理调适。

（四）健康指导

1. 指导老年人进行改善吞咽功能的日常锻炼，包括练习发声、说话、唱歌等。
2. 协助康复人员对老年人进行提高吞咽功能的康复训练。
3. 指导家属识别和误吸或呛咳的表现，并教会紧急处理技术。

🌐 知识链接

吞咽功能器官训练方法

1. **腮部练习**　闭嘴，鼓腮，维持5s，放松，再将空气快速地在左右面颊内转移，重复5～10次。

2. **唇部练习**　患者吸气后发"wu""yi""a"等音，指导缩唇吹气球、吹气泡等，通过发音训练口唇肌肉，增强声门闭锁功能、呼吸控制。

3. **舌练习**　伸、缩、上下、左右摆动等练习，口腔内环行运动等，各持续5s，重复5～10次，患者条件不允许时可改用被动舌部牵伸活动。

4. **咀嚼练习**　做咀嚼动作，重复训练。

5. **下颌、面部及颊部运动**　嘴巴张至最大，维持5s，然后放松；将下颌移至左/右边，维持5s，然后放松，重复10次或做夸张咀嚼动作，重复10次；开口说"呀"，动作要夸张，然后迅速合上，重复10次；闭嘴，鼓腮，维持5s，放松；张开口，舌尖抬到门牙背面，贴硬腭向后卷，即做卷舌运动，持续5～10次。

三、烧 烫 伤

案例分析

　　赵奶奶，63 岁，起床时不慎打翻床头柜上的保温瓶，开水把右手背烫伤，顿时有烧灼感，烫伤表面皮肤红肿，出现一个 3cm×5cm 的水疱，疼痛剧烈。

　　请思考：

　　1. 初步判断赵奶奶的烫伤为哪一程度？

　　2. 护理人员应如何对赵奶奶进行预防烧烫伤的健康指导？

　　老年烧烫伤是指 60 岁以上人群的被热力（包括热液、蒸汽、高温气体、火焰、电能、化学物质、放射线、灼热金属液体或固体等）所引起的组织损害。主要是指皮肤和 / 或黏膜的损害，严重者也可伤及深部组织，也有将热液、蒸汽所致之热力损伤称为烫伤，火焰、电流等引起者称为烧伤。老年人更容易发生低温烫伤。低温烫伤也可称为低温烧伤或低热烧伤，一般是指机体长时间接触中等温度（一般指 44～50℃）的热源，造成皮肤各层组织的渐进性损伤。皮肤损伤的程度主要取决于温度和热力作用的时间。

【病因 / 危险因素】

　　生活意外引起的热液和火焰伤是老年人烧烫伤的主要原因。

　　1. 生理因素　随着年龄的增长，老年人出现各脏器功能老化，行为协调能力差，肢体活动不便，记忆能力差，皮肤对温痛觉能力下降，末梢循环差，对不良刺激的防御功能降低；另外，意识模糊、视力障碍、部分生活不能自理等，易导致不同程度的烧烫伤，如热油、热汤等引起的烫伤；皮肤感觉差，夏天淋浴洗澡水温调节或控制不当，冬天取暖器烫伤等。

　　2. 病理因素　老年人各种慢性病如阿尔茨海默病、帕金森病、糖尿病、脑血管病导致感觉功能减退等都可直接或间接地导致烧烫伤的发生，如突发意识障碍、癫痫发作摔倒在炉火旁、洗澡虚脱等。

　　3. 治疗因素　热物理治疗（光疗、热疗、电疗等）过程中，温度、距离高度调节不恰当，药物性热疗如艾灸、拔罐、热水袋等使用方法不正确都很容易导致老年人烫伤。

　　4. 环境　设施、设备放置位置不合理。老年人或照护者缺乏对烧烫伤危险因素的识别，防范措施不到位，容易引起老年人烧烫伤。

【护理评估】

（一）健康史

　　1. 一般资料　收集老年人的年龄、性别、文化程度、经济状况、生活自理能力、心理状态等信息。

　　2. 既往史　了解老年人疾病史、用药史、过敏史，老年人、家属和照护者烧烫伤的认知程度，是否发生过烧烫伤史等。

　　3. 烫伤情况　评估烫伤面积、深度，查看局部皮肤颜色，询问老年人感受。

（二）身体状况

　　老年患者上皮组织退行性改变，皮肤薄，加上伤者多数自身健康状况不佳等，受伤时自救能力差，致伤因素接触时间长，很容易造成深度烧伤，深度创面与正常皮肤间无浅度创面过渡区，特别是因意识障碍导致的烧伤、烫伤，如老年患者因癫痫发作造成的烧烫伤，常伤及肌肉、关节腔、骨骼、治疗比较困难。

　　1. 老年人烧烫伤的分期和临床表现见表 6-6。

表6-6　烧烫伤程度分期及临床表现

分期	损伤层次	临床表现	愈合时间	预后
Ⅰ度(红斑期)	表皮浅层	红斑、疼痛、无水疱	3~7d	恢复正常
浅Ⅱ度(水疱)	真皮浅层 生发层、乳头层	局部红肿、水疱、创面红润、剧痛	1~2周	多数有色素沉着
深Ⅱ度(小水疱)	真皮深层	小水疱、肿胀、创面可见网状血管栓塞、钝痛或微痛	3~4周	常有瘢痕增生
Ⅲ度(焦痂性)	全层甚至达皮下、肌肉或骨骼	无痛觉、呈灰或红褐色、焦黄	不能自愈,需植皮	瘢痕增生明显

2. 老年人烧烫伤与成年人相比有不同特点。

(1)休克发生率高:老年人烧烫伤面积超过10%就有发生休克的可能,而且发生的时间较早。由于老年人调节水电平衡和血容量的能力减弱,对补液的耐受性差,休克过后也较多遗留缺氧性损害,容易发生烧伤后多脏器功能障碍综合征(MODS)。

(2)感染发生率高:老年人由于免疫能力低下,烧烫伤败血症不同于一般成人,临床表现不典型,体征不明显,体温不高,血象正常,常表现嗜睡以及昏迷。

(3)内脏并发症多且严重:①容易并发肺部感染、肺水肿、肺炎和肺不张甚至呼吸功能衰竭;②老年人常有动脉粥样硬化,动脉壁弹性较低,耐受能力差,当收缩压超过24.0kPa(180mmHg),常可导致心力衰竭发生;③胃肠功能紊乱并发腹痛、腹泻、便秘、急性胃溃疡出血等;④肾功能损害明显,肾脏的代偿能力差,烧烫伤后肾功能不全的发生率增高。

(4)创面愈合缓慢:老年人组织再生能力减退,若并有糖尿病者伤口愈合更慢,甚至烧烫伤创面长期不愈。

(三)心理-社会状况

老年人及其照护者由于缺乏烧烫伤危险因素的识别能力,防范措施不到位,往往会产生焦虑和恐惧的心理,因此,要对老年人及其照护者心理进行评估。

(四)辅助检查

根据需要可做血常规、尿常规、血气分析、血培养等辅助检查,有助于确定致病菌种类,可针对性地选择抗生素,积极控制感染等并发症。

【常见护理诊断/问题】

1. 疼痛　与烧烫伤创面刺激有关。

2. 皮肤完整性受损　与损伤造成皮肤及深部组织的破坏有关。

3. 体液不足　与创面渗出过多液体有关。

4. 营养失调:低于机体需要量　与高代谢、摄入不足,大量血浆渗出有关。

5. 潜在并发症:休克、窒息、脓毒血症等。

6. 焦虑　与机体外形、功能改变,生活不能自理有关。

【护理措施】

(一)急救处理

1. 迅速脱离热源　烧烫伤发生后应立即迅速脱离热源,以免继续损伤。

2. 抢救生命　配合医生优先处理危及生命的情况,如窒息、心搏骤停、大出血、开放性气胸等。合并吸入性损伤者,应保持呼吸道通畅,给予吸氧,必要时行气管切开。

3. 防治休克　按医嘱及早建立静脉输液通道,以防休克发生,并减轻其严重程度。

4. 保护创面　应避免创面再污染或再损伤。可用干净敷料或布类保护,或简单包扎后送医院处理。

5. 转运　常用的运送工具为汽车，老年人宜取横放位置，即与汽车纵轴相垂直，或采取足向车头、头向车尾方向的位置，可避免患者头部急剧缺血。途中应尽可能避免颠簸，有医护人员陪同，保证持续输液、供氧等，做好出入液体记录。

（二）各类烫伤的处理原则

Ⅰ度烫伤者，立即将伤处浸在凉水中，进行"冷却治疗"，它有降温、减轻余热损伤、减轻肿胀、止痛、防止起泡等作用，如有冰块，把冰块敷于伤处效果更佳。"冷却"30min左右就能完全止痛。用鸡蛋清或万花油或烫伤膏涂于烫伤部位，3～5d便可自愈；Ⅱ度烫伤者，不要弄破水疱，先进行"冷却治疗"，并立即报告，迅速就医；Ⅲ度烫伤者，立即用清洁的被单或衣服简单包扎，避免污染和再次损伤，创伤面不要涂擦药物，保持清洁，立即报告，迅速就医。

知识链接

正确应用"冷却治疗"

1. "冷却治疗"在烫伤后要立即进行，因为5min内烫伤的余热还会继续损伤肌肤，过了5min后才浸泡在冷水中，则只能起到止痛作用，不能保证不起水疱。

2. 烫伤部位不适合浸泡在水中进行"冷却治疗"时，可将受伤部位放置毛巾，再在毛巾上浇凉水，或用冰敷。

3. "冷却治疗"浸泡时间越早、水温越低，效果越好，但水温不能低于5℃，以免冻伤。

4. 若伤处水疱已破，不可浸泡，以防感染。

5. "冷却治疗"期间，要注意为老年人保暖，以免着凉，冷却治疗时间以30min为宜。

（三）一般护理

1. 创面护理　主要原则是保护创面、减轻损害和疼痛、防止感染，及时封闭创面，促进愈合。根据烧烫伤的部位、深度、面积大小等情况选择合适的护理方法，局部涂烫伤膏，再用纱布包扎，保持伤口湿润，减少伤口加深；尽量保护未破的水疱；四肢远端的烧烫伤，应抬高患肢，以免肿胀而加重损伤、感染，影响愈合。

2. 饮食护理　给予高热量饮食，同时增加维生素B、维生素C和蛋白质的摄入，限制影响创面愈合的营养药物，如糖皮质类激素。不能经口进食者，及早实施鼻饲进食，保证营养的摄入。

3. 防治感染　全身性感染常是大面积烧伤患者死亡的主要原因。感染的防治包括密切观察病情变化、正确处理创面、积极抗休克、正确选用抗生素和营养支持等。

4. 康复护理　特别要注意呼吸道的管理，及时吸痰避免痰液阻塞气道引起窒息或阻塞小气道引发肺炎，要及时做好翻身、拍背。一旦创面愈合，病情允许应鼓励患者尽早下床锻炼，以减少因长期卧床带来的并发症。

（四）心理护理

老年烧烫伤患者因伤势不同极易产生焦虑、孤独，悲观的心理问题，同时担心自己形象受损。护理人员应结合老年患者个体的心理特点，给予热情的关心、细心的照顾，要因人而异、因伤而异、因事而异做好老年烧烫伤患者的心理护理，帮助老年患者积极配合治疗和护理，同时增强他们战胜疾病的信心。

（五）健康指导

对老年人及老年照顾者进行烫伤的相关健康宣教，加强安全防范，提高保护意识，从而有效预防烫伤。

1. 生活指导　进食热水热汤的温度保持在38～42℃之间，沐浴或泡脚时应先放冷水，再注入热水，调试好水温在40～45℃后再冲洗。

2. 取暖物品选择　尽量避免使用皮肤直接接触类取暖物品,推荐使用空调、暖气等设备取暖。尽量不用热水袋取暖,若必须使用,水温不超过50℃,外层用棉布包裹,使用电热毯时建议提前预热,入睡时关闭;使用各种热物理治疗仪器时,应按说明书要求,保持安全有效距离。老年人出现谵妄、烦躁不安、不合作时,应在专人陪护下进行治疗。

3. 加强观察　老年人使用取暖设备、理疗等时,最好有照顾者监护,尤其是生活不能自理、感知觉功能障碍(如偏瘫、截瘫)等的老年人。照顾者定时查看皮肤情况,发现异常及时停止使用。

4. 规避风险　老年人须使用中药敷贴、艾灸、拔火罐等时,应去正规医疗机构。避免老年人接触高温设施设备与物品,如开水炉、高温消毒餐具、加热后的器皿,提醒老年人远离厨房中正在烧煮的锅具和燃气灶等。

5. 烫伤后处理　烫伤后,不要使用土偏方如牙膏、酱油、锅灰等急救。如果烫伤轻微,可以自己处理,如果较重,最好去医院治疗。需要注意的是水疱创面也可能为皮肤全层(Ⅲ度)损伤,细胞受损的间生态组织多,创面愈合时间往往较长,应积极治疗。

(六)老年人Ⅰ度烫伤初步处理技术

老年人Ⅰ度烫伤初步处理技术见附录二表14 老年人Ⅰ度烫伤初步处理操作流程与评分标准。

（袁　颖）

? 复习思考题

1. 老年人用药原则有哪些?
2. 如何预防老年人跌倒的发生?
3. 老年人进食时发生误吸或呛咳应如何紧急处理?

ER-6-3

扫一扫,测一测

第七章　老年人心理卫生与常见心理问题护理

PPT课件

知识导览

学习目标

　　掌握老年人心理老化的特点、心理特征、心理需求以及心理健康的概念、标准以及维护和促进老年人心理健康的措施。

　　掌握老年焦虑症、老年抑郁症和老年孤独症的护理措施，能对老年人常见心理问题进行健康指导。

　　熟悉老年焦虑症、老年抑郁症和老年孤独症的概念和临床表现。

　　了解老年焦虑症、老年抑郁症和老年孤独症的病因。

　　引导学生关爱老年人、关爱老年人心理健康，能为社区老年人进行心理健康指导，培养其社会责任感和使命感。

　　进入老年期，人体的各种生理功能日渐衰退，并面临因家庭、社会角色改变而出现的各种生活事件。老年人在面对和适应这些事件时，如适应不良常导致一些心理问题，严重者出现精神障碍，损害老年人的心理健康。老年人的心理健康不仅关系到个人幸福和生活质量，也关系到家庭和社会的和谐与稳定。因此，护理人员应掌握老年人的心理健康知识，有效地维护和促进老年人的心理健康。

第一节　老年人心理健康的维护与促进

　　随着老龄化和高龄化的快速发展，老年人的心理健康备受关注。世界精神卫生联盟提出："没有健康就无法发展，没有心理健康就无法真正实现健康。"因此，掌握心理老化的特点及老年人的心理特征，明确其心理需求以及常见的心理问题，采取有效措施维护和促进老年人的心理健康，是每个老年人安度晚年、健康长寿的重要条件，对促进健康老龄化有重要的意义。

一、老年心理健康知识

（一）心理老化的特点

　　人到老年，身心都在趋向老化，其心理老化主要有以下四个方面的特点。

　　1. 心理老化与生理老化不同步　一般情况下，老年人心理老化的速度要慢于生理老化的速度。生理老化主要是躯体方面的，外观上表现为头发变白、老年斑和皱纹增多等，这种变化是客观的。而心理的老化则不明显，老年人的生理老化与心理老化有一定的关系，但这种关系并不密切，也不存在必然性。

　　2. 心理老化与其个体心理特点密切相关　大部分情况下，懒于用脑、懒于思考问题的人，智力衰退的速度较快，而勤于用脑、喜欢思考的人，智力衰退的速度较慢。情绪不稳定、抑郁、进取

120

心差、意志不坚定的人，往往未老先衰。而情绪稳定、乐观开朗、意志坚定、有着积极的进取心的人，即使到了老年，依然有旺盛的精力和创造力。

3. 心理老化的个体差异大　大部分老年人随增龄出现记忆力严重下降，经常丢三落四，思维不敏捷，精力不充沛。但也有部分老年人心理老化的速度较慢，尽管年事已高，却依然有着很好的记忆力，思维敏捷，精力充沛。

4. 心理老化受社会因素影响较大　社会的进步已成为督促老年人积极提高自身素质，不断提高心理素质的积极因素。社会重视老年人心理健康，采取措施促进老年人智力的发挥，就会推迟心理老化的速度。但是，如果社会忽视老年人心理健康，不注重老年人智力的发挥，就会加速其心理老化。另外，老年人社会角色的转变以及对这种转变的适应情况也会影响其心理老化，比如离退休综合征等。

（二）老年人的心理老化影响因素

老年人的心理变化主要包括认知、情绪情感与意志等（详见第二章）。影响老年人心理变化的因素主要有以下方面：

1. 生理因素　生理老化是引发老年人心理变化的最早、最直接的因素。虽然每个人衰老的速度不同，但衰老始终是在不可避免地发生着的，且死亡是衰老的最终结果。生理的衰老和死亡的逼近对老年人的心理影响是转折性的和持久性的，也是带有冲击性的。

（1）器官的老化：老年人各器官及功能的退化使老年人不由自主产生衰老感。进入老年期后，感觉器官开始老化，视力和听力逐渐减退，视野变得模糊，听觉障碍出现，"耳背眼花"成为显著特征，其他感觉如触觉、嗅觉、味觉也在发生退行性变化，对冷热温度和味道的反应也变得迟钝。器官的老化使老年人对外界和体内刺激的接收和反应能力大大减弱，对老年人的心理将产生消极的影响，一是老年人对生活的兴趣和欲望降低，常感到生活索然无味；二是老年人反应迟钝，感觉不敏锐，由此导致孤陋寡闻；三是社交活动减少，老年人常感到孤独和寂寞。

（2）疾病的增加：由于老年人心脑血管、呼吸、神经、运动、消化、内分泌等多系统生理功能的全面衰退，对环境的适应能力和对疾病的抵抗能力下降，老年人易发生多种疾病。据统计，65岁以上老年人中，大约1/4的人患有一种及以上疾病，即使不患病，也会因老化而感觉四肢酸软、身体疲惫或其他不适，这给老年人生活带来了极大的不便，使他们深感苦恼和焦虑。而老年人常患的冠心病、高血压、糖尿病以及各种癌症等疾病，则使他们感到恐惧、悲伤、绝望甚至产生轻生的念头。

（3）死亡的威胁：老年人心理障碍的出现与死亡的危险有着密切的关系。尽管社会的进步和医学卫生条件的提高使人类的平均寿命普遍增长，但死亡仍然是不可避免的，是人生的最终归宿。老年期是人生的最后一站，身体功能衰退和多种疾病缠身使老年人离死亡特别接近。面对死亡，大多数老年人会表现出害怕、恐惧和悲观的情绪反应。死亡恐惧症是一种老年人常见的心理障碍。

2. 家庭社会因素　离退休是老年人职业生涯的结束，是晚年生活的开始。伴随离退休，老年人的家庭、社会角色发生了很大的转变。老年人的家庭环境、婚姻状况、社会环境等因素对于老年人的心理状态产生重要的影响。

（1）社会角色的转变：老年期是人生最后的重要转折期。其中，最突出的特点是离退休导致了老年人长期以来形成的主导活动和社会角色的转变，由此引发老年人的心理发生波动和变化。离退休引起的老年人社会角色的改变体现在以下两个方面：一是从忙碌的职业角色转变为闲暇的家庭角色，二是从主体角色转变为配角。

（2）家庭环境：离退休之后，老年人的生活范围退居到家庭，家庭成为老年人的主要活动场所和精神寄托。因此，家庭环境的好坏对老年人的心理将产生重要的影响，家庭环境包括家庭结构、经济状况、家庭关系等方面。①家庭结构：在我国，家庭结构复杂、类型较多，城市一般以核心家庭为主，农村由于家庭职能的多重性及养老问题和传统家庭观念的作用，仍以联合家庭为主，但随着社会经济的发展，家庭结构从联合家庭逐渐过渡为核心家庭，家庭结构核心化，家庭规模逐渐缩小，甚至出现空巢家庭、独居家庭，这样的家庭结构不仅使老年人的日常生活难以得到子女的照顾和关心，而且对于老年人传统的家庭观念也造成较大的冲击，老年人所期望的是"儿孙绕膝"的热闹家庭氛围，这种家庭结构难免使老年人感到寂寞孤独；②经济状况：对于老年人来说，如果经济条件比较宽松，有足够的退休金养老，则自信心十足，自尊心较强，无用感较弱，相反，如果经济方面比较拮据，老年人为生计发愁，则容易产生焦虑不安的情绪，特别是有些老年人百病缠身又无钱治疗，处境就更为艰辛，这种情形，老年人时常需要子女或亲友的接济，依赖性较强，使老年人深感自己无用，觉得自己是累赘，产生自卑感；③家庭人际关系：尊重和爱是老年人重要的心理需要，融洽的家庭人际关系对老年人来说十分重要，如果家庭中人际关系和谐，儿孙们能对老年人表示出充分的尊重，给予无微不至的关心和照顾，老年人就能因此获得较大的心理满足，但是，由于老年人的生活经历、成长背景、教育环境等和中青年人有较大差别，代沟的出现不可避免，代沟问题往往会导致家庭矛盾，从而对老年人的心理产生不良影响。

（3）婚姻状况：美满的婚姻、和谐的夫妻关系令人幸福、快乐，产生安全感和归属感，不幸的婚姻则让人悲伤和痛苦。而且，外界对婚姻的评价也会影响人的心理状态。离婚、丧偶和再婚是老年人遇到的主要的婚姻问题。①离婚：一般来说，对于要求离婚的一方离婚后往往感到轻松和如释重负，而被迫离婚的一方则有痛苦和被抛弃的感觉，但是，双方老年人都将面对孤独和再婚的困扰；②丧偶：丧偶对老年人心理的影响是非常严重的，丧偶后，老年人的心理变化复杂，悲伤感和孤独感最为突出；③再婚：部分离婚和丧偶的老年人都会有再婚的念头，而再婚后也会遇到很多问题，如如何适应对方的生活习惯、如何面对双方的子女等等，这些都会对老年人的心理产生困扰。

（4）社会环境：社会生活事件如离退休，周围亲朋好友的相继离世，社会风气、文化氛围均可影响老年人的心理健康。退休后老年人与自己熟悉的面孔以及工作环境远离，社会圈缩小，生活的规律性丧失，空闲时间增多，容易产生失落、孤独、悲观、压抑等的情绪反应。另外，部分老年人对社会交往、子女婚姻、再就业等社会家庭问题感到担忧。

（三）老年人的心理变化表现

1. 衰老无用感 随增龄，老年人的身心状态发生变化，感知能力下降，以前的健步如飞变得步履蹒跚，精神饱满变得气力衰弱等，会让老年人产生衰老无用感。老年人主观上认为老了不中用了，继而出现意志衰退、情绪消沉，甚至诱发新的疾病。另外，离退休后出现的一系列改变会让老年人觉得无所事事，认为自己成了家庭和社会的累赘，失去存在的价值，对自己评价过低，继而产生无用感。

2. 孤独寂寞感 面对家庭结构、社会环境的改变，如丧偶、离婚、空巢、独居、高楼生活圈、离退休、亲人朋友的离世等，很多老年人不能正确地对待，孤单凄凉之情油然而生，处于孤立无援的境地，很容易产生"被遗弃感"，特别是子女因工作、家庭原因不能经常看望老年人，对老年人关心不够，老年人与亲朋、邻居来往较少者，孤独感就更加明显。

3. 空虚失落感 多见于退休不久或对退休缺乏足够心理准备的老年人。由于从长期紧张、有序的工作与生活状态突然转入到松散、无规律的生活状态，一时很难适应，经常感到时间过得很慢、无所事事、度日如年、空虚无聊，尤其一些领导干部，心理落差更大，失落感更强，容易出现情绪低沉或烦躁不安，这种恶劣的心境如果长期持续下去，不但会加速衰老，有时还可能使老年人产生自杀的念头，对老年人的身心健康造成很大的威胁。

4. 情绪多变 老年期是人生旅途的最后阶段，也是人生的"丧失期"，如丧失工作、丧失权力和地位、丧失金钱、丧失亲人等,容易使老年人的情感趋于低沉,这与他们的历史经历和现实境遇是分不开的。另外,由于大脑和机体的衰老,老年人往往产生不同程度的性情改变,如情绪易波动、主观固执等,少数老年人则变得很难接受和适应新生事物,怀念过去,甚至对现实抱有对立情绪。老年人的性情改变,常常加大了他们与后辈、与现实生活的距离,导致社会适应能力下降。

5. 健忘怀旧 老年人的健忘主要表现为近事记忆障碍,也叫近事遗忘,也就是说老年人遗忘的主要是近期发生的事情、新接触的事物或是新学习的知识,特别是人名、地名、数字等没有特殊定义或是难以引起联想的东西都忘得特别快。但是,对于很多陈年旧事却记忆犹新,所以老年人更喜欢怀旧,或是炫耀以往的辉煌,引起他人的注意,以获得心理上的慰藉;或是对以往的痛苦事件记忆犹新,从而影响老年人的心理健康。

6. 自卑心理 因老化而出现的外在形象改变或功能的减退,使部分老年人在社会交往中或做某些事情时易产生不自信、自卑感;还有些老年人由于退休后经济收入减少,社会地位下降,感到不再受人尊敬和重视,而产生自卑心理,可表现为发牢骚、埋怨,指责子女或过去的同事和下属,或是自暴自弃。

(四)老年人的心理需求

一个人情绪状态是否良好,关键看其自身的需求是否得到满足。如果一个人的自身需要得不到满足,就会产生消极悲观、自暴自弃的情绪,反之,则会乐观向上,积极追求人生的理想直至成功。根据马斯洛的需求层次理论,老年人的需求由低到高可概括为以下几个方面。

1. 生理需求 老年人由于各器官功能的衰退,在饮食、排泄、空气、运动、睡眠、性等方面的需求具有特殊性,这也是老化所带来的一些不可避免的变化,老年人要学会适应,合理安排饮食、休息和活动等。对于老年人而言,满足其基本的生理需求是非常必要的,尤其是保证良好的休息和睡眠对于缓解疲劳和保持精力是很重要的也是必不可少的。

2. 安全需求 老化、多病、代际关系、信息化技术的发展和应用等均会影响到老年人的安全感。老年人常担心身体是否健康、能否及时就医、是否给子女造成负担、财产是否会保值增值、退休金的发放是否准时、信息化产品的真伪鉴别等。如果老年人的内心缺乏或没有安全感,物质上再充裕也不会幸福。因此,在满足其生理需求的基础上要满足老年人的安全需求。对于老年人来说,其安全感最主要的是来自子女和社会的关心和照顾以及家庭和睦、社会稳定以及高水平的医疗卫生服务等。

3. 归属与爱的需求 一个人在社会生活中总是渴望得到关心、爱护或被他人接纳等,老年人也不例外。人类对情感的渴望,无论爱情、亲情、友情,无论是老年人还是青年人都是一样的。老年人最在乎最渴望的还是儿女亲情;同时,老年人还需要与社会交往,与邻里、亲朋好友建立良好的友情关系;伴侣关系和婚姻对老年人来说也非常重要,但当老年人寻求自己感情时,他们往往会面临道德判断和约束、舆论以及对子女的实际压力方面的困难,作为子女,应理解老年人的情感生活,倾听老年人的爱和诉求,并给予心理支持。

4. 尊重需求 老年人对尊重的需求是相当强烈的,甚至强于自我实现的需要。很多老年人渴望独立,希望有自己的生活方式,有自己的快乐和爱好,有独立的空间和生活。一项关于老年人是否愿意与子女同住调查显示,只要经济独立,大多数老年人不愿意与子女同住。调查中发现,老年人是否选择与子女同住与其自身的文化程度有关,文化程度越高的老年人独立需要越强。独立意识越强的老年人其心理越健康,晚年生活越幸福。因此,理解老年人渴望被尊重的需要,就要做到"老有所爱",就是尊重老年人的兴趣爱好,尊重老年人的想法和做法,尊重老年人对自己生活的决定,让老年人的余生更精彩,敬老孝老活动更有意义。

5. 自我实现的需求 离开了自己从事多年的工作岗位,离开了自己为之奋斗一生的事业,老年人们不免感到无所事事、怅然若失、陷入无聊和寂寞之中。但并不是说,老年人就没有了实现自我人生价值的需要。许多老年人在退休后,积极地去创造自己的第二职业,或是奉献公益事业,或是专注于自己因工作没有时间而搁置的业余爱好,充分发挥自己的潜能,发挥自己的特长和优势,充分享受退休后的快乐。有些老年人之所以感到空虚和寂寞是因为其自身价值不能实现,也更加说明老年人有着较强的实现自身价值的需要。

二、老年人心理健康的概念与标准

(一)心理健康的概念

1948 年,第三届国际心理卫生大会将心理健康(mental health)定义为:"所谓心理健康,是指身体、智能以及情感上与他人的心理健康不相矛盾的范围内,将个人心境发展成最佳状态。"基于以上定义,心理健康包括两层含义:一是与绝大多数人相比,其心理功能正常,无心理疾病;二是能积极调节自己的心理状态,顺应环境,建设性地发展完善自己,充分发挥自己的能力,过有效率的生活。也就是说,心理健康不仅意味着没有心理疾病,还意味着个人良好适应和充分发展。

2018 年,《老年人心理健康评估指南(草案)》指出:心理健康是指个体内部心理和谐一致,与外部适应良好的稳定的心理状态,包括认知效能、情绪体验、自我认识、人际交往和适应能力五个维度。

2022 年,国家卫生健康委发布《中国健康老年人标准》:健康老年人是指 60 周岁及以上生活自理或基本自理的老年人,躯体、心理、社会三方面都趋于相互协调与和谐。心理健康包括认知功能基本正常,乐观积极,自我满意,具有一定的健康素养,保持良好生活方式。将积极参与家庭和社会活动、社会适应能力良好等归属于社会健康的内容。

(二)老年人心理健康标准

关于老年人心理健康的标准国内外说法不一,结合我国实际情况,对老年人心理健康的标准从认知功能正常、情绪健康、关系融洽、环境适应、行为正常、人格健全六个方面进行界定。

1. 认知功能正常　认知功能正常是个体正常生活最基本的心理条件,是心理健康的首要标准。老年人认知正常主要是指各项认知功能保持同年龄群体的一般水准,具体体现在:感觉、知觉正常,判断事物基本准确,不发生错觉;记忆清晰,不发生大的遗忘;思路清楚,不出现逻辑混乱;在平时生活中,有比较丰富的想象力,并善于用想象力为自己设计一个愉快的奋斗目标;具有日常独立生活能力。

2. 情绪健康　情绪是人对客观事物的态度体验,是个体的需要得到满足与否的反映。愉快而稳定的情绪是情绪健康的重要标志。能否对自己的能力作出客观正确的判断,能否正确评价客观事物,对自身的情绪有很大的影响。心理健康的老年人能经常保持愉快、乐观、开朗而又稳定的情绪,并能适度宣泄不愉快的情绪,通过正确评价自身及客观事物而较快稳定情绪。

3. 关系融洽　人际关系的融洽与否,对人的心理健康影响较大。融洽和谐的人际关系表现为:乐于与人交往,能与家人保持情感上的融洽并得到家人发自内心的理解和尊重,又有知己的朋友;在交往中保持独立而完整的人格,有自知之明,不卑不亢;能客观评价他人,取人之长补己之短,宽以待人,友好相处;既乐于帮助他人,也乐于接受他人的帮助。

4. 环境适应　老年人能与外界环境保持接触,虽退休在家,却能不脱离社会,通过与他人的接触交流、电视广播网络等媒体了解社会变革信息,并能坚持学习,从而锻炼记忆和思维能力,丰富精神生活,正确认识社会现状,及时调整自己的行为,使心理行为能顺应社会发展的进步趋势,更好地适应环境,适应新的生活方式。

5. 行为正常　能坚持正常的生活、工作、学习、娱乐等活动,且一切行为符合自己年龄特征及在各种场合的身份和角色。

6. 人格健全　人格健全主要表现为：①以积极进取的人生观为人格的核心，积极的情绪多于消极的情绪。②能够正确评价自己和外界事物，能够听取别人意见，不固执己见，能够控制自己的行为，办事盲目性和冲动性较少。③意志坚强，能经得起外界事物的强烈刺激：在悲痛时能找到发泄的方法，而不至于被悲痛压倒；在欢乐时能有节制地欢欣鼓舞，而不是得意忘形和过分激动；遇到困难时，能沉着地运用自己的意志和经验去加以克服，而不是一味地唉声叹气或怨天尤人。④能力、兴趣、性格与气质等各个心理特征和谐而统一。

三、老年人心理健康的维护与促进

（一）维护和增进心理健康的原则

1. 适应原则　心理健康强调人与环境能动的协调适应。环境包括自然环境和社会环境，环境中随时都有打破人与环境协调平衡的各种刺激，尤其是社会环境中的人际关系能否协调对心理健康有重要意义。人对环境的适应、协调，不仅仅是简单的顺应、妥协，更主要的是积极、能动地对环境进行改造以适应个体的需要或改变自身以适应环境的需要。

2. 整体原则　每个个体都是一个身心统一的整体，身心相互影响。因此，通过积极的体育锻炼、卫生保健和培养良好的生活方式以增强体质和生理功能，将有助于促进心理健康。

3. 系统原则　人是一个开放系统，时刻与自然、社会文化、其他人等相互影响、相互作用。如生活在家庭或群体之中的个体会影响家庭或群体，同时也受到家庭或群体的影响，个体心理健康的维护需要个体发挥积极主观能动性做出努力，也依赖于家庭或群体的心理健康水平，要促进个体的心理健康，必先创建良好的家庭或群体心理卫生氛围。所以，只有从自然、社会文化、人际关系等多方面、多角度、多层次考虑和解决问题，才能达到系统内外环境的协调与平衡。

4. 发展原则　人和环境都在不断变化和发展，人在不同年龄阶段、不同时期、不同身心状况下和变化的环境中，其心理健康状况不是静止不变的，而是动态发展的，所以，要以发展的观点与时俱进地把握和促进老年人心理健康。

（二）老年人的心理调适

1. 保持乐观情绪　心理学研究资料显示，保持乐观情绪的前提是有美好的愿望、充足的自信心、积极的信念及顽强的意志。因此，老年人在日常生活中，应制订一个切合实际的生活目标，善于发现事物美好的一面，理智地对待生活和工作中的挫折；培养广泛的兴趣爱好，广交朋友，多参加社会活动；养成良好的生活习惯，保证充足的睡眠。

2. 培养稳定的心理　对外界事物反应适度，是心理健康的重要标志。为此，老年人应提高自身修养，培养健全的性格，切忌感情用事。无论遇到什么困难与挫折，均能泰然处之，避免过激反应。

3. 保持心理平衡　要做到与朋友能坦率交谈，对人要宽容谦让；遇到挫折与困难，学会暂时逃避；避免超乎寻常的行为等。

4. 提高自信心，加强人际间交往　老年人应注重自己的仪表修饰，避免过分注意自身的缺陷；克服自卑心理，但应避免过分谦虚；与人交往要诚恳，不要过多地责难别人，使自己身陷不利的情景中。

5. 学会并主动关心其他人　老年人要学会"换位思考"，并在别人遇到挫折或困难时，真心实意地选择适当的方式给予帮助。

6. 学会幽默，培养幽默　幽默是减轻压力的有效方法之一，常常能帮助人们在困境或危难之际化险为夷。老年人培养自身的幽默感，需要丰富自己的知识面，陶冶情操；具有审时度势、细致深刻的环境洞察力，才能以恰当的比喻、诙谐的语言，让人们产生轻松愉快的感觉。

知识链接

老年人心理健康"12345"原则

一个中心：健康。

两个要点：糊涂一点、潇洒一点。

三个忘记：忘记年龄、忘记疾病、忘记恩怨。

四有：有老窝、有老伴、有老底、有老友。

五要：要跳——多运动、要聊——多沟通、要俏——美化形象、要笑——保持微笑、要掉——有一颗平常心。

（三）老年人心理健康的维护与促进措施

1. 积极的生活态度 生、老、病、死是人生的自然规律，健康长寿是人类的追求目标，帮助老年人正确理解这一规律，面对现实；鼓励老年人用辩证唯物主义的观点看待健康、衰老与死亡，认识和分析客观事物，对社会与人生要有正确的认识，才能正确对待生活中的苦和乐，正确对待生活中的各种矛盾；引导老年人要善于发现日常生活的意义和乐趣，保持积极乐观的生活态度，抵制各种不健康的生活观念，提高生活质量和生活满意度。

2. 良好的社会支持 良好的社会支持是老年人心理健康的保护性因素，尤其是社会互动性合作性支持和实际性支持。社会支持对焦虑、抑郁等负性情绪的发生具有抑制作用，同时良好的心理和情绪状态也有助于老年人获得社会支持。社会互动性合作性支持主要体现为陪伴老年人分享愉快的事情和度过欢乐时光，积极的社会互动有利心理健康。子女应给予老年人更多的陪伴，社区应通过开展社区活动的方式，加强老年人的社会互动，及时疏导不良情绪，营造良好的氛围。实际性支持主要是在老年人需要帮助时给予切实的帮助，实际性支持有利于提高心理卫生保健利用率。老年人由于精神脆弱等身心特点，更加需要来自外界的实际性支持。而我国照护方式以家庭照护为主，老年人的照护需求得不到完全满足，亟须加强社区和社工机构对老年人心理援助，促进老年人心理健康。

3. 科学的健脑活动 老年人应"活到老学到老"。大脑用进废退，只有坚持适量的脑力劳动，使脑细胞不断接受信息刺激，才能延缓脑的衰老和脑功能的退化。科学有效的健脑活动有跳舞、阅读、游泳、益智游戏、弹奏乐器等，跳舞能将人们患上认知障碍症的风险降低76%，阅读能将人们患上认知障碍症的风险降低35%，猜字谜更是能将这一风险降低47%。还有一些健脑体操，如叩齿操、手指操、健脑操等。

4. 注重日常生活中的心理保健 ①培养广泛的兴趣爱好；②培养良好的生活习惯：饮食有节、起居有常、戒烟限酒、修饰外表、装饰环境，多参与社会活动，增进人际交往；③坚持适量运动；④经常保持乐观的情绪：善于控制自己的情绪，自觉做到坦然处理各种不愉快甚至悲哀痛苦的事件，努力使不良情绪得到及时排遣和调节；保持豁达开朗的心胸。良好的生活习惯、健康的生活方式对老年人心理健康来说是至关重要的。古人云"饮食有节、起居有常、不妄作劳"。老年人要提高健康素养水平，就要采取健康的生活方式，做到按时就寝、合理饮食、生活规律、适度运动、戒烟限酒、保持标准体重、注意形象与个人卫生、培养适当的兴趣爱好、定期体检等。如适当地修饰外貌，改善形象，是在心理或生理上延缓衰老的有效措施之一；搞好居室卫生，在室内做一些装饰和布置，赏玩一些花、草、工艺品或字画等，使生活环境幽雅宁静，心情舒畅，有助于克服消极心理，振奋精神。

5. 中医情志养生 中医老年情志养生即在中医思想与理论的指导下，运用中医的手段与方法保养调节老年人的情志，进而达到情志平和、保养心神、身体健康的目的。中医情志养生思想可归纳为五个方面：精神内守，养德为先；子女尽孝，顺情悦性；藏神之主，养心为妙；天人合一，顺时而调；整体观念，形神同调。从"主观"上讲，要发挥老年人的主观能动性，保持良好心态，积极自我调整，树立正确的疾病观与生死观；从"客观"角度讲，则强调在发挥主观能动性的同时创造适宜的客观条件，突出老年情志养生的"特殊性"，重视老年心神的调养与道德的修养，强调孝道与整体观念、形神同调。中医老年情志养生方法富有中医与中国文化特色，立足于老年群体的生理与心理特点，注重将情志调养融入日常生活当中。

第二节　老年人常见心理健康问题与护理

案例分析

王先生，63岁，离退休，与老伴同住，育有一子一女，儿子在外地工作，女儿在国外定居，子女偶尔来电话问候。一年前遭遇重大生活变故，老伴突发心肌梗死去世，王先生悲痛万分并且陷入深深的自责，自责自己没有照顾好老伴。王先生本人不善交际，社会活动少，老伴去世后备感空虚、孤独，整日闷闷不乐，且不愿去往外地与子女同住。某日王先生吞服安眠药自杀，幸好被邻居发现抢救及时，并无大碍。近半年来，王先生情绪低落，沉默寡言，不喜外出，食欲睡眠欠佳，体重减轻5kg。

请思考：

1. 王先生出现了何种心理问题？
2. 应该采取哪些护理措施？

迈入老年后，伴随着生理功能和社会地位的变化，老年人不可避免地面临着身体健康的逐渐衰退及社会关系的下滑，使其应激能力、心理承受能力下降，会出现不同程度的焦虑、抑郁和孤独等情绪反应，严重时会发展成焦虑症、抑郁症或孤独症等心理问题，对身心健康带来负面影响。因此，护理人员必须关爱老年人的心理健康，熟悉老年人常见心理问题的原因、表现，给予全面、细致的护理，让老年人过个安稳幸福的晚年。

一、老年焦虑症

焦虑症又称焦虑性神经症，以焦虑、紧张、恐惧的情绪障碍，伴有自主神经系统症状和运动不安等为特征，并非由于实际的威胁所致。且其紧张惊恐与现实情况很不相称。老年焦虑症是指发生在60岁以上人群的以持续的紧张、担忧、恐惧或者发作性惊恐为主要表现的情绪障碍疾病。临床上分为广泛性焦虑和惊恐发作。老年人由于脑功能下降，各种应激事件较多，容易发生本症。本症如持续过久或不及时治疗，会严重影响身心健康。

【病因/危险因素】

1. 生理因素　步入老年期后，生理性老化导致的耳聋、眼花、手脚不灵活、躯体不适、沟通能力下降、社交障碍、大脑萎缩等以及各种慢性疾病的困扰均可使老年人对应激性生活事件的敏感性增高，心理应激的阈值下降。

2. 心理社会因素　年老后，社会地位、社会关系、社会活动空间均发生了变化，让老年人感到自己的渺小和无能为力。各种应激事件，如离退休、丧偶、丧子、经济窘迫、家庭关系不和、搬迁、社会治安以及日常生活常规的打乱等，常使其对未来充满担忧。

3. 疾病与药物　某些疾病如抑郁症、老年失智症、甲状腺功能亢进、低血糖、直立性低血压等，以及某些药物副作用，如抗胆碱能药物、咖啡因、β受体阻滞药、皮质类固醇、麻黄碱等均可引起焦虑反应。

4. 其他　某些特殊类型的人格因素是该症发病的性格基础。如精神衰弱型人格表现为容易焦虑紧张，多疑敏感，遇事反复思索，犹豫不决等。

【护理评估】

（一）健康史

1. 既往史　了解有无器质性疾病，辨别身体不适是器质性还是心因性，询问治疗药物的种类、剂量及不良反应。

2. 一般情况　了解老年人的睡眠、营养与水电解质平衡、进食情况、躯体各器官功能。

3. 心理状态　了解老年人的个性特点、对事件的心理应对方式。如是否个性刻板、认知方式消极、对人对事过于敏感、行为患得患失、犹豫不决。

4. 生活背景　如老年人的家庭、婚姻、子女、生活环境及社会支持系统等资源，尤其是对老年人有重要影响的人。

5. 评估焦虑程度　观察记录焦虑的行为与语言表现，全面细致地评估躯体情况及可能引起焦虑的原因、临床表现、持续时间、严重程度及对社会功能的影响。目前正在使用的控制焦虑的应对技巧。

6. 了解家庭、社会支持情况及照护者的能力与需求。

（二）临床表现

老年焦虑症起初只表现为突出的焦虑情绪，如心烦意乱、注意力不集中、焦虑紧张、脾气暴躁等，长期累积便会引发焦虑症。焦虑症可分为急性焦虑和慢性焦虑两大类。

1. 急性焦虑　主要表现为急性惊恐发作，老年人发作时突然感到不明原因的惊慌、紧张不安、心烦意乱、坐立不安、失眠，或激动、哭泣，常伴有潮热、大汗、口渴、心悸、气促、脉搏加快、血压升高、尿频尿急等躯体症状。严重时，可以出现阵发性气喘、胸闷，甚至有濒死感，并产生妄想和幻觉。当急性焦虑发作时，可引起脑出血、心肌梗死、青光眼眼压骤升或发生跌伤等意外。急性焦虑发作一般持续几分钟到几小时，之后症状缓解或消失。

2. 慢性焦虑症　又称广泛性焦虑。主要表现为持续性精神紧张。表现为经常或持续的、无明确对象或固定内容的紧张不安，或对现实生活中的某些问题过分担心或烦恼。这种紧张不安、担心或烦恼与现实很不相称，使患者感到难以忍受，但又无法摆脱；常伴有自主神经功能亢进，运动紧张和过分警惕。

持久过度的焦虑可严重损害老年人的身心健康，加速衰老，增加失控感，损害自信心，并可诱发高血压、冠心病。急性焦虑发作可导致脑卒中、心肌梗死、青光眼高压性头痛失明以及跌伤等意外的发生。

（三）辅助检查

采用汉密尔顿焦虑量表（HAMA）和焦虑自评量表（SAS）测量焦虑的程度。心电图、X线胸部摄片等帮助诊断可能引起焦虑的基础疾病。

（四）心理 - 社会状况

老年人往往在已有躯体疾病的基础上，面临某些心理社会事件，从而引起心理不适应，导致焦虑症的发生。轻度慢性焦虑症的老年人很少到医院门诊部诊治，而是多就诊于基层保健机构。急性惊恐发作者由于担心发病时得不到救治，则会主动回避一些活动。

【常见护理诊断 / 问题】

1. 焦虑　与对老年期衰老性改变不适应、健康状况改变、负性生活事件有关。

2. 部分自理缺陷　与紧张恐惧、不能料理日常生活、诸多的躯体不适有关。

3. 有外伤的危险　与惊恐发作、老年人反应迟钝有关。

【护理措施】

老年焦虑症者以心理疏导为主，心理治疗对焦虑症的缓解及预防复发可以起到重要作用，严重者需采用药物治疗。阿普唑仑、奥沙西泮、氯硝西泮的抗焦虑作用最强，其中阿普唑仑抗惊恐发作效果最好，对广泛性焦虑伴有抑郁情绪也有良好的效果，但抗焦虑治疗一般不宜超过6周。

1. 帮助老年人降低现存的焦虑水平

（1）认同老年人的感受：鼓励老年患者用语言表达内心体验及感受。应用陪伴、倾听、触摸及安抚等方法传递关怀。充分理解老年人的焦虑状态，用支持性语言帮助其度过危机，并有效地适应和面对困难。根据心理接受程度，提供疾病诊断、治疗及预后的实际信息。协助老年人认识存在的焦虑，让老年人对疾病具有一定的自知力，以便主动采取调整行为。

（2）减轻紧张情绪：运用心理疏导、放松、倾听及转移注意力的方法，降低紧张程度。如缓慢地深呼吸，放松全身肌肉，气功、音乐、静坐等，必要时护理人员可与老年人一起体验。

（3）急性焦虑发作处理：协助老年患者离开诱发环境，专人陪护，必要时限制活动范围。

2. 生活护理

（1）做好饮食和排泄的护理：患者可能出现食欲减退、胃肠不适、腹胀或便秘等躯体不适，其原因可能是焦虑等负性情绪的影响。护理人员应鼓励患者进食，帮助选择易消化、富含营养、色香味俱全的食物。

（2）协助照顾个人卫生：严重焦虑、恐惧可能导致患者生活自理能力下降，护理人员应耐心引导、改善和协助患者做好沐浴、更衣，以及头发、皮肤等部位的护理。

（3）活动与休息、睡眠安排：鼓励老年患者积极参加力所能及的体育锻炼与社会活动。患者常感睡眠浅、入睡困难或醒后不解疲乏等，因而常白天卧床，但无法真正休息，反而更疲倦。护理人员应鼓励病员起床活动，安排以娱乐为主的文体活动。对睡眠障碍者晚上除保证环境安静、指导患者放松、减少对睡眠障碍的担心外，还可按医嘱适当给予帮助入睡的药物。

3. 病情观察　评估焦虑程度，观察记录焦虑的行为与语言表现，全面细致地评估躯体情况及可能引起焦虑的原因。

4. 中医情志疗法　老年焦虑症在中医学中属于情志病护理范畴，中医学认为，"人体五志惟心所使"，人的各种情感表达均以"心"为中心，一切均是人心中所想，是人的情感表达。情志由五脏精气所生，情志失常就会导致人体脏腑的精、气、血、神发生异常。所谓"心病还需心药医"，由情志失常所产生的疾病自然也需从情志出发进行治疗。我国古代便有"移情""疏导""暗示"等情志护理方法，也可通过穴位电刺激，缓解紧张、焦虑状态，比如内关穴。

5. 用药护理　焦虑过于严重时，可遵照医嘱服抗焦虑的药物，如氯氮䓬片、多塞平等，抗焦虑药物最大的缺点是易产生耐受性和依赖性，突然停药可产生戒断症状。严密观察用药后的效果及不良反应，长期服药者，应防止耐药性和药物依赖。告知照护者遵医嘱服药及妥善保管药物的重要性。

6. 社会支持　帮助老年人尽快适应新生活、新角色，开展心理疏导，协助家属解决具体问题。护理人员要协助分析老年人可能存在的家庭困扰，确认正向的人际关系，并寻求解决方法，如家庭治疗或夫妻治疗等。还可鼓励老年人发展新的支持系统，如加入群众互助团体，或根据其生活习惯、受教育程度及文化背景，来指导老年人采取有效的应对方式以减轻焦虑，如松弛疗法。

7. 健康指导

（1）早期识别焦虑，及时干预：积极治疗老年人原发疾病，指导和帮助老年人及其家属认识分析焦虑的原因和表现，正确对待丧偶、离退休、空巢等问题，积极治疗原发疾病，尽量避免使用或慎用可引起焦虑症状的药物。

（2）建立良好的生活方式：帮助老年人养成良好的生活习惯，衣食起居符合健康老年人特点,并培养多样化的兴趣,如听音乐、练书法、养花、养鱼等,运用转移注意力的方法,及时消除焦虑。

(3)保持乐观的心态,学会自我调节:指导老年人学会自我放松、自我疏导,运用自我意识放松的方法进行调节,如缓慢地深呼吸、练气功、听音乐、静坐等。

(4)寻求家庭、社会帮助:指导老年人子女要理解尊重老年人,理解老年人的焦虑心理,鼓励和倾听老年人的内心宣泄;鼓励老年人积极参加社区群体活动,必要时能主动寻求社区人员的帮助。

二、老年抑郁症

抑郁症是一种以持久(至少2周)的情绪低落或抑郁心境为主要临床表现的精神障碍,又称为情感障碍。老年抑郁症又称老年期抑郁障碍,是指首发于老年期,以持久的抑郁心境或情绪低落为特征的一种情感性的心理障碍。临床特征以情绪低落、焦虑、迟滞和繁多的躯体不适症状为主。一般病程较长,具有缓解和复发倾向,部分病例预后不良。抑郁症严重困扰患者的生活和工作,给家庭和社会带来沉重的负担,约15%的抑郁症患者死于自杀。世界卫生组织已将抑郁症列为各国的治疗和预防目标之一。

【病因/危险因素】

本病病因错综复杂,迄今尚不能确定。老年抑郁症的病因与发病机制还不明确,概括地说是生物、心理、社会(文化)因素相互作用的结果。引起老年期抑郁症的可能病因有:

1. 生理、病理因素 CT和MRI技术用于情感性障碍的研究发现抑郁患者皮质下脑组织结构改变的发生率增加,这些损害可能与老年期抑郁的发生和预后有关;增龄性脑改变的老年人抑郁发病率高于无改变者,焦虑发生率也高,关于老年情感障碍患者有无大脑形态学改变还没有定论,有待进一步积累资料追踪研究。儿茶酚胺假说认为抑郁症的发生可能与大脑突触间隙神经递质5-羟色胺(5-HT)和去甲肾上腺素(NE)的浓度下降有关。

2. 心理社会因素 在本病中的致病作用越来越受到重视。老年阶段中,遭受各种心理社会应激事件明显增加,如因社交减少而孤独寂寞,社会支持缺乏,亡偶丧子,经济困窘,疾病缠绵,丧失生活能力,对未竟事业力不从心的遗憾感,对失去的经济、社会地位的失落感,对人情冷暖、世态炎凉之深切体验感、孤独感等均可成为本病的诱发因素。

3. 其他 遗传因素、病前性格和社会环境因素,以往痛苦遭遇和原有的健康状况等潜在因素,也会促使其发生心理方面的改变,从而导致老年抑郁症的发生。

【护理评估】

评估患抑郁症的老年人,应系统地分析认识患者的整体健康状况,从躯体、心理、社会功能等多方面进行分析评估,同时包括对患者的家庭、生活环境、可利用的社会支持系统等情况的评估。其中对患者精神障碍可能导致的危险行为如自杀、伤人等需要重点评估。

(一)健康史

1. 生活状况 了解患病情况、家族史、用药史及活动能力、生活方式、特殊嗜好;了解睡眠及体重增减情况等。

2. 既往史及用药史 了解老年人有无脑血管疾病、心肺疾患、内分泌疾患、贫血、维生素缺乏等可引起抑郁症状的疾病。是否服用利血平、胍乙啶、α-甲基多巴、普萘洛尔、类固醇和抗肿瘤药物等可诱发抑郁症状的药物。

3. 评估社会影响 评估抑郁的临床表现、持续时间、严重程度及对社会功能的影响。评估自杀意念、频次、自伤自残及焦虑共病情况。

4. 心理社会功能 了解家庭、社会支持情况及照护者的能力与需求,包括病前个性特征、病前有无遭受某种心理社会应激事件、老年人应对挫折与压力的心理行为方式及效果、社会支持系统等。

（二）临床表现

包括"三低"症状，即情感低落、思维迟缓和意志消沉；"三自"表现，即自责、自罪和自杀。约有50%的患者抑郁症状有"晨重暮轻"的特点。老年人抑郁症的表现与青壮年患者有所不同，其主要症状为：

（1）疑病性：睡眠障碍、便秘、胃肠不适、各种不固定也说不明确的疼痛是抑郁症较早出现且最常见的症状。表现为较多的躯体不适主诉和自主神经系统症状。老年人因身体不适而怀疑患了各种躯体病症，易产生疑病观念和妄想。大约1/3的老年患者以疑病为抑郁症的首发症状。

（2）隐匿性：患者表现为躯体化症状而掩盖了抑郁情绪，称之为"隐匿性抑郁症"。许多否认抑郁的老年患者表现为各种躯体症状，如失眠、噩梦、疼痛、心慌、食欲减退、恶心、呕吐等。而情绪障碍容易被家人忽视，直到发现老年人有自杀企图或行为时，方送至医院就诊。

（3）激越性：表现为焦虑、恐惧，终日担心自己和家庭将遭遇不幸，坐立不安，失眠；或反复追念以往不愉快的事，责备自己做错了事而导致家人和其他人的不幸，对不起亲人；或因小事而引发大怒，言行激越者称之为激越性抑郁症。

（4）迟滞性：即抑郁症的行为阻滞，通常是以随意运动缺乏和缓慢为特点。表现为面部表情减少、思维迟缓、大部分时间处于缄默状态、行为迟缓，重则双目凝视、情感淡漠、对外界事物无动于衷。

（5）妄想性：即妄想和幻觉，妄想内容以迫害、疑病、贫穷等精神病性症状为主；幻觉多为幻听，以指责、猥亵言语为主。常见的妄想形式有疑病妄想、罪恶妄想，也可出现关系妄想和被害妄想。这些妄想往往与患者的抑郁严重程度联系在一起。

（6）自杀行为：自杀倾向是最危险的症状。患者思维逻辑基本正常，经过长期精心计划，易使亲人疏于防范，自杀成功率较其他年龄人群更高。因此，应予以特别注意和防范。

（7）假性痴呆：表现为记忆力下降、注意力集中困难，多为轻度障碍，且多发于多次复发的慢性患者。假性痴呆是一类特殊的痴呆表现，不是大脑器质性病变所致，而是一种心理状态，完全可以恢复正常，为可逆性认知功能障碍，经过抗抑郁治疗后可以改善。

（三）辅助检查

首先考虑排除明显的躯体疾病，并可采用汉密尔顿抑郁量表（HAMD）和抑郁自评量表（SDS）测量抑郁的程度，CT、MRI等协助诊断。

（四）心理 - 社会状况

老年期遭遇的负性生活事件如丧偶、退休、独居、经济窘迫、躯体疾病等，对老年人构成心理刺激，影响其情绪。当达到一定程度时，常引起心因性抑郁。但随着心因消除，抑郁趋向好转，且少有复发。

【常见护理诊断/问题】

1. 抑郁　与老年人病前性格、负性事件、社会环境变化等有关。

2. 有自伤的危险　与严重抑郁悲观情绪、自责自罪观念、消极观念和自杀企图和行为等有关。

3. 睡眠型态紊乱　与悲观情绪，不满和激动，消极等有关。

4. 个人应对无效　与情绪抑郁、无助感、精力不足、疑病有关。

5. 营养失调：低于机体需要量　与抑郁导致食欲下降、自罪妄想有关。

【护理措施】

抑郁症的治疗以药物为主，临床上常用的抗抑郁药可根据其化学结构或药理活性分为三环类抗抑郁药、四环类抗抑郁药、单胺氧化酶抑制剂及其他类抗抑郁药。老年人的用量以1/3～1/2

普通剂量为宜,从最低有效剂量开始。中度抑郁症者采用睡眠剥夺治疗,即老年人起床后约40h不睡眠,监督至次日晚上平时上床睡觉时才睡眠,辅以心理支持治疗。有强烈自杀企图或药物治疗无效者可考虑电抽搐治疗。

(一)心理护理

1. 减轻心理压力　正确评估导致老年人抑郁的负性生活事件,帮助其正确认识和应对,并积极寻找解决问题的方法,改善消极的生活方式,鼓励老年患者用语言表达内心感受及感觉,注重倾听,表达理解,做好共情。

2. 阻断负性思考　护理人员应鼓励和支持患者重新树立生活的信心,帮助老年人提高心理素质,增强应对心理压力的能力。帮助老年人回顾自己的长处、成就,增加正向思维,认识自身生存的价值和意义。

3. 学习应对压力　学习减压和积极处世的方法,创造与他人接触的机会,学习他人乐观向上和正确应对生活事件发生的能力。

4. 建立有效支持　适当陪伴,并调动社会支持系统,表达关心和支持,鼓励亲友给予老年人更多的关心和爱护,并主动与他们交谈,使其以积极乐观的态度面对自己的疾病与未来。

(二)安全护理

抑郁症的老年人,易出现自杀观念与行为。尤其是病情较重、情绪消极、悲观失望、有厌世观念者,往往会事先计划,行动隐蔽,甚至伪装病情好转来逃避医护人员及家属的注意,并采取各种方法,达到自杀目的,故护理人员要加强责任心,严防自杀。

1. 严格执行护理巡视制度　对于有强烈自杀企图者,要全天专人看护,不离视线,必要时给予约束,尤其在深夜、开饭、交接班时要防止发生意外。凌晨是抑郁症者发生自杀的最危险时期,故对于早醒者要劝其继续入睡,否则需严加看护,并避免其单独活动,每10~15min巡视一次。

2. 密切观察患者有无自杀先兆症状　护理人员要制订应急预案,并密切观察识别有无自杀先兆症状,如患者表情极度痛苦,严重睡眠障碍;口头或文字遗嘱、赠与他人物品财产、收藏药物或自杀工具;或焦虑不安、失眠、沉默少语,或心情豁然开朗、在曾经出事地点徘徊等。当患者服用抗抑郁药后,其精神状态由抑郁转为亢奋,自杀的危险性增大;有些患者服药后病情明显好转,也不可放松警惕,应及时专科就诊。

3. 提供安全的环境　有自杀倾向者,应有专人看护,做好药物及环境设施安全管理,一切危险物品如刀剪、玻璃、铁器等锐器,药物和各种绳索、有毒物品等均不能带入病房,杜绝不安全因素。避免触及危险物品,发药时应仔细检查口腔,严防患者藏药或囤积后一次吞服。测体温时,严防咬吞体温表。病房光线明亮、陈设安全,墙壁以明快色彩为主。

4. 成立自杀者监护小组　鼓励企图自杀者多参加利他活动,使其从受助者的感激反应中体会其中之乐。成立包括配偶、子女、邻居、亲朋好友和职业咨询者等在内的自杀者监护小组,以便给予企图自杀者重新生活下去的动力。

(三)生活护理

帮助老年人维持适当的营养、排泄、睡眠、休息活动,并给予个人生活上的照顾。饮食上应选择患者平常较喜欢且富含纤维的食物,可陪伴患者用餐或少量多餐等护理措施。促进睡眠方面,应主动陪伴和鼓励患者白天参加多次短暂的文娱活动,如打球、下棋、唱歌、跳舞等,晚上入睡前喝热饮、热水泡脚或洗热水澡,避免看过于兴奋、激动的电视节目或会客、谈病情;为患者创造一个舒适安静的入睡环境,确保患者的睡眠。抑郁患者由于情绪低落、悲观厌世,毫无精力和情绪顾及自己的卫生及仪表,护理人员应给予协助和鼓励,使患者仍能维持一个正向的身心状态。

(四)中医情志护理

老年抑郁症属中医"郁病"范畴,多因情志所伤或素体偏弱,致气机失和,脏腑气血阴阳失调所致。历代医家都强调"善医者,必先医其心,而后医其身"。这种"天人合一"的整体观念,既可以减少药物的副作用,又可以通过机体脏腑气血的全身调节,加速躯体症状的改善,容易被患者所接受。

(五)注意密切观察抗抑郁药物疗效和不良反应

1. 观察药物作用及不良反应 若服药后出现头晕、乏力、恶心、视物模糊、双手颤动等,甚至出现呕吐、心悸、腹痛、双手粗大震颤、嗜睡或昏迷等,应警惕药物中毒,及时通知医生。清晨给药可避免因药物兴奋导致的失眠。抗抑郁药可增加酒精的作用,故用药期间应忌酒,避免驾驶、高空作业等危险性的活动。

2. 坚持服药 因抑郁症治疗用药时间长且药物不良反应多,患者往往对治疗信心不足或不愿治疗,可表现为拒药、藏药或随意增减药物。要耐心说服患者严格遵医嘱服药,不可随意增减药物,更不可因药物不良反应而中途停服。另外,由于老年期抑郁症容易复发,因此强调长期服药,对于大多数患者应持续服药 2 年,而对于有数次复发的患者,服药时间应该更长。

(六)健康指导

1. 识别与干预 指导早期识别及时干预抑郁,积极治疗老年人原发疾病,指导和帮助老年人及其家属识别引起抑郁的原因和诱因,帮助其正确对待丧偶、离退休、空巢等问题,积极治疗原发疾病,尽量避免使用或慎用可引起抑郁的药物。

2. 建立良好的生活方式 帮助老年人养成良好的生活习惯,如合理饮食、充足的睡眠、适当的运动、维持一定的社会交往、戒烟不酗酒等。

3. 心理指导 保持乐观的心情,学会表达,教会转移注意力、合理宣泄及控制情绪的方法。严重抑郁患者思维过程缓慢,思维量减少。应以耐心、缓慢以及非语言的方式表达对患者的关心与支持,通过这些活动逐渐引导患者注意外界,同时利用治疗性的沟通技巧,帮助患者回顾自己的优点、长处、成就来增加正向的看法,协助患者去表述他的看法。

4. 寻求家庭、社会帮助 为老年人创造和利用各种个人或团体人际接触的机会,以协助患者改善处理问题、人际互动的方式,增强社交的技巧。

三、老年孤独症

老年孤独症是老年人被疏远、被抛弃和不被他人接纳的一种情绪体验,是一种消极的、抑制性的心理状态。老年孤独者常伴有高血压、冠心病、脑卒中,糖尿病和骨质疏松等多种慢性疾病,更易选择不良的生活方式,比如吸烟、酗酒、不爱活动等,常导致恶性循环。因此,消除老年人的孤独感是非常必要的。

【病因/危险因素】

1. 生理、病理因素 随增龄出现的衰老、疾病,脑动脉硬化、某些激素水平下降等,可使部分老年人感到孤独,甚至变得孤僻。也有些老年人因老体弱多病,行动不便,极易产生孤独感。

2. 心理社会因素 老年期离退休、留守、空巢、丧偶、无子女等因素使孤独感陡然而生;由于生活环境变化,有的老年人活动圈子小,没有兴趣爱好,整天除了吃饭睡觉,便是看电视,身心无所依托,容易产生孤独无助的心理等。

3. 其他 遗传、内向性格、生存环境等因素也与孤独感的产生有关。

【护理评估】

(一)健康史

1. 了解患病情况、自理能力、视力、听力及语言表达能力。

2. 评估独处时间及社交频率。

3. 了解性格特征及兴趣爱好。

4. 了解家庭、社会支持情况及照护者的能力与需求。

（二）临床表现

一般来说，老年孤独症常表现为躯体和心理症状。

1. 躯体症状 较为常见的为食欲减退、消瘦、活动减少等。

2. 心理症状 心情抑郁，患得患失；离群索居，内心空虚失落，不愿和外界交往；孤独寂寞感、枯燥无聊感、累赘包袱感、黄昏末日感等，情绪低落，缺乏对生活的兴趣等，久而久之会出现语言障碍、社交障碍、刻板重复行为等症状，严重时可合并焦虑、抑郁以及老年疑病症等其他心理疾患。

（三）辅助检查

可采用 UCLA 孤独感自评量表测定孤独程度，还可以借助脑电图检查或者头颅 CT 以及磁共振成像，必要时还需要做遗传学相关检查。

（四）心理 - 社会状况

老年期遭遇的负性生活事件如丧偶、丧子、退休、独居、空巢等，使老年人的孤独感增加，加上老年人活动不便，外出活动减少，人际交往减少，容易产生孤独无助的心理。

【常见护理诊断/问题】

1. 孤独 与老年患者的性格、基因、心境、身体状况、所处的社会和物理环境等有关。

2. 营养失调 与情绪低落、食欲下降等有关。

3. 社会交往障碍 与老年患者不能与他人建立正常的人际交往关系有关。

4. 语言障碍 与老年人患者情绪低落、不爱说话、刻板重复行为等有关。

【护理措施】

（一）做好老年期慢性病的管理

老年期慢性病可能会加重老年人的孤独心理，护理人员应耐心地、有针对性地介绍疾病的基本知识、治疗及康复锻炼等情况，帮助老年人正确认识、对待疾病，增加老年人战胜疾病的信心，树立生活的信心。

（二）心理情志护理

孤独症为形神共病，治宜形神共治。根据人的心、脾、肺、肾、肝的"五脏"和神、意、魄、志、魂的"五脏神"，孤独症的治疗和护理要坚持强魂志、收意魄、补君相的原则，根据人的喜、怒、思、悲、恐"五情志"，孤独症可以采取怒胜思疗法、思胜恐疗法、恐胜喜疗法、喜胜忧疗法等情志相胜疗法。对于孤独症老年人应多给予关心、尊重，减少精神刺激。除语言交流外，还应增加一些非语言交流，如搀扶老年人走路、轻抚老年人、陪伴老年人做一些他们喜欢的事情等。应指导老年人保持性格开朗、情绪乐观；要勇于面对现实生活，明白生老病死是自然规律，坦然接受失去亲人的事实；要体谅子女成家后关心老年人的时间少，不要对子要求过高；要学会自得其乐，不要在情感上过分依赖他人；学会生活调整的方法，如情绪宣泄、转移话题、幽默、知足常乐等心理调适，摆脱抑郁等不良情绪的影响，保持乐观、开朗、健康的心境。

（三）支持性护理

1. 家庭关系和谐，注重精神赡养 鼓励家属尽量多陪伴、多关心、体贴老年人，老年人身边关心、亲近的人越多，生活将越充实。子女必须从内心深处诚恳地关注、关心父母，注重精神赡养，尽量常回家看望，或通过电话、视频等方式与老年人进行情感和思想的交流。另外，子女应该支持丧偶老年人的求偶需求。家庭关系和谐有利于老年人心情舒畅，心胸开阔，乐观向上，减少孤独心理。

2. 多与社会接触，多参加活动 采取多种方式帮助老年人走向社会，保持与人交往，帮助他们做好退休心理调整，鼓励老年人参加力所能及的工作，从社会生活中寻找生活动力，摆脱孤独。在老年人身体状况允许的情况下，鼓励老年人参加适当的活动，如下棋、听音乐、唱歌等娱乐活动，以及太极拳、气功、自我按摩等，充实自己的生活，要让他们认识到积极参加活动能保持机体代谢平衡、促进身心健康、延缓衰老。可与同年龄、同爱好的人一起组织活动小组，一起谈话、娱乐和活动。也可尝试"老幼结对",老年人可以向孩子讲述生活常识和传统故事,并同孩子一起下棋、做手工等,使自己感受到生活的乐趣,精神心理得到满足,从而摆脱孤独的阴影。

(四)用药护理

目前缺乏针对孤独症核心症状的特效药物,药物治疗仅为辅助性的对症治疗措施,能够有效改善孤独症患者存在的情绪行为异常。可选择的药物包括抗精神病药(如利培酮和阿立哌唑)、抗抑郁药、治疗注意缺陷多动障碍的药物等,应注意用药后的不良反应。

(五)健康指导

1. 早期识别干预 积极治疗老年人躯体疾病,指导和帮助老年人及其家属识别引起孤独的原因和诱因,及早发现,及早干预。

2. 保持乐观情绪 老年人要对生活充满信心,尽量做到心胸开阔、情绪乐观,发挥自己在知识、经验、技能、智力及特长上的优势,寻找新的生活乐趣。学会摆脱烦恼,生活既丰富多彩,同时也充满坎坷和烦恼,人生本来如此。要通过各种途径把坏情绪及时释放出来,保持一份好心情。

3. 建立健康的生活方式 帮助老年人养成良好的生活习惯,建立健康的生活方式,如生活规律、锻炼身体、合理饮食、充足的睡眠、保持标准体重、不吸烟不酗酒等。

4. 构建和谐的家庭气氛 家庭中的成员应该尽其所能为老年人构建一个温馨和谐的家庭气氛,尊老重老,让老年人感觉到老有所养、老有所用。老年人也应该与青年人多一些沟通,多了解现在年轻人都在想什么,建立相互理解、相互支持的家庭氛围。

5. 寻求社会支持 老年人参加力所能及的、有益于社会和家人的活动,在活动中扩大社会交往,做到老有所为,即可消除孤独与寂寞,更能从心理上获得生活价值感的满足,增添生活乐趣。也可以通过参加老年大学的学习以消除孤独,培养广泛的兴趣爱好,挖掘潜力,增强幸福感和生存价值。

思政元素

我国老年心理学研究开拓者——吴振云先生

我国杰出的心理学家,我国老年心理学研究开拓者之一,中国科学院心理研究所研究员、博士生导师,吴振云先生于 2020 年 7 月 10 日 9 时 36 分在北京逝世,享年 83 岁(1937—2020)。

吴振云先生是我国老年心理学研究开拓者之一,为我国老年心理学学科发展做出了杰出贡献。她最初从事医学心理学、生理心理学和神经心理学研究,于 20 世纪 80 年代,和许淑莲研究员在国内率先开展老年心理学研究,主要对成人晚期记忆、智力和心理健康等随增龄变化规律及其机制开展了系列深入研究。1987—1988 年出访德国马克斯 - 普朗克人类发展研究所(the Max Planck Institute for Human Development),与 Paul B.Baltes 教授合作开展不同年龄阶段认知训练研究和中德跨文化研究,开辟了我国老年认知功能储备和可塑性研究领域。吴振云先生曾主持和参与十余项国家级科研项目。主持编制《中国心理健康量表(老年版)》为评估我国老年人群的心理健康提供了科学而简便有效的测量工具。代表性著作有《中国老年学》《老年心理学》和《医学心理学研究方法》等。

吴振云先生高瞻远瞩。她教书育人,鼓励年轻人投身于老年心理学研究,努力为他们创造发展条件,为我国老年心理学领域发展培养了一大批中坚力量。作为新时代的青年,我们应以吴振云先生为榜样,努力学习,积极探索,积极投身于老年人心理健康的维护和促进工作中去,为健康老龄化贡献自己的一份力量。

(孙水英)

? 复习思考题

1. 简述老年人的心理特征有哪些。
2. 简述我国老年人心理健康标准是什么。
3. 简述我们应从哪些方面做好老年人心理健康的维护和促进。
4. 简述老年焦虑症的护理措施和健康指导有哪些。
5. 简述老年抑郁症的护理措施和健康指导有哪些。
6. 简述老年孤独症的护理措施和健康指导有哪些。

第八章　老年人常见疾病与护理

ER-8-1

PPT课件

ER-8-2

知识导览

> ## 学习目标
>
> 掌握老年病的概念、老年常见慢性疾病的治疗要点及护理措施。
>
> 熟悉老年常见慢性疾病的病因及诱因；区分辨别老年常见疾病的典型症状。
>
> 了解老年患病特点、老年常见慢性疾病的典型表现。
>
> 树立尊重患者，保护隐私，耐心帮助患者的态度。

　　老年病（elderly disease）是指由于机体衰老引起的一系列与增龄相关的疾病。包括始发于老年期的疾病，如骨质疏松症、老年期痴呆等，和始发于老年前期或中年期，且随着年龄的增长，发病率上升和／或病情迁延加重发展，延续进入老年期的疾病，如高血压、冠心病、2型糖尿病等。老年人患病的临床表现、疾病进展、康复和预后与青年人不一致，有其自身的特点，故应针对老年人患病特点对老年患者实施护理。

　　源自不同器官系统的老年病表现出共有的临床特征：①起病隐匿，发展缓慢；②症状及体征不典型；③多种疾病同时存在；④易出现水电解质紊乱；⑤易出现意识障碍；⑥易出现并发症和后遗症；⑦伴发各种病理心理反应；⑧预后不良，治愈率低，死亡率高。老年病的特殊性要求必须对老年人做广泛而深入的评估，应考虑到认知、营养、生活经历、环境、活动及压力等一切影响因素，从多途径提供满足患者所需的一系列照顾活动，尤其要加强个体的自我照顾能力，使老年人保持尊严和舒适，提高生活质量。为了避免与内科护理的重复和进一步突出老年护理的特点，本章仅选择了老年人常见的疾病进行介绍。

第一节　老年高血压

案例分析

　　患者，男性，68岁，因头晕两月来院就诊。患者于两个月前出现头晕，清晨明显，伴头胀，无明显头痛，无恶心呕吐，无视物模糊，无肢体及言语不利。来院就诊时，测血压为170/75mmHg，给予氢氯噻嗪12.5mg，q.d.；血压在160/70mmHg左右，既往否认高血压、冠心病及脑血管病史，有高盐饮食习惯，吸烟史10年，饮酒史15年；身高168cm，体重70kg，查体血压165/80mmHg，心肺（－）。

请思考：

1. 该患者最可能的诊断是什么？
2. 对该患者的护理措施应注意哪些要点？
3. 对该患者的健康教育有哪些？

高血压（hypertension）是一种以体循环动脉血压升高为主要临床表现的心血管综合征。老年人高血压（elderly hypertension）是指年龄≥65岁，在未使用抗高血压药物的情况下，血压持续或非同日3次以上收缩压（SBP）≥140mmHg（18.7kPa）和/或舒张压（DBP）≥90mmHg（12.0kPa）。若收缩压≥140mmHg，舒张压<90mmHg则定义为单纯收缩期高血压（ISH）。

高血压是老年人最常见的疾病，是导致老年人脑卒中、冠心病、充血性心力衰竭、肾功能衰竭和主动脉瘤发病率和病死率升高的主要危险因素之一，也是老年人致残、致死的主要原因。据统计，我国高血压患者达2亿多，其中主要为老年人，其患病率随年龄的增长而逐年增加。

【护理评估】

（一）健康史

1. 内在因素   包括与血压有关的各种老化因素，如老年人血管粥样与纤维性硬化的程度、激素反应性减低的情况以及压力感受器敏感性的变化等。原发性高血压有明显的家族聚集性，提示其有遗传学基础或伴有遗传生化异常。双亲均有高血压的子女，其以后发生高血压的概率明显增高。

2. 外在因素   主要指各种不良的生活方式，如缺乏体育锻炼、超重或肥胖、吸烟、大量饮酒、高盐饮食，以及精神因素等。

（二）身体状况

老年人高血压的表现与中青年有所不同，具有以下特征。

1. 单纯收缩期高血压多见、脉压增大   老年高血压患者中，约半数以上是单纯收缩期高血压。流行病学显示人群收缩压随着年龄增长而增高，而舒张压在55岁以后逐渐下降，故脉压增大是老年单纯收缩期高血压的另一个重要特征，也是反映动脉损害程度的重要标志。

2. 血压波动大，易发生直立性低血压   由于老年人血管压力感受器敏感性减退，老年人的收缩压、舒张压和脉压差的波动均明显增大，尤其是收缩压，1天内波动可达40mmHg。血压大的波动使老年人容易发生直立性低血压，且恢复的时间较长。

3. 症状少而并发症多   在靶器官明显损害前，半数以上老年高血压患者无症状，常在体检或并发脑血管病时才发现。由于老年人脏器老化、长期高血压加重了对靶器官的损害，其并发症的发生率高达40%。临床常见冠心病、脑卒中、心衰、肾动脉硬化等并发症，终末期进展快，疗效及预后差，病死率高。

4. 多种疾病并存   老年高血压常与糖尿病、高脂血症、动脉粥样硬化、肾功能不全等疾病共存并相互影响，使其治疗变得更加复杂，致残、致死率增高。

5. 直立性低血压   在老年高血压中较多见，尤其常见于降压治疗过程中。

（三）心理-社会状况

了解老年人的性格特征、情绪，有无对疾病治疗方面的焦虑；评估老年人对本病的认知程度，是否具有自我保健知识；评估其家属是否具备本病的相关知识以及对老年人是否支持与理解。

（四）辅助检查

老年高血压患者在心电图、胸部X线、眼底检查等方面表现与一般成人高血压没有区别，但老年人尚需监测以下项目。

1. 24h 动态血压检测   老年患者血压波动性较大，有些高龄老年人血压昼夜节律消失，应进行24h动态血压检测。

2. 血脂、血糖   老年高血压患者常合并高血脂、高血糖，通过监测可了解高血压对靶器官损害程度，同时对合并高血脂、高血糖的老年高血压患者，血糖变化的耐受力也下降，应进行血脂、血糖分析。

3. 内分泌检测   老年高血压多为低肾素型，表现为血浆肾素活性、醛固酮水平、β受体数目及反应性均低。

【常见护理诊断／问题】

1. 疼痛：头痛 与血压升高所致的脑供血不足有关。

2. 活动无耐力 与血压升高所致的心、脑、肾循环障碍有关。

3. 有受伤的危险 与头晕、视物模糊、意识障碍有关。

【护理措施】

治疗护理的主要目标是将血压调整至适宜水平，避免过度降低血压，最大限度地降低心脑血管病死亡和致残的危险，延长老年高血压患者的生命，提高生活质量。一般老年人高血压的降压目标与成年人相同，但对于单纯收缩期高血压(ISH)患者，中国高血压防治指南建议收缩压目标为150mmHg。鉴于舒张压过低有害，其应保持在60～65mmHg以上。治疗与护理的总体目标是：①老年人能正确服用降压药，血压控制在适宜水平，疼痛减轻或消失；②心、脑、肾等靶器官血供改善，活动耐力逐渐增加；③减少或不发生外伤。

（一）一般护理

1. 环境舒适 为老年人提供安静、舒适的环境，头痛时嘱其卧床休息，抬高床头，改变体位时动作要缓慢。治疗护理操作相对集中，动作轻巧，尽量减少人员探视，避免劳累、寒冷、精神紧张、情绪激动等不良刺激，保证老年人睡眠充足与良好休息。

2. 适当运动 运动不仅可使收缩压和舒张压下降，且对减轻体重、增强体力起着重要作用。胰岛素抵抗使血压升高，而适当运动可降低胰岛素抵抗，从而使血压下降。运动方式以慢性有氧运动为宜，可选择步行、慢跑、太极拳、气功等，运动量及运动方式的选择以运动后自我感觉良好、体重保持理想为目标。

3. 病情观察 老年人血压波动大，应每日定时、多次测量立位血压，同时注意观察有无直立性低血压、靶器官损伤的征象和高血压急症。如发现患者意识改变，应绝对卧床休息。

（二）用药护理

药物治疗是老年高血压的主要治疗手段。降压药必须在医生指导下服用，保持稳定的血压。用药原则应从单品小剂量开始，逐步递增剂量或联合用药，定期监测血压，随时调整药量，老年人同时服用多种药物时，应考虑药物间的相互作用，注意观察药物不明显的副作用。血压不可降得太低，降压速度不宜太快，一般血压控制在140/90mmHg左右为宜，防止因降压过低、过快引起心、脑、肾的缺血。同时应监测24h动态血压，以确定最佳的用药剂量和服药时间，降压药最佳的服用时间为每日7:00、15:00和19:00，睡前不宜服用降压药，以免诱发脑卒中。更换药物治疗方案后，应加强巡视，密切观察疗效，勤测血压，如有异常及时汇报医生调整用药方案。

（三）心理调适

情绪激动、过度劳累会使交感神经兴奋性增高、心率增快，血压突然升高，使脑部硬化的血管破裂出血而诱发脑卒中。应指导老年人保持情绪稳定、避免劳累过度，减轻精神压力，教其学会放松技巧，如看书、读报、听音乐等，与家人、朋友建立融洽关系，保持轻松愉快的心情。

（四）健康指导

1. 疾病知识指导 向老年人及家属讲述老年高血压的病因与诱因、治疗方法、常见并发症，使老年人明确定期监测血压、长期坚持治疗的重要性，避免出现不愿服药、不难受不服药、不按医嘱服药的三大误区，养成定时定量服药的习惯。在测量血压时要做到四定，即定时间、定体位、定部位、定血压计。

2. 生活指导 ①控制体重：可通过减少总热量摄入和增加体力锻炼的方法来减轻体重；②膳食调节：少食多餐，选择适量优质蛋白，低盐（每天食盐摄入量低于6g）、低脂、低胆固醇的食物，丰富的新鲜蔬菜和水果。肥胖者应减少热量的摄入，减轻体重。戒烟限酒，我国建议老年人每日酒精含量，不超过15g；③精神调适：保持乐观心态，学会自我心理调节，避免情绪过分激动；

④劳逸结合:生活规律,保证充足的睡眠,避免过度脑力劳动和体力负荷;⑤补钾:研究表明,无论正常人还是高血压患者,补钾都能降低血压,且钠摄入越高,补钾效果越好,钠在体内存留越多,钾吸收效果越好;故老年高血压患者应多食含钾丰富的蔬菜水果。

3. 中医中药 中国传统中药、针灸、推拿、气功等对老年高血压患者的预防和康复有一定疗效。如"轻揉腹部"就是一种简单的推拿方法:患者取仰卧位,术者用掌根轻揉、按摩整个腹部,顺时针转动,期间患者自然呼吸,每次持续约 5min。

知识链接

预防直立性低血压的方法

1. 服药后卧床 0.5～1h,测量并记录卧、立位血压,注意二者是否相差过多,以警惕直立性低血压的发生。

2. 指导患者避免长时间站立;改变姿势时,特别是从卧位、坐位起立时动作要缓慢;如在睡前服药,夜间起床排尿时应防止血压下降引起昏厥而发生意外。

3. 避免沐浴时水温过高、饮浓茶、饮酒、过度用力增加腹腔压力而影响静脉回流。

4. 经常发生直立性低血压者,指导患者起床活动时应先穿弹性袜再下床活动。

5. 发生直立性低血压时,应采取下肢抬高位平卧,屈曲股部肌肉和摇动脚趾,以促进脚部血流,防止血液淤积在下肢,增加有效循环血量。

第二节 老年冠状动脉粥样硬化性心脏病

案例分析

患者,男,68 岁,半年前出现发作性胸痛,每当急走或上楼时感觉左胸压榨样疼痛,停止活动几分钟后可以缓解。1 天前因赴宴饮酒后出现心前区疼痛加重,并放射至左臂,入院。既往有高血压史 10 余年,间断服用降压药,具体不详。有吸烟、饮酒史 30 余年。体格检查:体温 37℃,脉搏 90 次/min,呼吸 24 次/min,血压 150/90mmHg,全身体检未见明显异常。辅助检查:血尿便常规、肝肾功能、电解质等未见明显异常。心电图提示:心肌缺血。

请思考:

1. 该患者存在哪些护理问题?

2. 如何为该患者制订护理计划?

冠心病(coronary artery heart disease,CHD)是冠状动脉粥样硬化性心脏病的简称,是指冠状动脉管壁内发生粥样硬化,使血管腔狭窄或阻塞,和/或冠状动脉发生痉挛,导致心肌缺血缺氧或坏死而引起的心脏病。冠心病是老年人最常见的心脏病,其患病率和死亡率随年龄的增长而增加,70 岁以上的老年人几乎都患有不同程度的冠心病。除了年龄因素,老年冠心病的发生与高血压、糖尿病有关,老年女性冠心病的发生还与雌激素水平下降有关。

老年冠心病患者的临床特点表现为:①病史长,病变累及多支血管,常有陈旧性心肌梗死,且可伴有不同程度的心功能不全,心绞痛的发作与冠状动脉狭窄程度不完全一致,主要取决于侧支循环的形成是否完善;②感受性低,多无典型症状,可表现为慢性稳定型心绞痛,也可以急性冠脉综合征(包括不稳定型心绞痛、急性心肌梗死及冠心病猝死)为首发症状;③常伴有高血压、糖尿病、慢阻肺等慢性疾病；④多存在器官功能退行性病变，如心脏瓣膜退行性病变、心功能减退等。由于上述原因，老年冠心病患者发生急性冠脉综合征的危险性相对较大。因心绞痛是冠心病最常见的类型，而急性心肌梗死（acute myocardial infarction，AMI）在老年人群中的发病率较一般成人高，且老年人 AMI 的病死率较高，故本节重点介绍老年心绞痛和老年急性心肌梗死的护理。

一、老年心绞痛

老年心绞痛（elderly angina pectoris）是由于冠状动脉供血不足，导致心肌急剧的、短暂的缺血缺氧，引起以发作性胸痛为主要表现的临床综合征。90% 的老年心绞痛由冠状动脉粥样硬化引起，也可由冠状动脉狭窄或两者并存引起。

【护理评估】

（一）健康史

老年心绞痛的诱因与一般成人有所不同，如饱餐、受寒、炎热外，体力活动和情绪激动也是常见诱因。老年人躯体承受能力降低，易受外部环境的影响；老年人易遭受地位改变、丧偶、孤独等心理应激。老年冠心病的发生还与年龄、吸烟、精神等因素有关，老年女性与雌激素水平下降有关，肥胖者冠心病发病率是瘦高者的 2～2.5 倍。此外，老年人常同时有多种慢性疾病共存，高血压、高脂血症、糖尿病被认为是冠心病最重要的危险因素，均可诱发或加重心绞痛。

（二）身体状况

老年人心绞痛以不稳定型心绞痛为多，表现多不典型。

1. 疼痛部位不典型　疼痛可在上颌部与上腹部之间的任何部位，或仅有胸骨后压迫感、窒息感等。

2. 疼痛性质不典型　老年人因痛觉减退，疼痛感觉往往较轻，部分老年人无典型心绞痛表现，其他症状如气促、疲倦、喉部发紧、左上肢酸胀、胃灼热感等表现较多，且有无症状心肌缺血的发生。

3. 体征少　大多数老年心绞痛患者无阳性体征。

4. 并发症严重　心律失常，可表现为快速心房颤动，室性心动过速、心室颤动、心动过缓等，均可导致血流动力学障碍，影响血压、神志。

（三）心理 - 社会状况

心绞痛易反复发作，应评估老年人有无恐惧、抑郁，有无因对病情及预后不了解而产生焦虑反应。老年人的家庭成员能否支持配合医护方案的实施。

（四）辅助检查

1. 心电图　是诊断心绞痛最常用的检查方法。老年心绞痛患者最常见的心电图异常是非特异性 ST-T 段改变，即心绞痛发作时一过性的完全左束支传导阻滞，常提示有多支冠状动脉病变或左心功能不全。

2. 冠脉造影　为有创性检查，但对冠心病具有确诊价值。选择性冠状动脉造影使左、右冠状动脉及其主要分支清楚显影，可发现狭窄的部位及程度，且对老年人是否须行冠状动脉血运重建也是必不可少的检查手段。

3. 放射性核素检查　可早期显示缺血区的部位和范围，结合其他临床资料，对心肌缺血有诊断价值。

4. 冠脉内超声显像　是在冠状动脉造影基础上发展起来的超声技术，可实时显示血管壁的形态、结构和功能，对心绞痛反复发作而冠状动脉造影正常者诊断意义较大。

【常见护理诊断 / 问题】

1. 急性 / 慢性疼痛　与心肌缺血、缺氧有关。

2. 活动无耐力　与心肌供血、供氧不足有关。

3. 知识缺乏：缺乏控制诱发因素及药物应用的相关知识。

4. 潜在并发症：心肌梗死。

【护理措施】

老年心绞痛的处理原则是避免诱发因素，改善冠状动脉血供和降低心肌耗氧，减轻症状和缺血发作，治疗动脉粥样硬化，预防心肌梗死和猝死。治疗与护理的总体目标是：①老年人疼痛减轻或消失；②心肌血供改善，运动耐量提高；③了解控制心绞痛发作的诱发因素及药物应用知识；④无心肌梗死发生。具体护理措施如下：

（一）一般护理

1. 休息与活动　心绞痛发作时，立即停止正在进行的活动，就地休息。不稳定型心绞痛患者，应卧床休息，密切观察病情变化。

2. 氧疗　心绞痛发作时应及时给氧，常规用鼻导管或面罩给氧，调节氧流量为 4～6L（或 2～3)/min，维持血氧饱和度达 95% 以上；如心绞痛不缓解，舌下含服硝酸甘油 0.5mg，1～2min 起效，必要时间隔 5min 可再次含服。

（二）病情监测

严密观察胸痛的变化情况及伴随症状，密切监测生命体征、心电图、血糖、血脂、肝功能等，注意有无急性心肌梗死的可能。

（三）用药护理

老年心绞痛所用药物与一般成人相同，但在使用时需结合老年人的用药特点。

1. 硝酸酯类药　是缓解心绞痛最有效的药物。心绞痛发作时应给予舌下含服硝酸甘油，老年人首次使用时宜取平卧位，以防止直立性低血压的发生。由于老年人唾液分泌减少，含服硝酸甘油前可先用水湿润口腔，再将药物嚼碎置于舌下。对于心绞痛频繁发作者，可遵医嘱给予硝酸甘油静脉滴注，但应控制滴速，并告知患者及家属不可擅自调节滴速，改变体位时动作宜缓慢，以防发生低血压。该药具有血管扩张作用，部分患者用药后可出现面部潮红、头晕、头部胀痛、心动过速、心悸等不适，应遵医嘱用药。

2. β 受体阻滞剂　该药与硝酸酯类合用具有协同作用，使用时要减小剂量，以免引起低血压，同时要避免突然停药，以免诱发心肌梗死。老年人窦房结功能降低，心率减慢，房室传导也容易出现障碍，故应用 β 受体阻滞剂时要从小剂量开始，使心率维持在 55 次 /min 以上。若老年人同时患有慢性阻塞性肺疾病、心力衰竭或心脏传导等疾病时，应避免应用 β 受体阻滞剂。

3. 其他　钙通道阻滞剂：易引起老年人低血压，用药时从小剂量开始，并指导老年人用药后变换体位时速度应慢。他汀类药物：具有降脂、稳定动脉粥样硬化斑块和保护心肌的作用，对于伴有高脂血症者，可长期使用此类药物治疗。血小板抑制剂：应尽早使用，可有效防止血栓形成，阻止病情进展为心肌梗死，治疗期间应密切观察有无出血倾向，定期监测出、凝血时间及血小板计数。

（四）心理调适

心绞痛发作时要关心和安慰患者，解除紧张不安的情绪，指导患者学会放松技术，以减少心肌耗氧量。也可通过对疾病本质和预后的讲解改善其不合理的认知，消除老年人的恐惧和焦虑。

（五）健康指导

1. 生活指导　80% 的冠心病与不健康的生活方式有关，包括高热量、高动物脂肪、高胆固醇、高糖饮食等。生活指导应包含：①合理膳食，指导老年人摄入低热量、低脂、低胆固醇、低盐饮食，多食蔬菜、水果和粗纤维食物，注意少量多餐，避免暴饮暴食；②戒烟、限酒；③适量运动，根据老年人的心功能状态合理安排活动，避免过度劳累；④自我心理调适，保持乐观、稳定的心理状态；⑤避免诱发因素，过度劳累、情绪激动、饱餐、用力排便、寒冷刺激等都是心绞痛发作的诱因,应注意避免。

2. 用药指导 指导老年人遵医嘱服药,不能擅自增减药量,自我监测药物的不良反应。外出时随身携带硝酸甘油以备急需。硝酸甘油见光易分解,应放在棕色瓶内存放于干燥处,以免溶解失效;药瓶开封后每 6 个月更换 1 次,以确保疗效。

3. 病情监测指导 教会老年人及家属心绞痛发作时的缓解方法,胸痛发作时应立即停止活动并舌下含服硝酸甘油。如连续含服硝酸甘油 3 次仍不缓解,或心绞痛发作比以往频繁、程度加重、疼痛时间延长,应及时就医,警惕心肌梗死的发生。老年人心绞痛发作时可能表现为牙痛、肩周炎、上腹痛等,为防止误诊,可先按心绞痛发作处理并及时就医。告知老年人应定期复查心电图、血压、血糖、血脂、肝功能等。

4. 中医康复指导 中国传统中医药对心绞痛的康复有一定效果,如适合于老年人的气功强调"放松、入静、意守丹田"和"意到、气到、力到"等原则,可使神经系统的兴奋和抑制得以平衡,对心绞痛老年患者十分有益。

二、老年急性心肌梗死

老年急性心肌梗死(elderly acute myocardial infarction)是在冠状动脉病变的基础上,发生冠状动脉血供急剧减少或中断,使心肌严重而持久地缺血导致的心肌坏死。年龄是影响急性心肌梗死预后的重要因素,有研究表明,约 2/3 的心肌梗死患者年龄在 65 岁以上,80 岁以上的患者死亡率高达 28%,近年来的研究数据表明,心肌梗死的发病率呈逐年升高趋势,而老年急性心肌梗死的发病率又明显高于中青年。

【护理评估】

(一)健康史

老年急性心肌梗死发作的诱因较中青年少,常可在休息或睡眠过程中发生。缺乏体育锻炼及社交活动是老年急性心肌梗死的主要危险因素,也可由便秘、饱餐、情绪激动等引起。此外,发热和感染也是老年人尤其是高龄老年人急性心肌梗死的常见诱因。

(二)身体状况

与一般成人急性心肌梗死相比,老年急性心肌梗死具有以下特点。

1. 症状不典型 大部分老年急性心肌梗死患者无典型临床症状,表现为无心前区或胸骨后疼痛,或疼痛轻微。部分患者可表现为牙、肩、腹等部位疼痛,或出现胸闷、呼吸困难、意识障碍等表现,也有患者以并发症为首发症状就诊。

2. 全身症状 发热常见,多在起病后 2~3 天出现,体温一般在 38℃左右,持续一周时间。可伴有红细胞沉降率增快、心动过速等,疼痛时常伴消化系统症状如恶心、呕吐、腹痛等。

3. 并发症多 老年急性心肌梗死患者各种并发症的发生率明显高于中青年患者,最常见的三大并发症为心律失常、心力衰竭、全身性血栓,其中以心律失常发生率最高。除此以外,室壁瘤、心脏破裂、水电解质失衡及院内感染的发生率均高于中青年患者。

4. 病死率高 老年急性心肌梗死患者的病死率随增龄而上升,中青年患者 10 年内病死率为10% 左右,而老年人为 30%~40%。死亡原因以心力衰竭多见,心脏破裂次之。

(三)心理 - 社会状况

老年人因突发的、剧烈的胸痛而产生恐惧感、濒死感;频繁的检查、治疗及陌生的监护环境会进一步加重患者的恐惧与焦虑;因对疾病的认识不足、担心预后等,老年人及家属易情绪激动、焦虑不安。

(四)辅助检查

1. 心电图 是诊断急性心肌梗死最有价值的检查方法。除特征性、动态心电图的改变外,老年急性心肌梗死患者的心电图可仅有 ST-T 段改变,且无病理性 Q 波检出率较高。

2. 血清心肌坏死标志物 老年急性心肌梗死患者心肌梗死特异性标志物为肌钙蛋白(cTn),其出现和升高均表明心肌坏死。其他常用酶学改变为心肌酶,其中肌酸激酶(CK)、天门冬氨酸转移酶(AST)及乳酸脱氢酶(LDH)峰值延迟出现,CK 和 AST 峰值持续时间长、CK 峰值低。

3. 其他 血常规、红细胞沉降率检查可反映组织坏死和炎症反应情况。冠状动脉造影对判断病变部位、病变程度、侧支循环建立情况及选择治疗方案具有重要价值。

【**常见护理诊断/问题**】

1. 急性疼痛 与心肌缺血、坏死有关。

2. 活动无耐力 与心排量减少有关。

3. 恐惧 与病情危重有关。

4. 潜在并发症:心源性休克、心力衰竭、心律失常。

【**护理措施**】

老年急性心肌梗死的处理原则:尽早(起病 3～6h)使心肌得到血液再灌注,以挽救濒死的心肌,防止梗死面积扩大和缩小心肌缺血范围,保护和维持心脏功能,及时处理严重心律失常、心力衰竭和各种并发症,加强住院前的就地处理,防止猝死。再灌注心肌可采用经皮冠状动脉介入治疗、溶栓疗法及紧急主动脉 - 冠状动脉旁路移植术等方法。治疗与护理的总体目标是:①老年人能正确使用止痛药物,疼痛减轻或消失;②老年人心肌血液灌注恢复,缺血范围缩小,活动耐力逐渐提高;③能积极配合治疗与护理,减少或无并发症的发生。具体护理措施如下:

(一)一般护理

急性期 12h 绝对卧床休息,保持环境安静,减少探视,缓解焦虑,间断或持续吸氧。若无并发症,24h 内鼓励老年人在床上进行肢体活动。老年人须在冠心病监护病房内进行心电图、血压及呼吸的监测,必要时监测血流动力学的改变。此外,患者的饮食、给氧等一般护理与中青年患者相似,但对于有严重并发症以及高龄、体弱者应适当延长卧床时间,下床活动需有人照顾。

(二)溶栓治疗的护理

早期有效的溶栓治疗可以改善急性心肌梗死的预后,起病 3～6h,最迟在 12h 内溶栓,越早效果越好。排除年龄以外导致脑出血的危险因素,对有适应证的患者应积极、谨慎地进行溶栓治疗。溶栓前检查血常规、出凝血时间和血型;溶栓过程中应密切观察患者血压、神志,及时发现脑出血的征象,注意穿刺部位皮肤黏膜有无出血,若发现鼻黏膜出血、牙龈出血、穿刺点出血等,应及时告知医生终止溶栓;溶栓后询问患者疼痛有无缓解,定时记录心电图,以判断溶栓效果并及时发现再灌注心律失常。

(三)介入治疗的护理

老年急性心肌梗死患者介入治疗的并发症相对较多,应密切观察有无再发心前区疼痛、心电图变化,及时判断有无新的缺血事件发生。

(四)药物治疗的护理

1. 镇痛剂 遵医嘱给予吗啡或哌替啶止痛,老年人对吗啡的耐受性降低,使用时应注意观察有无呼吸抑制、低血压等不良反应。

2. 抗凝剂 阿司匹林能降低急性心肌梗死的死亡率,70 岁以上的老年人受益更大,已成为老年急性心肌梗死的标准治疗,在使用过程中要密切观察有无出血倾向及胃肠道反应。

3. β受体阻滞剂 发病 24h 以内尽早应用可降低老年急性心肌梗死的死亡率,可选用对心脏有选择性的美托洛尔或比索洛尔,从小剂量开始口服,以静息状态下心率控制在 60 次 /min 为宜。

4. 血管紧张素转化酶抑制剂（ACEI）　常见副作用为头晕、乏力、肾功能损害等，故老年急性心肌梗死患者应从小剂量开始逐渐增加至耐受量，并使用短效制剂，在用药过程中严密监测血压、血清钾浓度及肾功能。

5. 钙通道阻滞剂和洋地黄制剂　一般不作为心肌梗死的一线用药。

（五）心理调适

向患者介绍监护室的环境及功能，使其尽快适应环境，简要解释疾病过程与治疗配合，减轻患者的心理负担，缓解恐惧心理。当患者出现紧张、焦虑或烦躁等不良情绪时，应予以理解并设法进行指导，烦躁不安者，可遵医嘱使用镇静剂。

（六）健康指导

除参见老年心绞痛患者的健康指导外，因急性心肌梗死是导致心脏性猝死的高危因素，故应指导老年人照顾自我和教会家属心肺复苏的技术，以便紧急情况下在家庭实施抢救。

加强运动康复教育，与老年人及其家属一起制订个体化运动方案，指导老年人出院后的运动康复。运动原则是有度、有序、有恒；可选用有氧步行、慢跑、简化太极拳等运动项目。康复运动应注意：①根据个体心肺功能，循序渐进选择 40%～80% 的靶心率范围控制运动强度；②运动持续时间最初为每次 6～10min，随后可逐渐延长至 30～60min；③运动频率一般每周 5～7 日，每日 1～2 次；④康复运动初期必须在护理人员监测下进行，以不引起任何不适为度，心率增加幅度不超过 20 次 /min 为宜。

🌐 **知识链接**

老年急性心肌梗死住院阶段七步康复程序

步骤	康复运动	自理活动	健康教育
第一步	床上做四肢关节的主动、被动运动，非睡眠时间每小时 1 次	部分活动自理。自己进食，垂腿于床边，使用床边便盆。每日坐椅子 1～2 次，每次 15min	介绍病房环境、个人急救和社会支援
第二步	坐于床边做四肢关节的主动运动	床上活动完全自理。每日坐椅子 2～3 次，每次 15～30min	帮助戒烟，介绍康复程序，需要时给予教育材料
第三步	做 2MET 的伸展运动；慢速行走 5m 并返回	在病房里走动；随时坐椅子；坐轮椅在病房邻近区域活动	介绍心脏解剖和功能，讲解动脉硬化、心肌梗死的发病机制
第四步	做 2.5MET 的体操；中速行走 23m 并返回	监护下在病房邻近区域走动	介绍心肌梗死的危险因素及其控制方法，教会自测脉搏
第五步	做 3MET 的体操；走 92m，每天 2 次；试着下几级台阶	随时在病房、走廊走动；走到距病房较远的区域	介绍健康饮食和节省体力的方法
第六步	继续以上活动；走 153m，每天 2 次；下楼（乘电梯返回）；介绍家庭运动	监护下温水淋浴	介绍医护方法：药物、手术、运动、家庭及社区调节
第七步	继续以上活动；上楼；继续介绍家庭运动	继续以前所有活动	出院计划：提供教育资料和药物卡；指导院外药物使用、活动、饮食、娱乐、随诊

注：MET，代谢当量（metabolic equivalent），常用于评价有氧训练的强度和热量消耗，1MET 被定义为每千克体重每分钟消耗 3.5ml 氧气，相当于一个人在安静状态下坐着，没有任何活动时，每分钟氧气消耗量。

第三节 脑 卒 中

案例分析

　　患者，女性，68 岁。因和他人争吵后突然倒地，不省人事，大小便失禁 2h 急诊入院，诊断为"高血压性脑出血"。有高血压病史 12 年，间断服降压药。浅昏迷、双侧瞳孔不等大，体温 37.2℃，脉搏 60 次 /min，呼吸 15 次 /min，血压 190/120mmHg。有鼾音，右侧鼻唇沟变浅，口角歪向左侧，右侧上下肢瘫痪，肌力 0 级，针刺无反应。心率 60 次 /min，律齐，无心脏杂音。颈项强直、Kernig 征阳性。

　　请思考：

　　1. 该患者存在哪些护理问题？

　　2. 急性期护理要点有哪些？

　　脑卒中（cerebral stroke）是指急性起病，由于脑局部血液循环障碍所致的神经功能缺损综合征。包括脑梗死、脑出血和蛛网膜下腔出血等。老年人是脑卒中的高发人群，脑卒中是危害老年人身体健康和生命的主要疾病之一，死亡率和致残率高，与心血管病、恶性肿瘤共同构成了多数国家的三大致死疾病。2014 年"世界卒中日"的统计数据表明，我国每年新发脑卒中的人数超过 200 万，每年死于脑卒中的人数超过 150 万，发病率位居世界第一。全球疾病负担最新数据显示，我国 2017 年缺血性脑卒中发病率为 156/10 万，出血性脑卒中发病率为 62/10 万，由于老年人脑卒中以脑梗死和脑出血为主，本节仅重点介绍脑梗死和脑出血两种疾病。

一、脑 梗 死

　　脑梗死，又称缺血性脑卒中，是指由于脑部血液供应障碍，缺血、缺氧所导致的局限性脑组织的缺血性坏死或脑软化。脑梗死占全部脑卒中的 60%～80%，临床上最常见的类型为脑血栓形成和脑栓塞。

　　脑血栓形成是指脑动脉因动脉粥样硬化及各种动脉炎等病变使管腔狭窄、闭塞或在狭窄的基础上形成血栓，造成脑局部血流减少或中断，脑组织缺血缺氧而软化、坏死，出现局灶性神经系统症状和体征。脑血栓形成是脑梗死最常见的类型，也是最常见的脑血管疾病。

　　脑栓塞是指各种栓子（血流中的异常固体、液体、气体）随血流进入脑动脉使血管腔急性闭塞，引起相应供血区脑组织缺血坏死及脑功能障碍。

　　另外，短暂性脑缺血发作（TIA）是指局限性脑缺血导致突发短暂性、可逆性神经功能障碍。症状持续数分钟，多在 1h 内恢复，24h 之内完全恢复，不遗留神经功能缺失症状，但可反复发作。TIA 是公认的缺血性卒中最重要的独立危险因素。

【护理评估】

（一）健康史

　　动脉粥样硬化是脑血栓形成与脑栓塞的共同病因。因此，高血压、糖尿病、高脂血症、高黏血症、吸烟、冠心病及精神状态异常等导致或加重动脉粥样硬化的因素都与脑梗死的发生有关。由于脑血栓形成与脑栓塞的机制不同，其病因也有所区别。

　　1. 脑血栓形成　动脉粥样硬化、动脉炎、血管痉挛、血液成分和血流动力学改变均可促进血栓形成。脑血管动脉粥样硬化是脑血栓形成最常见的病因。

2. 脑栓塞 造成脑栓塞栓子的来源可分为心源性、非心源性及来源不明性,老年脑栓塞的栓子以心源性最常见,即心脏附壁血栓脱落,占脑栓塞的 60%～75%。

(二)身体状况

1. 脑血栓形成表现 一般多发生于中老年人,有脑动脉硬化、高脂血症和糖尿病的老年人最易发生。约 25% 的老年人发病前有短暂性脑缺血发作史,多数在睡眠或安静状态下发病。部分老年人睡眠后次日清晨被发现不能说话,一侧肢体瘫痪。病情多在几小时或几天内发展达到高峰,也可呈症状进行性加重或波动。发病时大多数老年人意识清醒,少数可有不同程度的意识障碍,持续时间较短。神经系统体征主要取决于脑血管闭塞的部位及梗死的范围,其中大脑中动脉闭塞最为常见。常为局灶性神经功能缺损的表现,如出现典型的"三偏"症状即对侧偏瘫、偏身感觉障碍、同向偏盲,如病变在优势半球常伴失语。

2. 脑栓塞表现 老年脑栓塞发作急骤,多在活动中发病,无前驱症状,意识障碍和癫痫的发病率高,且神经系统的体征不典型。部分老年人有脑外多处栓塞证据,如肺栓塞、肾栓塞或下肢动脉栓塞等。

3. 无症状性脑梗死多见 在 65 岁以上的人群中,无症状性脑梗死的发生率可达 28%。

4. 并发症多 老年人由于多病并存,心、肺、肾功能较差,常易出现各种并发症,如肺部感染、心衰、肾衰、应激性溃疡等,使病情进一步加重。

(三)心理-社会状况

老年脑梗死病情危重,会造成患者及家属的恐惧和担忧,因功能障碍会加重患者的悲观、无能感。评估老年人的心理状态,了解家属对老年人的关心程度以及对疾病治疗的支持情况。

(四)辅助检查

1. 影像学检查 头颅 CT 于发病后 24～48h 见低密度梗死灶;MRI 在数小时内可清晰显示早期缺血性梗死和动脉管壁病变,尤其对小脑及脑干梗死的诊断率高。数字减影血管造影(DSA)可显示动脉闭塞或狭窄的部位和程度,尤其适合老年人脑梗死的辅助检查。

2. 脑脊液检查 脑脊液检查多正常,清澈,压力不高。大面积梗死伴脑水肿者,可有脑脊液压力升高。

【常见护理诊断/问题】

1. 躯体活动障碍 与偏瘫或肌张力增高有关。

2. 语言沟通障碍 与大脑语言中枢功能受损有关。

3. 有废用综合征的危险 与偏瘫、意识障碍、长期卧床有关。

4. 潜在并发症:肺炎、泌尿系感染、消化道出血、压力性损伤、失用综合征。

【护理措施】

脑血栓的处理应遵循超早期、个体化和整体化的原则。脑栓塞的处理强调急性期的综合治疗,尽可能恢复脑部血液循环,恢复期进行物理治疗和康复治疗。治疗和护理的总体目标是:①老年人生活自理能力有所增强;②能掌握恰当的进食方法,并主动配合吞咽功能训练,吞咽功能逐渐恢复,营养需要得到满足;③能有效预防并发症的发生。具体护理措施如下:

(一)一般护理

1. 休息与活动 急性期安置患者平卧位,安静休息,以保证脑部血液供应,协助患者做好日常生活护理,保持皮肤清洁、干燥;恢复期鼓励患者独立完成生活自理活动,根据病情恢复情况适量运动。

2. 环境与安全 病室通风,保持空气清新,室内温湿度适宜。保持床铺清洁、干燥、无渣屑,减少对皮肤的刺激;做好口腔护理,保持大便通畅,避免用力咳嗽,以防栓子脱落再次造成栓塞;头部禁用冷敷,避免血管收缩或痉挛加重脑缺血;定时翻身,保护受压部位,避免压力性损伤;有意识障碍和躁动不安者,床边加护栏以防坠床。

3. 饮食护理 给予低盐、低脂、低胆固醇、清淡、易消化的食物，多食高蛋白、高维生素食物。鼓励患者自行进食，对吞咽困难、不能进食者，必要时给予鼻饲，并做好留置胃管的护理。

（二）病情观察

急性脑梗死的老年人应进入脑卒中单元重点监护，密切监测生命体征、意识、瞳孔、肌力、肌张力的变化，加强血气分析、心电血压监测、氧气吸入，防止低氧血症、心律失常及高血压的发生。

（三）用药护理

老年脑血栓的药物治疗主要包括溶栓、抗凝、抗血小板聚集和降颅压等，严格遵医嘱用药，使用过程中注意药物不良反应，注意观察有无出血倾向，有无胃肠道反应、黑便等。定期来院复查，复查血糖、血压、血脂等指标，以观察病情变化，随时调整治疗方案。

（四）心理调适

老年人常因突然出现瘫痪、生活自理能力降低、失语等卒中后遗症产生焦虑、悲观的情绪，护士应予以心理疏导和心理支持，鼓励老年人多与家人交流，指导老年人正确面对疾病，消除不良心理，增强战胜疾病的信心。

（五）健康指导

1. 疾病知识指导 向老年人和家属介绍脑梗死的基本病因和危险因素，早期症状和就诊指征，使老年人和家属了解超早期治疗的重要性和必要性；说明积极治疗原发病、去除诱因是防止脑梗死的重要环节。对于偏瘫、失语者，要教会患者及家属康复训练的基本方法，以提高老年人的生活质量。

2. 日常生活指导 养成良好的生活习惯，适当运动，合理安排起居，坚持适当的体育锻炼，避免情绪激动及从事重体力劳动。指导老年人穿宽松、柔软、棉质且穿脱方便的衣服，穿衣时先穿患侧再穿健侧，脱衣时顺序相反。不宜穿系带的鞋子。

3. 康复训练 尽早开始康复训练对卒中后老年人各项功能的恢复有着积极的促进作用；康复训练包括语言功能训练、运动功能训练及协调能力训练。

（1）语言功能训练：可根据老年人喜好选择合适的图片或读物，从发音开始按照字、词、句、段的顺序训练老年人说话，循序渐进地、有重点地进行训练。训练时护理人员应仔细倾听，善于猜测询问，为老年人提供诉说熟悉的人或事的机会。同时要对家属做必要的指导，为老年人提供良好的语言环境以便于促进语言功能的改善和恢复。

（2）运动功能训练：应循序渐进，对肢体瘫痪的老年人在康复早期即开始做关节的被动运动，稳定后，应鼓励老年人做主动锻炼，活动量由小到大，时间由短到长，并逐渐增加活动量。应尽早协助老年人下床活动，先借助平行木练习站立、转身，后逐渐借助助行器练习行走。

（3）协调能力训练：主要是训练肢体活动的协调性，先集中训练近端肌肉的控制力，后训练远端肌肉的控制力，训练要在确保老年人安全的情况下进行，训练时要注意保护老年人的安全。

（4）如发现眩晕、步态不稳、血压升高、肢体麻木无力、言语模糊或失语等异常情况，立即就诊，防止病情进一步发展。

二、脑 出 血

脑出血（intracerebral hemorrhage，ICH）是指原发性非外伤性脑实质内出血。脑出血占急性脑血管病的 20%～30%，好发年龄为 50～70 岁，且患病率和病死率随年龄增长而升高，存活者中80%～95% 遗留神经功能损害，是影响老年人健康的严重疾病。脑出血最常见的病因是高血压合并脑动脉硬化，其他病因包括动颅内动脉瘤、动静脉畸形、脑动脉炎、血液病、抗凝或溶栓治疗等。

【护理评估】

（一）健康史

1. 基础疾病　脑出血患者 80%～90% 有较长高血压病史，长期高血压可使小动脉弹性降低、脆性增高，当血压骤然升高，就会引起小动脉破裂出血。另外，动静脉畸形血管破裂也是引起脑出血的基础病因。

2. 用药情况　评估老年人是否使用影响凝血的药物，如溶栓药、抗凝剂或抗血小板聚集药物等，可在跌倒、外伤后引起脑出血的发生。

3. 诱发因素　饮酒过度、情绪激动、大便用力等因素均可诱发脑出血。

（二）身体状况

脑出血发作前一般无预兆，少数可有头晕、头痛、肢体麻木及口齿不清等前驱症状。发病后往往数分钟至数小时内病情发展至高峰，血压明显升高，并出现头痛、呕吐、偏瘫、失语、意识障碍、大小便失禁等；呼吸深沉带有鼾声，重者呈潮式呼吸或不规则呼吸。

（三）心理 - 社会状况

由于急性发病及致残率和死亡率高，患者易产生焦虑、恐惧、绝望等心理反应。评估老年人及家属对疾病的认识程度，了解家属对老年人的关心程度和对疾病治疗的支持情况。

（四）辅助检查

1. 头颅 CT 检查　是确诊脑出血的首选检查，可显示边界清楚的均匀高密度血肿，早期发现脑出血的部位、范围和出血量以及是否破入脑室。

2. 头颅 MRI 检查　可发现结构异常，明确脑出血病因，检出小脑和脑干的出血灶。

3. 脑脊液　压力增高，呈均匀血性。因腰椎穿刺检查易诱发脑疝，一般不做该检查，仅适用于不能进行 CT 检查且无颅内压增高的患者。

【常见护理诊断 / 问题】

1. 急性意识障碍　与脑出血、脑水肿有关。

2. 语言沟通障碍　与语言中枢受损有关。

3. 清理呼吸道无效　与意识障碍有关。

4. 潜在并发症：脑疝、上消化道出血。

【护理措施】

老年脑出血的处理原则为：脱水降低颅内压，减轻脑水肿；调整血压；防止继续出血；减轻血肿所致继发性损害，促进神经功能恢复；加强护理，防治并发症。治疗和护理的总体目标是：①老年人意识障碍程度减轻或意识清醒；②能配合进行语言和肢体功能康复训练，语言表达能力、躯体活动能力逐步恢复正常，日常生活能力能有所提高，生活需求得到满足；③能及时识别脑疝的先兆和上消化道出血的症状，并采取正确的抢救措施。具体护理措施如下：

（一）一般护理

1. 休息与活动　急性期绝对卧床休息 4～6 周，抬高床头 15°～30°，以减轻脑水肿，发病 24～48h 内避免搬动。病情平稳后，逐渐抬高床头，进行床上坐位、下床站立和适当运动，鼓励老年人循序渐进地活动。

2. 环境与安全　提供安静、舒适的休养环境，避免强光、强声刺激；有烦躁、谵妄者加保护性床挡，必要时使用约束带；对于昏迷、瘫痪老年人注意预防压力性损伤，保持床单位整洁、干燥。

3. 饮食护理　急性脑出血发病 24h 内禁食，待生命体征平稳以后可给予高蛋白、高维生素、清淡、易消化、无刺激的流质饮食，少食多餐；对于昏迷或吞咽困难者可给予鼻饲，做好口腔护理。

（二）密切观察病情

监测老年人的生命体征、意识、瞳孔，注意观察脑疝的先兆，如出现意识障碍加深、头痛、呕吐、血压升高、呼吸不规则、双侧瞳孔不等大等情况，应及时通知医生并做好抢救准备；保持呼吸道通畅，及时清理呼吸道分泌物，防止肺部感染；吸氧，防止脑缺氧。

（三）用药护理

1. 降颅压药　常用药物为甘露醇，用药过程中应记录24h出入液体量，并注意该药的肾毒性作用，如老年人合并心功能不全时可用呋塞米。对出血量较大、颅内压增高明显、意识障碍较重或有脑疝者还可选用地塞米松，但对合并糖尿病、消化道出血或严重感染者禁用。

2. 降压药　脑出血急性期一般不予应用降压药物，以脱水降颅压治疗为基础。但血压过高时，可增加再出血的风险，应及时控制血压。当血压≥200/110mmHg时，应采取降压治疗，使血压维持在略高于发病前水平或180/105mmHg左右。血压降低速度和幅度不宜过快以免影响脑灌注压。

3. 止血和凝血药物　仅用于并发消化道出血或有凝血功能障碍者，对高血压性脑出血无效。应激性溃疡导致消化道出血时，可用西咪替丁、奥美拉唑等药物。

（四）心理调适

应鼓励和安慰老年人，减轻老年人的应激反应；同时做好家属的心理疏导，通过相关知识和技能的讲解增强其与老年人合作，增加共同战胜疾病的信心和勇气。

（五）健康指导

1. 疾病知识指导　告知老年人避免各种诱发因素，如情绪激动、过度兴奋或愤怒、恐惧等不良心理刺激。保持积极愉快乐观的生活态度，避免情绪激动和不良刺激。

2. 运动指导　保持环境安静，注意休息，生活规律，保证充足睡眠。坚持适当的运动，如太极拳、散步，可以促进血液循环和大脑的新陈代谢，改善脑的营养状况，但应避免过度劳累及用脑过度，做到劳逸结合。

3. 积极治疗原发病　如高血压、糖尿病、心脏病、肥胖、高血脂等危险因素。

4. 遵医嘱按时服药，积极控制高血压。一旦出现头痛、呕吐、意识障碍等及时就医。

第四节　老年糖尿病

案例分析

患者，男，67岁。多尿、口渴、多饮已半年，现每日饮水量达3 000ml，食量明显增加，米饭每餐需300g，仍有饥饿感。体检：体温38℃，血压160/96mmHg，下肢水肿，左脚趾皮肤破溃，血糖10.0 mmol/L，尿检蛋白（+），身高160cm，体重75kg。喜食油腻甜食，吸烟30年，常饮酒，每次饮酒量为500g左右。

请思考：

1. 该患者的主要护理问题有哪些？

2. 如何制订健康教育内容？

老年糖尿病（diabetes mellitus，DM）是指老年人由于体内胰岛素分泌不足或胰岛素作用障碍，引起内分泌失调，从而导致物质代谢紊乱，出现高血糖、高血脂，蛋白质、水与电解质等紊乱的代谢病。95%以上的老年糖尿病是2型糖尿病，发病率随年龄增长而增加。2015年国际糖尿病联合会（IDF）公布的数据显示，全球糖尿病患者数已达4.15亿，2015年因糖尿病死亡的人数约500万，其中半数以上的患者年龄大于60岁，中国居于首位。老年DM的发病率高，其并发症多且重，致死率和致残率高，是严重影响老年人生活质量和寿命的代谢性疾病。

【护理评估】

（一）健康史

老年糖尿病的发病与遗传、免疫、环境因素、生活方式、生理性老化、多种药物的联合应用等相关。

1. 生活方式　生活方式的改变是影响老年人糖代谢的重要因素。高糖、高脂、高热量饮食，体力劳动减少，超重或肥胖均使细胞膜上的胰岛素受体减少，加重胰岛素抵抗，也是老年糖尿病的易感因素。

2. 生理老化　国内外研究显示，空腹和餐后血糖均随增龄而有不同程度升高，平均每增龄10 岁，空腹血糖上升 0.05～0.11mmol/L，餐后两小时血糖上升 1.67～2.78mmol/L。另外，衰老所致体内胰岛素作用活性下降，也是导致老年人血糖升高的因素。

3. 药物因素　老年人往往因多种疾病并存而需要同时使用多种药物。由于药物的直接作用或相互影响，可能损害糖的内稳态而促发或诱发糖尿病。这些药物包括噻嗪类利尿剂、糖皮质激素、三环类抗抑郁药、阿司匹林、异烟肼、烟酸。

（二）身体状况

老年糖尿病的临床特点表现为以下几个方面。

1. 起病隐匿且症状不典型　仅有 1/5 到 1/4 的老年患者有多饮、多食、多尿和体重减轻的典型症状，大多数老年人发病形式多样化，表现为疲乏无力、尿频、皮肤瘙痒、四肢酸痛麻木、视力障碍等。很多老年人是在健康体检或因其他疾病就诊时做生化检查才发现血糖水平高于正常范围。

2. 合并症及并发症多　部分老年糖尿病患者常以感染为首发表现，如皮肤及呼吸、消化、泌尿生殖等各系统的感染。老年糖尿病患者更易发生高渗性非酮症性昏迷和乳酸性酸中毒，尤其是高渗性非酮症性昏迷在老年患者中最常见，也可作为老年糖尿病患者的首发症状。此外，各种大血管和微血管病变也是老年糖尿病患者常见的并发症，如高血压、冠心病、脑卒中、糖尿病肾病、皮肤瘙痒等，80% 老年糖尿病患者死于心脑血管合并症，周围神经病变和自主神经病变均随年龄的增长而增加，白内障、视网膜病变和青光眼的发病率也明显增加。

3. 尿糖与血糖常不成正比　老年人并发肾小球硬化症时，肾小球滤过率降低，肾糖阈升高，尿糖与血糖往往不成正比。尿糖结果不能真实地反映血糖，故了解血糖控制情况应以血糖结果为准。

4. 易发生低血糖　老年人自身保健意识不强、用药依从性差，不能定期检测血糖，使血糖控制不良或用药不当，容易发生低血糖。老年人随着机体的老化，器官对血糖的调节能力进一步下降，以及药物降糖疗效不佳的老年患者为了有效控制血糖应用具有较大低血糖风险的胰岛素制剂，或者老年人降糖药与治疗其他基础病的药物同服，加大了低血糖发生的风险。

5. 老年人糖尿病的特殊表现　主要包括：①肩关节疼痛：可伴有中重度的关节活动受限；②糖尿病性肌病：主要表现为不对称的肌无力、疼痛和骨盆肌及下腹肌萎缩；③足部皮肤大疱：类似于Ⅱ度烧伤的水疱，常在 1 周内逐渐消失；④糖尿病性神经病性恶病质：主要表现为抑郁、明显消瘦、外周神经病变伴剧痛，可在持续 1～2 年后自然缓解，是老年糖尿病较为特殊的并发症；⑤恶性外耳炎：是由假单胞菌感染引起的一种坏死性感染，几乎均发生在老年糖尿病患者；⑥肾乳头坏死：可出现血尿、尿中排出坏死性组织，但少有明显发热和腰痛；⑦神经精神症状：出现精神萎靡不振、抑郁或焦虑、悲观和记忆力下降等。

（三）心理 - 社会状况

老年人在疾病诊断初期往往会表现为高度紧张；进入治疗期后，会因为症状不明显而怀疑诊断，拒绝配合治疗及护理；随着病情加重及各种并发症的出现，部分老年人会自暴自弃，甚至引起悲观厌世。

（四）辅助检查

1. 血糖测定　老年糖尿病的诊断标准为：空腹血糖值≥7.0mmol/L 和 / 或餐后 2h 血糖值≥11.1mmol/L（血浆葡萄糖）。老年人餐后 2h 血糖增高明显多于空腹血糖，故必须重视。

2. 尿糖测定　因为肾小球动脉硬化，使肾小球滤过率降低，尿糖阳性率低，表现为血糖和尿糖阳性程度不符，诊断参考意义不确切。

3. 胰岛素和胰岛素释放试验　老年人多存在胰岛素功能低下和胰岛素抵抗。

4. 糖化血红蛋白（HbA1c）　此指标可反映较长时间内血糖的变化情况，其特异度高，但敏感性差。

【常见护理诊断 / 问题】

1. 营养失调：低于机体需要量　与胰岛素分泌或作用缺陷引起糖、蛋白质、脂肪代谢紊乱有关。

2. 有感染的危险　与代谢紊乱、机体抵抗力下降和微循环障碍有关。

3. 焦虑　与需要长期接受治疗、糖尿病慢性并发症、经济负担加重有关。

4. 潜在并发症： 低血糖、高渗性昏迷、酮症酸中毒、大血管或微血管病变。

【护理措施】

老年糖尿病的治疗强调遵循"四早"原则即早预防、早诊断、早治疗、早达标，早期、长期、综合治疗及治疗方案个体化原则。治疗和护理的目标是：按照老年人的血糖标准控制血糖，防止和延缓各种并发症的发生，提高老年人的生活质量。具体护理措施如下：

（一）饮食护理

饮食疗法指糖尿病治疗方法应根据老年人的病情及饮食习惯，控制总能量的摄入，合理均衡分配各种营养物质。对老年人而言，低血糖可能是一种致命的并发症，为预防低血糖的发生，老年人的饮食最好按一日五餐或六餐进行分配，注意总的热量保持不变，仅餐数增加。改变进食习惯，先汤菜后主食，有利于减少餐后血糖波动；肥胖者要严格控制体重。

（二）运动疗法

适当的运动有助于肌肉对糖的利用，提高胰岛素的敏感性，降低血糖、血脂，改善代谢紊乱。运动应量力而行、持之以恒，餐后散步 20～30min 是改善餐后血糖的有效方法。使用胰岛素治疗的患者，应避免在药物作用高峰时运动，以防发生低血糖反应，随身携带糖果和糖尿病患者身份卡，最好有人陪伴或在有人的区域内进行锻炼。

（三）用药护理

降糖药是重要的支持治疗手段，亦是老年 2 型糖尿病管理的重点及难点，启动降糖药物治疗之前，需关注患者的整体评估结果，了解是否存在影响降糖药选择的脏器功能异常，是否有合并用药的需求，有无影响服药依从性的因素。此外，还应深度了解患者所用药物的特点，包括有无药物低血糖风险因素。

1. 磺酰脲类　第二代磺酰脲类的各个药物有不同的作用特点，应根据老年糖尿病患者的具体情况选择使用。格列本脲可减少心血管反应，但低血糖的发生率较高，故老年人应慎用；格列齐特和格列吡嗪作用温和，且对糖尿病并发症有一定防治作用，较适用于老年人；格列喹酮95%由胆汁经粪便排泄，仅 5% 从肾脏排泄，尤其适用于合并轻度肾功能不全的老年人。第三代药物格列美脲低血糖发生率低，对心血管系统影响小。因所有磺酰脲类药物都能引起低血糖，故对老年糖尿病患者建议使用短效制剂。

2. 双胍类　主要适用于肥胖的老年 2 型糖尿病患者，非肥胖且伴有肝脏病变、肌酐清除率异常者使用则易导致肝肾功能不全。该类药常见副反应为腹泻，在用药过程中应注意观察消化道反应。

3. α 葡萄糖苷酶抑制剂　该类药单独使用不会产生低血糖，且通过降低餐后高血糖使胰岛素的需要量降低,尤其适用于老年糖尿病患者。主要副反应为肠胀气,伴有肠道感染者不宜使用。

4. 噻唑烷二酮类 此类降糖药能同时降低血脂、糖化血红蛋白,可单用或与双胍类、磺酰脲类、胰岛素联合应用,且单独使用时无低血糖危险。但对于合并心力衰竭、活动性肝病、严重骨质疏松的老年人不宜使用。

5. 胰岛素 对老年糖尿病患者主张积极、尽早使用胰岛素,推荐白天给予口服降糖药,睡前注射胰岛素。胰岛素应选择单一剂型,以免老年人在自己配制混合胰岛素时出错。加用胰岛素时,应从小剂量开始逐步增加。因老年人低血糖的危险性高于高血糖,故血糖控制不可过分严格,空腹血糖宜控制在 9mmol/L 以下,餐后 2h 血糖在 12.2mmol/L 以下即可。

(四)监测血糖

为控制好血糖及防止并发症的发生,必须在专科医生指导下定期检查空腹血糖及餐后 2h 血糖,按照老年人血糖标准控制血糖,空腹血糖宜控制在 9mmol/L 以下,餐后 2h 血糖在 12.2mmol/L 以下。老年人除控制血糖外,还要定期检测血脂、糖化血红蛋白、血压、心电图等,并随时观察和注意控制各种并发症的发生。

(五)并发症的预防及护理

1. 酮症酸中毒、高渗性昏迷 由于老年人饮水中枢功能减退,行动不便,饮水相对减少,容易引起机体脱水。加之老年人大多容易合并心血管疾病、感染,使用利尿剂及类固醇药物,能量摄取过量等,很容易发生糖尿病酮症酸中毒、高渗性昏迷。应定期监测血糖,了解血糖的控制水平;合理用药,不要随意减量或停用药物;鼓励患者多饮水,特别是发生呕吐、腹泻时,保证充足的水分摄入;需要脱水治疗时,应监测血糖、血钠和渗透压。对有可能或已发生酮症酸中毒、高渗性昏迷的患者,应密切观察并记录患者的生命体征、神志、24h 液体出入量等变化,如有异常,应及时报告医生进行处理。急救配合与护理:①立即开放静脉通道,准确执行医嘱,确保液体和胰岛素的输入;②协助医生做好各种检验标本的采集及送检,如血糖、酮体、血浆渗透压、血气分析等;③患者绝对卧床休息,注意保暖,给予持续低流量吸氧;④密切观察病情变化,并做好重症记录和交接班,包括生命体征、神志、瞳孔、24h 液体出入量、主要实验室检查结果等;⑤加强生活护理,应特别注意皮肤、口腔护理。

2. 低血糖 低血糖的临床表现与血糖水平以及血糖的下降速度有关,可表现为交感神经兴奋,如心悸、焦虑、出汗、饥饿感等,也可表现为中枢神经系统症状,如神志改变、认知障碍、抽搐和昏迷等,但部分老年患者发生低血糖时常可表现为行为异常或其他非典型症状。指导老年人及家属了解低血糖反应的诱因及临床表现,如一旦出现低血糖反应时,应立即补充葡萄糖或含糖食物,以解除脑细胞缺糖症状。预防措施:①患者应定时定量进餐,如果进餐量减少应相应减少药物剂量;②有可能误餐时应提前做好准备,常规备用碳水化合物类食品,以便救急时食用;③运动量增加时,在运动前应增加额外的碳水化合物摄入;④酒精能直接导致低血糖,应避免酗酒和空腹饮酒;⑤低血糖反复发生者,应调整糖尿病的治疗方案或适当调高放宽血糖控制目标标准;⑥老年人外出时随身携带糖尿病急救卡,卡片上注明姓名、年龄、家庭住址、联系方式、疾病诊断、使用的药物名称等,以便发生意外时,其他人发现后可帮助及时处理。

3. 糖尿病足 评估老年人双足整体情况,有无足溃疡的危险因素,既往有无足溃疡史,有无神经病变的症状和体征等;每天检查患者双足,了解患者有无感觉减退、麻木、刺痛感,观察足部皮肤有无颜色、温度改变及足背动脉搏动情况,注意检查趾甲、趾间、足底皮肤有无鸡眼、甲沟炎、甲癣,是否发生红肿、青紫、水疱、溃疡、坏死等损伤;定期做好足部感觉的测试,及时了解足部感觉功能。预防措施:①保持足部清洁,避免感染,嘱患者勤换鞋袜,每天清洁足部,若足部皮肤干燥,可外涂羊毛脂,但不可常用。②预防外伤,指导患者选择轻巧柔软、前端宽大的鞋子,袜子以弹性好、透气及散热性好的棉毛质地为佳；不要光脚走路，外出时不要穿拖鞋；趾甲避免修剪太短，趾甲应与脚趾平齐；冬天使用热水袋、电热毯时谨防烫伤。③指导和协助患者采用多种方法促进肢体血液循环。④积极控制血糖，说服患者戒烟，发生足溃疡的危险性与足溃疡的发展与血糖密切相关，故要积极控制血糖；劝导患者戒烟，因为吸烟可导致局部血管收缩而进一步促进足部溃疡的发生发展。

（六）心理调适

糖尿病为终身疾病，易并发大血管病变和微血管病变，可使患者致死、致残。老年人常存在恐惧、焦虑心理，护理人员应及时了解各阶段老年人的心理状态，多关心、体贴老年人，告知其积极配合治疗，将血糖控制在理想范围内，可预防和延缓并发症的发生。鼓励老年人保持乐观、稳定的情绪，正确对待疾病，树立战胜疾病的信心。

（七）健康指导

1. 疾病预防　最有效的方法是改变不良的生活方式和习惯，提倡不吸烟、少喝酒、合理膳食（避免高盐、高脂、高糖）、经常运动，防止肥胖。

2. 疾病知识指导　评估老年人及家属对知识的接受能力，用通俗易懂的道理，讲解糖尿病的发病病因、身体状况、诊断与治疗方法等。

3. 用药指导　向老年人及家属讲解降糖药的种类、剂量、给药时间和方法，学会观察药物不良反应；使用胰岛素者，应配合各种辅助工具，教会老年人及家属正确的注射方法；告知老年人按医嘱正确用药，不可随意加减药量、换药、停药。

4. 监测指导　教会老年人及家属监测血糖、血压、体重指数的方法。积极预防低血糖，学会低血糖反应的应急处理，定期复查身体各项指标，尽早预防并发症。

5. 康复指导　糖尿病周围神经病变可引起感觉和运动功能障碍。感觉功能的康复可通过电刺激疗法、磁疗、红外线等物理方法缓解疼痛和促进保护性感觉的恢复。运动功能康复包括平衡训练和耐力训练，平衡训练通过刺激足底触觉和本体感觉达到改善平衡障碍的目的，中等强度的耐力训练可改善周围神经病变，不可强求高强度运动训练。

第五节　骨质疏松症

案例分析

患者，男，76岁，因腰背部疼痛反复发作半年，近一周来疼痛加重到医院就诊，经检查确诊为骨质疏松症。老年人平素喜饮浓茶，嗜好烟酒，爱打牌，不喜欢外出活动。

请思考：

1. 该患者主要护理诊断有哪些？
2. 针对护理诊断，应采取的护理措施有哪些？

骨质疏松症（osteoporosis，OP）是一种以低骨量和骨组织微结构破坏为特征，导致骨质脆性增加和易于骨折的代谢性骨病。OP可分为原发性和继发性两类。老年骨质疏松症属于原发性骨质疏松症Ⅱ型，是机体衰老在骨骼方面的一种特殊表现，也是使骨质脆性增加导致骨折危险性增大的一种常见病。患骨质疏松症的老年人极易发生股骨颈骨折、脊椎骨折，尤其老年女性患者发病率更高，约为男性的2倍以上，绝经后骨质疏松症一般发生在女性绝经后5～10年；发生髋部骨折一年内可有15%死亡，50%残疾，因此OP是导致老年人卧床率和伤残率增高的主要因素。

【护理评估】

（一）健康史

老年人随着年龄的增长，骨代谢中骨重建处于负平衡状态。这是因为一方面破骨细胞的吸收增加，另一方面成骨细胞的功能衰减。此外，老年骨质疏松的发生还与多种因素有关。

1. 遗传因素　多种基因（如维生素 D 受体、雌激素受体等）的表达水平和基因多态性可影响峰值骨量和骨转换，而遗传因素决定了 70%～80% 的峰值骨量。另外，基质胶原和其他结构成分的遗传差异与骨质疏松性骨折的发生有关。

2. 性激素　性激素在骨生成和维持骨量方面起着重要的作用。老年人随着年龄的增长，性激素功能减退，激素水平下降，骨的形成减慢，吸收加快，导致骨量下降。女性绝经期后雌激素缺乏使破骨细胞功能增强，骨丢失加速。

3. 甲状旁腺素（PTH）和细胞因子　PTH 作用于成骨细胞，通过其分泌的细胞因子（如 IL-6）促进破骨细胞的作用。随着年龄的增加，血 PTH 逐年增高，骨髓细胞的护骨素（OPG）表达能力下降，导致骨质丢失加速。

4. 营养物质　钙是骨质中最基本的矿物质成分，维生素 D 可促进骨细胞的活性作用，蛋白质、磷及微量元素可维持钙、磷比例，有利于钙的吸收。这些物质缺乏都可使骨的形成减少。

5. 生活方式　体力活动是刺激骨形成的基本方式，故长期卧床及活动过少的老年人易发生骨质疏松。此外，长期高蛋白和高盐饮食、大量饮咖啡、吸烟、酗酒或光照减少等均是老年人骨质疏松的易发因素。

（二）身体状况

1. 骨痛和肌无力　是骨质疏松症出现较早的症状，表现为腰背痛或全身骨痛。疼痛为弥漫性，无固定部位，于劳累或活动后加重，负重能力下降或不能负重。

2. 身长缩短　骨质疏松非常严重时，可因椎体骨密度减少导致脊椎椎体压缩变形，每个椎体缩短 2mm，身长平均缩短 3～6cm，严重者伴驼背。

3. 骨折　为导致老年骨质疏松症患者活动受限、寿命缩短的最常见和最严重的并发症。常因轻微活动或创伤诱发，如打喷嚏、弯腰、负重、挤压或摔倒等。多发部位在老年前期以桡骨远端最为多见，老年期以后以腰椎和股骨上端多见，其中股骨颈骨折最常见。

（三）心理 - 社会状况

老年人因机体疼痛不适，身体外形改变导致心理负担加重，严重挫伤老年人的自尊心，不愿进入公众场合，社交减少；因身体活动不便或担心骨折，活动减少甚至拒绝体育锻炼，从而不利于机体功能的改善。

（四）辅助检查

1. X 线检查　一般在骨量丢失达 30% 以上时，才能在 X 线平片上显示出骨质疏松，故对早期诊断意义不大。可表现为皮质变薄、骨小梁减少变细、骨密度降低、透明度加大，晚期出现骨变形及骨折。

2. 骨密度测定　是确诊骨质疏松症的重要依据，可采用单光子骨密度吸收仪（SPA）、双能 X 线吸收仪（DEXA）、定量 CT 等检查测定骨密度。

3. 生化检查　包括骨形成指标、骨吸收指标及血、尿骨矿成分。老年人主要有以下指标发生改变：①骨钙素（BGP），是骨更新的敏感指标，可有轻度升高，女性绝经后骨质疏松症 BGP 升高较明显；②尿羟赖氨酸糖苷（HOLG），是骨吸收的敏感指标，可升高；③血清镁、尿镁，均有所下降。

【常见护理诊断 / 问题】

1. 慢性疼痛　与骨质疏松、骨折及肌肉疲劳、痉挛有关。

2. 躯体活动障碍 与骨痛、骨折引起的活动受限有关。

3. 潜在并发症: 骨折。

4. 情境性自尊低下 与椎体骨折引起的身长缩短或驼背有关。

【护理措施】

本病主要通过补充钙剂及使用钙调节剂进行药物治疗,同时结合光疗、高频电疗、运动及营养疗法可进一步提高治疗效果,对骨折老年人应积极手术治疗。治疗护理的总体目标是:①老年人能正确使用药物或非药物的方法减轻或解除疼痛,舒适感增加;②老年人能按照饮食及运动原则,合理进餐和活动,维持躯体的功能;③无骨折发生或骨折老年人未因限制活动而发生有关的并发症;④老年人能正视自身形象的改变,情绪稳定,无社交障碍。具体措施如下:

(一)一般护理

指导老年人尽量避免弯腰、负重等行为,并提供安全的生活环境或装束,防止跌倒和损伤,如光线应充足,地面避免光滑或潮湿,卫生间和楼道安装扶手等。指导老年人选择舒适、防滑的平底鞋,裤子或裙子不宜过长,以免上下楼梯时踩地摔倒。日常用品放在容易取到之处。

(二)饮食护理

老年人每天钙的摄入量应为 800～1 200mg,维生素 D 的需求量为 600～800U/d。补足钙质能够有效预防骨质疏松症,故老年人应多摄入富含钙和维生素 D 的食物,同时补充足够维生素 A、维生素 C 及含铁的食物,以利于钙的吸收。富含钙质的食物有牛奶、乳制品、大豆、豆制品、芝麻酱、海带、虾米等;富含维生素 D 的食物有禽、蛋、肝、鱼肝油等。应提倡低钠、高钾、高钙和非饱和脂肪酸饮食,适度摄取蛋白质和脂肪,戒烟酒,避免咖啡因摄入过多。

(三)疼痛护理

观察患者疼痛的部位、疼痛的程度及疼痛的性质。骨质疏松引起疼痛的原因主要与腰背部肌肉紧张及椎体压缩性骨折有关,故通过卧床休息,使腰部软组织和脊柱肌群得到松弛可有效减轻或缓解疼痛。休息时应卧于加薄垫的木板或硬棕床上,在腰下垫一薄枕,仰卧时头不可过高;必要时可使用背架、紧身衣等限制脊柱的活动度;通过洗热水浴、按摩、擦背以促进肌肉放松;应用音乐治疗、暗示疏导等方法分散患者注意力,以缓解疼痛;对疼痛严重者可遵医嘱使用止痛剂、肌肉松弛剂等药物;对骨折行牵引或手术治疗者,按骨科护理常规护理。

(四)用药护理

1. 钙剂和维生素 D 是防治骨质疏松症最基本的药物。钙剂最好在用餐时间外服用,空腹服用效果最好,同时要增加饮水量,以增加尿量,减少泌尿系结石形成的机会,并防止便秘。服用维生素 D 时,不可和绿叶蔬菜一起服用,以免形成钙螯合物而减少钙的吸收。

2. 性激素 雌激素可抑制破骨细胞介导的骨吸收,增加骨量,是女性绝经后骨质疏松症的首选用药。雄激素用于男性老年患者。告知患者性激素必须在医生指导下使用,剂量要准确,并要与钙剂、维生素 D 同时使用,效果更好。长期大量使用雌激素,易增加罹患乳腺癌和子宫癌的概率,故应定期进行妇科检查和乳腺检查,若出现阴道反复出血应减少用量,甚至停药。雄激素对肝脏有损害作用,并常导致水、钠潴留和前列腺增生,用药过程中要定期监测。

3. 双膦酸盐 如阿仑膦酸钠、依替膦酸二钠等,能抑制破骨细胞生成和骨吸收,增加骨密度,缓解骨痛。该类药可引起皮疹和暂时性低钠血症,且口服引起食管病变较多见,故应指导患者晨起空腹服用,同时饮清水 200～300ml,至少在半小时内不能进食或喝饮料,也不能平卧,以减少对消化道的刺激。用药期间应监测血钙、磷和骨吸收生化标志物。

4. 降钙素 对骨质疏松症患者有镇痛作用,能抑制骨吸收,促进钙在骨基质中的沉着。用药过程中观察老年人有无恶心、腹泻、尿频等副作用,若出现眩晕、耳鸣、哮喘等应立即停药,长期用药者还需观察有无低血钙和继发性甲状腺功能亢进。

（五）适当运动

运动疗法是防治骨质疏松症最有效、最基本的方法之一，应根据老年人的病情及个人情况适当运动。对能运动的老年人，鼓励每天进行适当的体育活动和户外日光照射，以增加和保持骨量，如游泳、步行、骑自行车、慢跑等运动，避免进行剧烈的、有危险的运动，防止运动损伤；对因疼痛导致活动受限的老年人，指导老年人维持关节的功能位，每天进行关节的主动和被动训练以及肌肉的等长等张收缩训练，以保持肌肉的张力；对因为骨折而固定或牵引的老年人，要求每小时尽可能活动身体数分钟，如上下甩动臂膀、扭动足趾，做足背屈和跖屈等。

（六）心理调适

由于骨质疏松症会导致老年人身高变矮、驼背等，引起老年人的自我形象改变，易产生自卑心理，护理人员应指导老年人自我调节，穿宽松上衣掩盖形体变化，并逐步适应形象的改变。鼓励老年人保持正常的心态，消除心理压力，正确对待疾病，增强自信心。

（七）健康指导

1. 疾病知识指导 向老年人介绍有关骨质疏松症的病因、身体状况及预防措施，消除恐惧心理。告知老年人预防更重要，从任何时候都不算早，从任何时候都不算迟，做到尽早预防，长期预防。

2. 用药指导 指导老年人服用可咀嚼的片状钙剂时，应在饭前1h及睡前服用，钙剂应与维生素D同时服用。教会老年人观察各种药物的不良反应，明确各种药物的使用方法及疗程。近年来科研成果表明，以补肾为主、健脾为辅的中医药疗法对骨质疏松有一定疗效，可配合使用。

3. 康复训练 指导老年人尽早实施康复训练，在急性期应注意立、坐、卧的姿势，立位或坐位时应伸直腰背，收缩腰肌和臀肌，增加腹压。卧位时应平卧、低枕、坚持睡硬板床，背部尽量伸直；同时可配合有氧运动增强体质，通过翻身、起坐、单腿跪位等动作训练，维持和增加老年人的功能水平。

4. 预防骨折 骨折的高危患者需要特别注意避免过度负重和改变姿势，必要时可佩戴脊柱保护器和髋部保护器，使用扶梯和手杖等，防止跌倒致骨折。

5. 监测指导 指导老年人定期测量骨密度和骨量，早期筛选出骨量降低者，以便及时进行治疗，防止骨折等并发症的发生。

知识链接

早期骨质疏松症患者的运动

1. 坐姿运动 ①上肢画圆圈运动：患者坐在椅子上，上臂向上、向前、向后画圆圈数次；②躯干运动：患者坐在椅子上，将颈部向前弯曲，双臂自然下垂，然后将身体后仰，如有眩晕、面部潮红等不适反应可立即停止；③下肢摆动：站立时利用椅背支撑，将单手或双手放在椅背上，进行下肢前后及左右摆动。

2. 平躺运动 ①平躺在床上或地面，背部保持平直，两膝弯曲，两脚平踏在床上，然后将双膝并在一起向左右两侧摆动数次；②患者俯卧，脸转向一侧，先做2~3次深呼吸，然后分别将左右腿向后弯曲，使脚跟接近臀部，重复数次。

3. 在康复医生指导下，按计划进行负重运动，每周3~5次，每次45~60min。步行是安全而有效的运动。此外，还可选择慢跑、上下楼梯锻炼或打网球、太极拳、跳舞、骑自行车、游泳等健身运动。

第六节　老年期痴呆

案例分析

　　患者，75岁，丧偶，退休工人、初中文化。记忆力进行性下降6年，近年来忘事严重，经常丢三落四，东西放下即忘，外出买菜忘记将菜带回家；熟悉的物品叫不出名称；常呆坐呆立，爱生气，从不主动与人交谈，不关心家人；不会穿衣，或将衣服穿反；不知主动进餐，或只吃饭，或只吃菜；在小区散步，找不到回家的路，经常走失被家人找回。

　　请思考：
　　1. 该老年人的主要护理问题有哪些？
　　2. 制订主要护理措施。

　　老年期痴呆（dementia in the elderly）是指发生在老年期，由于大脑退行性病变、脑血管性病变、感染、外伤、肿瘤、营养代谢障碍等多种原因引起的以认知功能缺损为主要临床表现的一组综合征。

　　老年期痴呆主要包括阿尔茨海默病（Alzheimer's disease，AD，又称老年性痴呆）、血管性痴呆（vascular dementia，VD）、混合性痴呆（mixed dementia，MD，即AD合并VD）和其他类型痴呆，如外伤、酒精依赖、帕金森病等引起的痴呆。其中以AD和VD为多见，占全部痴呆的70%～80%。

　　AD是一组病因未明的原发性中枢神经系统退行性病变。起病可在老年前期（早老性痴呆），但老年期的（老年性痴呆）发病率更高。临床表现为认知和记忆功能不断恶化，日常生活能力进行性减退，并有各种神经精神症状和行为障碍。VD是指各种脑血管病导致脑循环障碍引发的脑功能降低所致的痴呆。通常在70岁以后发病，男性、高血压和/或糖尿病患者、吸烟过度者较为多见。如能控制血压和血糖、戒烟等，一般能使进展性血管性痴呆的发展有所减慢。

　　痴呆的患病率随年龄的增大而增加，随着社会老龄化问题的日趋严重，痴呆的患病率也在不断上升。目前我国已有超过600万AD患者，65岁以上老年人痴呆发病率高达5.1%。老年人每增长5岁其AD的患病率增长一倍。痴呆是危害老年人身心健康的主要疾病，由于致残程度较重，给家庭及社会都造成了极大的精神负担和经济负担，并严重影响了老年人的生活质量，已引起广泛关注，成为目前的研究热点。

【护理评估】

（一）健康史

　　了解老年人有无脑外伤、心脑血管疾病、糖尿病、既往卒中史、吸烟等；评估老年人有无AD发病的可能因素，如遗传因素、神经递质乙酰胆碱减少、免疫系统功能障碍、慢性病毒感染、铝的蓄积、高龄、文化程度低等。

（二）身体状况

　　AD和VD在临床上均有构成痴呆的记忆障碍和精神症状的表现，但二者又在多方面存在差异，AD与VD的鉴别见表8-1。

表8-1　AD与VD的鉴别

	AD	VD
起病	隐匿	迅速
病程	进行性缓慢发展，不可逆	波动或阶梯恶化

续表

	AD	VD
早期症状	近记忆障碍	脑衰弱综合征
精神症状	全面痴呆	以记忆障碍为主的痴呆
	判断力、自知力丧失	有一定判断力、自知力
	早期即有人格改变	人格改变不明显
	情感淡漠或欣快	情感脆弱
神经系统	早期多无限局性体征	局灶性症状体征
脑影像学	弥漫性脑皮质萎缩	多发梗死、腔隙或软化灶

1. VD 的临床表现　除了构成痴呆的记忆障碍及精神症状外,还有脑损害的局灶性神经精神症状,如偏瘫、感觉丧失、视野缺损等,且 VD 的这些临床表现与病损部位、大小及发作次数等密切相关。

2. AD 根据病情演变,一般分为三期。

(1) 第一期(遗忘期、早期):①首发症状为近期记忆减退;②语言能力下降,无法找出合适的词汇表达思维内容,甚至出现孤立性失语;③空间定向不良,易于迷路;④抽象思维和恰当判断能力受损;⑤情绪不稳,情感可较幼稚,或呈童样欣快,情绪易激惹,出现抑郁、偏执、急躁、缺乏耐心、易怒等;⑥人格改变,如主动性减少、活动减少、孤僻、自私、对周围环境兴趣减少、对人缺乏热情,敏感多疑。此期病程可持续 1~3 年。

(2) 第二期(混乱期、中期):①完全不能学习和回忆新信息,远事记忆力受损但未完全丧失;②注意力不集中;③定向力进一步丧失,常去向不明或迷路,并出现失语、失用、失认、失写、失计算;④日常生活能力下降,如洗漱、梳头、进食、穿衣及大小便等需别人协助;⑤人格进一步改变,如兴趣更加狭窄,对人冷漠,言语粗俗,无故打骂家人,缺乏羞耻感和伦理感,行为不顾社会规范,不知整洁,将他人之物据为己有,争吃抢喝类似孩童,随地大小便,或出现本能活动亢进,当众裸体,甚至发生违法行为;⑥行为紊乱,如精神恍惚,无目的性翻箱倒柜,爱藏废物,视作珍宝,无目的徘徊,出现攻击行为等,也有动作日渐减少、端坐一隅、呆若木鸡者。本期是本病护理照管中最困难的时期,多在起病后的 2~10 年。

(3) 第三期(极度痴呆期、晚期):①生活完全不能自理,二便失禁;②智力趋于丧失;③无自主运动,缄默不语,成为植物人状态。常因吸入性肺炎、压力性损伤、泌尿系感染等并发症而死亡。此期多在发病后的 8~12 年。

(三) 心理 - 社会状况

老年期痴呆患者大多数时间被限制在家里,常感到孤独、寂寞、羞愧、抑郁,甚至有自杀行为。由于痴呆患者患病时间长、自理缺陷、人格障碍,需要家人付出大量时间和精力进行照顾,常给家庭带来很大烦恼,同时也给社会增加了负担,尤其是当付出与效果不成正比时,有些家属会失去信心,甚至会冷落、嫌弃老年人。

(四) 辅助检查

1. 影像学检查　了解有无脑萎缩、多发性脑梗死、多发性腔隙性脑梗死表现。

2. 心理测验　筛选痴呆可用简易智力状态检查量表(MMSE),长谷川痴呆量表;记忆障碍测量用韦氏记忆测查和临床记忆量表;智力测查用成人韦氏智力量表及简易智能量表。

【常见护理诊断/问题】

1. **记忆功能障碍**　与记忆进行性减退有关。
2. **自理缺陷**　与认知行为障碍有关。
3. **睡眠型态紊乱**　与白天活动减少有关。
4. **语言沟通障碍**　与思维障碍有关。
5. **照顾者角色紧张**　与老年人病情不可预测以及照顾者照料知识欠缺、身心疲惫有关。

【护理措施】

阿尔茨海默病迄今仅限于症状治疗，尚无有效的病因治疗。通过早期发现、早期诊断、早期治疗，可延缓病情进展、改善认知功能。但在疾病的中、晚期药物治疗无效，不能控制疾病的发展。其治疗以应用神经代谢赋活剂为主，同时运用胆碱能药物、神经肽类药物和改善脑循环的药物。伴有精神症状者，其药物使用以小量为原则。对轻症患者重点应加强心理支持与行为指导，使之尽可能长期保持记忆力、生活自理和人际交往能力。鼓励患者参加适当的活动和锻炼，并辅以物理疗法、作业疗法、记忆和思维训练及康复训练。重症患者应加强护理，注意营养、预防感染。

治疗和护理的总体目标是：①老年人能最大限度地保持记忆能力、沟通及社交能力，重建患者病前的生活经验模式；②日常生活能部分或完全自理提高日常生活自理能力，减少问题行为；③老年人能较好地发挥残存功能，生活质量得以提高；④家庭能应对痴呆老年人。具体护理措施如下：

（一）日常生活护理

1. 日常生活的指导与帮助　注意老年人的饮食与营养、日常清洁卫生，生活自理能力有缺陷或完全不能自理者，应给予部分或全补偿性护理和帮助；督促老年人尽量按时自行完成穿衣、洗漱、进食、梳头、如厕等日常事宜，并注意以下日常护理要点：①衣服按穿着的先后顺序叠放；②衣着避免太多纽扣，以拉链取代纽扣，以弹性裤腰取代皮带，选用宽松的内裤，女性胸罩选用前扣式；③选择不用系带的鞋子；④尽量定时进食，最好与家人一起进食；⑤接受患者用手拿取食物，进餐前协助清洁双手；⑥食物要简单，软滑，最好切成小块，尽量避免偏食，进食时将固体和液体分开,液体不可太烫;⑦睡觉前让患者先上洗手间,可避免半夜醒来;⑧根据患者以前的兴趣爱好,白天尽量安排患者进行一些兴趣活动,不要让患者白天睡得过多;⑨如果患者有时间认知障碍,切勿与之争执,可陪伴患者一段时间,再劝说患者入睡。

2. 训练自我照顾的能力　轻、中度痴呆症者,尽可能给予其自我照顾的机会,并进行生活技能训练,如反复练习洗漱、穿脱衣服、用餐及如厕等,以提高老年人的自尊。护理人员应对老年人的动手困难给予理解,并加强对照顾者生活护理、生活技能训练等相关知识和技巧的培训。

3. 加强重症患者的护理　晚期痴呆症者,要有专人照顾,注意饮食及大小便的护理,保证营养摄入,加强管理因记忆障碍而超量进食、因徘徊或兴奋而拒食的患者。预防走失、跌倒及意外伤害等并发症的发生。长期卧床者,要定时翻身、清洁,以预防压力性损伤及并发感染;喂食时,应避免呛咳,引起肺部感染;发生肺部感染者,要指导并鼓励老年人有效地咳嗽排痰,可进行体位引流或给予拍背来协助排痰;泌尿系感染者,应鼓励患者多饮水,增加尿量,注意保持尿道和会阴部的清洁,并做好留置尿管的护理。

（二）认知、思维障碍者的护理

1. 协助老年人确认现实环境　老年人房间及使用的物品、储柜等,可以用明显的标志标明,便于识记。房间色彩要明快、活泼,有温馨感;不宜采用冷色调,否则会使人感到紧张、压抑。如果老年人丧失了适应新环境的能力,则应建立稳定、简单、明了及固定的生活日程,如个人生活用品、桌椅等家居用品固定位置。帮助确认所住地址、房间、卫生间等现实环境。房间内的布置和物品摆设尽量不移动,且不放老年人未见过的物品,以减少其辨认环境的困难和错误。

2. 诱导正向行为　尽可能随时纠正或提醒老年人正确的时间、地点、人物等概念,诱导其向正向行为改变。

3. 智能康复训练　①记忆训练:鼓励老年人回忆过去生活经历,帮助其认识目前生活中的真实人物与事件,以恢复记忆并减少错误判断。②智力锻炼:如进行拼图游戏,让老年人对一些图片、实物、单词进行归纳和分类。③理解和表达能力训练:在讲述一些事情后,提一些问题让老年人回答,也可以让其解释一些词语的意义。④社会适应能力训练:如针对日常生活中可能遇到的问题,训练老年人自行解决,对于日期、时间的概念,以及生活中必须掌握的常识,在日常生活中结合实际进行训练。⑤数字概念和计算能力的训练:如计算日常生活开支费用,较差者,可计算物品的数量等。保证足够的睡眠,保持乐观的情绪,多吃核桃、芝麻、莲子等食物,以延缓认知功能减退。⑥理解和表达能力训练:在讲述一件简单的事情后,提问让老年人回答,或让其解释一些词语的含义。

（三）行为异常患者的护理

1. 有暴力行为者　在患者认知范围内,尽可能让其参与治疗,逐渐增加对患者的限制;对于非攻击性行为,如更换衣物、搓手、洗手等,可采取以下护理措施:语言沟通,讲话速度要慢,音调轻柔,建立良好的人际关系;提供适宜的环境,减少感知觉刺激;分散患者注意力;遵医嘱给予抗躁动药物。

2. 语言攻击性行为者　采取以下措施护理:①语言控制,认知障碍较轻的患者可有行为的反馈;②给患者提供宽敞的活动空间,必要时可暂时离开病房,可减轻患者的躁动;③了解患者对失去控制的恐惧,使用抚摸和握手等方式可起到一定的效果;④提供娱乐活动和工娱疗法,如听音乐、集体活动等。

3. 身体攻击性行为者　采取允许患者用语言表达烦躁不安的情绪,监视患者的异常行为,必要时使用约束带等。

（四）安全护理

1. 环境管理　提供较为固定的生活环境,尽量少搬家,让患者有熟悉、固定的生活环境;运动障碍者,应注意保持地面的平整、防滑,有台阶处要设法消除,地毯应固定,保持平整。厕所要选用坐式马桶，墙壁上安装把手，帮助老年人保持身体平衡。床不宜过高，最好设有扶手架，便于老年人安全上下和防止坠床。家具高度适宜，尽可能减少镜子、玻璃等。

2. 物品管理 注意危险物品的管理，防止意外事故的发生。尽可能不让老年人直接接触电线、电器开关、热水瓶、煤气等日常物品，注意火种熄灭、关闭煤气开关，锐器、利器应放在隐蔽处，防止发生自伤及他伤，各类家庭备药妥善保管。

3. 外出管理 老年人外出活动或散步时应有家人陪同，并佩戴写有老年人及其保护人的名字、家庭住址、电话号码的卡片或手镯，以助迷路或走失时被人送回。

（五）心理调适

1. 关心、理解老年人 在帮助、护理痴呆老年人时，照顾者的真诚最重要。对待老年人要特别亲切、耐心，并注意老年人的情绪变化，以保护老年人的自尊心，鼓励家人多陪伴关心老年人，不能嫌弃老年人，以实际行动关爱老年人。

2. 沟通技巧 与痴呆老年人谈话时，语调要低、温和；语速要慢，清晰地说出每个字；语句要简短，使用名词，不用代名词；在每次交谈之前，称呼老年人的名字且说出自己的身份。最好重复关键词并用手势。

（六）照顾者的支持与护理

患痴呆症的老年人如住在熟悉的环境，由熟悉的人来照顾，是相当有益的。许多痴呆症者，在社区中与家人同住，护理人员应对其家庭及其照顾者给予帮助支持与护理。

1. 指导照顾者及家属合理应对 为了缓解长期照顾患痴呆症的老年人所带来的紧张情绪和压力，照顾者及家属要学会放松自己，合理休息，以保持良好的身心健康。对老年人要进行合理安排，若老年人尚能自我照顾，则可让其住在家里，利用家庭照顾机构进行家庭护理或家事服务；晚期痴呆症者则需要住进医院或专门机构，由专业人员照顾。

2. 帮助照顾者及其家属寻求社会支持 虽然痴呆是进行发展的，但有些老年人的认知减退是可以改善的。护理人员要帮助寻求社会支持，并组织有痴呆症患者的家庭进行相互交流、相互联系与支持。

（七）健康指导

1. 及早发现痴呆 加强对全社会的健康指导，提高对痴呆症的认识，及早发现轻度认知障碍和记忆障碍，做到"三早"——早发现、早诊断、早干预。

🌐 **知识链接**

阿尔茨海默病预防与干预核心信息

1. 形成健康生活方式 培养运动习惯和兴趣爱好，健康饮食，戒烟限酒，多学习，多用脑，多参加社交活动，保持乐观的心态，避免与社会隔离。

2. 降低患病风险 中年肥胖、高血压、糖尿病、卒中、抑郁症、听力损失、有痴呆症家族史者，更应当控制体重，矫正听力，保持健康血压、胆固醇和血糖水平。

3. 知晓阿尔茨海默病早期迹象 包括：很快忘掉刚刚发生的事情；完成原本熟悉的事务变得困难；对所处的时间、地点判断混乱；说话、书写困难；变得不爱社交，对原来的爱好失去兴趣；性格或行为出现变化等。

4. 及时就医 老年人若出现阿尔茨海默病早期迹象，家人应当及时陪同到综合医院的老年病科、神经内科、精神/心理科、记忆门诊或精神卫生专科医院就诊。

5. 积极治疗 药物治疗和非药物治疗可以帮助患者改善认知功能，减少并发症，提高生活质量，减轻照护人员负担。可在专业人员指导下，开展感官刺激、身体和智能锻炼、音乐疗法、环境疗法等非药物治疗。

6. 做好家庭照护　家人掌握沟通技巧、照护技能以及不良情绪的调适方法,在日常生活中协助而不包办,有助于维持患者现有功能。应当为患者提供安全的生活环境,佩戴防走失设备,预防伤害,防止走失。

7. 维护患者的尊严与基本权利　注重情感支持,不伤其自尊心,沟通时态度和蔼,不轻易否定其要求。尊重患者,在保障安全的前提下,尽可能给予患者自主自由。

8. 关爱照护人员　患者的照护人员身心压力大,要向照护人员提供专业照护培训和支持服务,维护照护人员身心健康。

9. 营造友善的社会氛围　加强社会宣传,减少对患者的歧视,关爱患者及其家庭,建设友好的社会环境。

2. 早期预防　①老年期痴呆的预防要从中年开始做起;②积极合理用脑、劳逸结合,保护大脑,保证充足睡眠,注意脑力活动多样化;③培养广泛的兴趣爱好和开朗性格;④培养良好的卫生饮食习惯,多吃富含锌、锰、硒、锗类的健脑食物,如贝壳类、鱼类等海产品,以及乳类、豆类、坚果类等,适当补充维生素 E,中医的补肾食疗也有助于增强记忆力;⑤戒烟限酒;⑥尽量不用铝制炊具,经常将过酸过咸的食物在铝制炊具中存放过久,就会使铝深入食物而被吸收;⑦积极防治高血压、脑血管病、糖尿病等慢性病;⑧按摩或灸任脉的神阙、气海、关元,督脉的命门、大椎,膀胱经的膏肓、肾俞、志室,胃经的足三里穴(双),均有补肾填精助阳、防止衰老和预防痴呆的效果,并且研究表明按摩太阳、神庭、百会、四神聪等穴位可有效提升认知功能,或延缓认知功能的衰退;⑨许多药物能引起中枢神经系统不良反应,包括精神错乱和倦怠,尽可能避免使用镇静剂如苯二氮䓬类药物,抗胆碱能药物,如某些三环类抗抑郁药、抗组胺制剂、抗精神病药物以及甲磺酸苯扎托品。

3. 预防 VD 措施　必须预防和治疗脑血管病,积极预防高血压病、糖尿病、肥胖症、高脂血症,及早发现脑血管疾病的患者在记忆、智力方面的改变。

（熊建萍）

❓ 复习思考题

1. 心绞痛发作时的处理原则有哪些?
2. 如何预防老年糖尿病患者发生低血糖?
3. 如何加强对老年脑卒中后遗症的康复指导?
4. 老年骨质疏松症的健康指导内容有哪些?
5. 如何预防老年期痴呆?

ER-8-3

扫一扫,测一测

第九章　老年人安宁疗护

第一节　安宁疗护基本知识

案例分析

张奶奶，92 岁，身高 1.58m，体重 43kg，高血压病史 35 年，以"肝癌晚期"入住某机构安宁疗护病房。患者家属希望其能够在临终阶段得到较好的照顾，让其舒适、平静、无痛苦地走完人生的最后阶段。

请思考：

1. 如何让张奶奶平静、安详地度过生命的最后阶段？

2. 怎么帮助张奶奶的家属度过艰难的心理阶段？

随着我国老龄化进程的不断加深，老年人对社会的需求与依赖性增强，家庭结构的变化，人口老龄化的压力等因素对安宁疗护事业既是一种迫切的需求，也是一项巨大的挑战。老年人的生命末期阶段，面临生理、心理、社会及灵性等多方面需求。因此，需要为老年临终患者及其家属提供舒适照护和哀伤辅导，帮助他们安宁度过人生的最后一段旅程，帮助家属顺利度过居丧期。

一、安宁疗护的概念

自 20 世纪 60 年代桑德斯博士在英国建立第一所临终关怀护理院以来，临终关怀运动在世界的兴起和实践，催生并推动了安宁疗护的发展，满足了临终患者和家属多样化、多层次的需求，体现了医学的进步、社会文明的发展及对生命尊严和价值的重视。安宁疗护是一种自愿接受的医疗护理服务，关注患者及其家属的生活质量和尊严，重视生理、心理、社会和灵性的需求，帮助患者舒适、安详、有尊严地离世而获得"优逝"。

1. 命名　关于安宁疗护的命名，在中国的惯用名称有临终关怀、善终照顾、姑息治疗、姑息照护、安宁疗护、缓和医疗、舒缓疗护、宁养服务、善终服务等。2016年我国政协教科文卫体委员会建议统一名称为"安宁疗护"。"安宁"即安宁疾病痛苦，"疗护"即疗护生命尊严。

2. 概念 2008年世界卫生组织将安宁疗护定义为对治愈性治疗无反应的临终患者给予积极和全面的照顾，以控制疼痛及有关症状为重点，并关注其心理、精神及社会需要，目标在于提高和改善患者及其家属的生活质量；2015年对安宁疗护重新定义为一种改善面临威胁生命疾病的患者及其家属的生命质量的方法，主要是通过早期识别、评估和治疗疼痛及其他生理、心理、社会和灵性问题，预防和缓解他们的痛苦。

2017年国家卫生计生委颁发的《安宁疗护实践指南（试行）》对安宁疗护的定义是：安宁疗护以终末期患者和家属为中心，以多学科协作模式进行实践，主要内容包括疼痛及其他症状控制，舒适照护，心理、精神及社会支持等。安宁疗护的服务对象狭义上指患有恶性和非恶性疾病的病重垂危者，广义上还包括病重垂危患者的家属。

安宁疗护是一种特殊的卫生保健服务，是指为临终患者及其家属提供医疗、护理、心理、社会等全方位的关怀照顾，使临终患者的生命受到尊重、症状得到控制、生命质量得到提高，家属的身心健康得到维护，帮助患者舒适而有尊严地走完人生的最后旅程。换言之，安宁疗护的任务并不是使患者康复，而是使临终患者在有限的生存期间内，在充满人间温暖的氛围中，安详而平和、舒适而有尊严、无憾无怨地离开人世。即除治疗、护理外，还包括人性上的关怀。

二、安宁疗护的现状与意义

（一）安宁疗护的现状

1. 尚未建立起适合我国国情的安宁疗护模式 我国的安宁疗护起步于20世纪80年代后期，目前普遍采取的有两种模式。一是以医院为主，社区服务与家庭关怀相结合，在费用上国家、集体、社会相结合；二是以乡村为着眼点，将家庭临终照护与社区安宁疗护相结合，涉及的方面多、人员广，在实际操作中比较难以统一实施。随着独生子女增多，"空巢"家庭数目不断上升，后者经历着严峻的考验。

2. 服务机构偏少，经费投入不足 我国目前的安宁疗护机构只有200多个，且规模不大。另外，国外的安宁疗护机构大多能得到慈善捐款和政府的支持，也有相当一部分安宁疗护机构是慈善机构举办的，患者只需要支付低廉的费用。而我国除了李嘉诚先生自2001年开始每年捐资2 000万元在国内20家重点医院设立宁养院外，安宁疗护机构所接受的其他捐助和政府的投入都是非常有限的。

3. 安宁疗护的需求量大 现在我国60岁以上的老年人达到2.64亿，已超过总人口的18.7%，预计到2033年左右将超过4亿。同时，由于社会发展和医学科技的进步，感染性疾病不再是人们生命的主要威胁，恶性肿瘤、心脑血管疾病等成为"主要杀手"。我国每年新发癌症患者约160万，每年死亡约130多万，且还有上升趋势。而这些患者的安宁疗护成为一种迫切的现实需求。

4. 工作人员总体素质不高 由于"死亡教育"的缺乏，人们往往不知道如何面对死亡，甚至经常接触濒死患者的医护人员，对死亡也持有恐惧的心态。安宁疗护是一门涉及多学科的边缘学科，它要求从事该工作的人员具备较高的素质，具备多学科的知识和高超的医疗、护理技能。目前我国安宁疗护服务的工作人员以医护人员为主，参与安宁疗护服务的志愿者还很少，且他们大多数没有经过相应的培训。而其他国家和地区从事安宁疗护服务的人员必须接受培训，并取得资格证才可以上岗，有的国家已把安宁疗护纳入到医务人员学位培养教育之中。

（二）安宁疗护的意义

安宁疗护是随着人类社会物质文明和精神文明的提高应运而生的。它始终贯穿了热爱生命、尊重科学、顺应人情、善解人意、精心护理、崇尚圆满的宗旨，尽量满足和体现人在生命的最后阶段渴望得到理解和尊重的需要，真正维护人的尊严。因此，对老年人实施安宁疗护对人类社会的进步具有重要的意义。

1. 提高老年临终生存质量，维护生命尊严　安宁疗护从优化生命末端质量出发，减轻临终老年人躯体上的痛苦、缓解心理上的恐惧，维护尊严，提高生命质量，使逝者平静、安宁、舒适地走完生命的最后阶段。

2. 安抚家属，解决老年人家庭照料困难　安宁疗护将家庭成员的工作转移到社会，社会化的老年人照顾，尤其是对临终老年人的照顾，不仅是老年人自身的需要，同时也是他们家属和子女的需要。

3. 节省费用，减少医疗资源浪费　尽管安宁疗护需要社会支付较多的服务费用，但对那些身患不治之症的老年患者来说，接受安宁疗护可以减少大量，甚至是巨额的医疗费用。

4. 体现人道主义精神　从伦理学的观点来看，安宁疗护真正体现了人道主义的真谛，体现了生命的价值和尊严。人们从长辈、亲友在临终过程中所得到的关怀里可以得到充分的体验，从而对死亡的接纳变得顺理成章。安宁疗护是为生命即将结束的患者及其家属提供全面的身心照顾与支持，它不同于传统医学也不同于安乐死。安宁疗护既不促进也不延迟患者的死亡。

护理人员在安宁疗护工作中承担着十分重要的角色，护理人员是否具有正确的死亡观和较高的安宁疗护知识水平直接关系到我国安宁疗护服务的质量。因此，从事安宁疗护的护理人员都要经过严格的训练。护理人员除了要具备娴熟的护理操作技能、广博的学识外，还必须掌握与安宁疗护工作密切相关的知识，包括安宁疗护原理、临终心理学、社会学、死亡学、生命伦理学等。

三、安宁疗护的组织形式

安宁疗护的组织形式在国外主要有独立病院，家庭安宁疗护病床，综合医院设立的安宁疗护专科或专用病床四种。我国目前安宁疗护的组织形式有三种。

1. 独立的安宁疗护医院　与一般的医院相比，安宁疗护医院所采取的主要手段为照顾及关怀日益衰竭的临终患者，其任务是对临终患者进行姑息治疗，以减轻患者的疼痛，控制症状或缓解患者生理及心理上的痛苦；为患者提供咨询及安慰服务；与患者及家属讨论死亡的意义、本质、权利及如何面对死亡等问题，以消除患者及家属对死亡的恐惧及焦虑；维持临终患者生命最后阶段的尊严，使患者安详平静地死亡。由于人们在认识上和接受程度上的差异，安宁疗护医院里患者少、病房空的现象普遍存在，因而也导致了对安宁疗护医院建设投入不足，相应设备、设施差，从而制约了安宁疗护事业的发展。

2. 综合医院的安宁疗护病房　这是目前最主要的形式。临终老年人中现在大部分是在综合性医院中走向生命的终点。

3. 家庭安宁疗护病床　社区护理的开展与家庭病床的迅速发展，为家庭的安宁疗护提供了良好的条件，而且受中国传统文化的影响，临终患者大多愿意在熟悉而有深厚感情的环境中走完一生。因此，家庭安宁疗护病床形式发展前景较好。

四、安宁疗护的目标与原则

（一）安宁疗护的目标

1. 减少患者痛苦　安宁疗护的目的是不再通过积极方式治愈疾病而是通过控制症状、缓解症状,减少给患者带来的不适,减轻患者痛苦,提高其生活质量。

2. 维护患者尊严　通过尊重患者对生命末期治疗的自主权,尊重患者的文化和习俗需求,采取患者自愿接受的治疗方法。并在照护过程中,将患者当成完整的个人,而不是疾病的代号,提升患者的尊严感。

3. 帮助患者平静离世　通过与患者及家属沟通交流,了解患者未被满足的需要、人际关系网络及在生命末期想要实现的愿望,并帮助其实现,达到内心平和、精神健康的状态,使患者能平静离开人世。

4. 减轻丧亲者的负担　通过安宁疗护多学科队伍的照护,减轻家属的照护负担;并给丧亲者提供居丧期的帮助和支持,帮助丧亲者度过哀伤阶段。

(二)安宁疗护的原则

1. 人道主义原则　是指以救治患者的苦痛与生命、尊重患者的权利和人格为中心的医学道德的基本原则,以关怀人、尊重人、以人为中心作为观察问题、处理问题的准则。在安宁疗护实践活动中,医务人员要有敬畏心和尊重生命的意识,尊重每一名终末期患者,尊重患者的生命质量与生命价值,尊重终末期患者的正当愿望,提供患者身体、心理、社会、精神全方位的照顾及对家属的哀伤辅导。

2. 以照护为主的原则　安宁疗护服务于终末期患者,主要以提高患者生命末期生命质量为目的,尽量按照患者及家属的希望来护理,而不是千方百计延长患者的生存时间。

3. 全方位照护原则　为患者及家属提供24h全天候服务,包括对终末期患者生理、心理、社会、精神等方面的照护与关怀,以及帮助患者家属尽快摆脱居丧期的痛苦,顺利恢复正常生活。

五、安宁疗护服务的内涵

安宁疗护服务的内涵主要体现在五个方面,即"全人、全家、全程、全队、全社区"。

1. 全人照顾　终末期患者在生命最后阶段一般会面临疼痛、呼吸困难、水肿等各种不适症状,同时面对病情与生命的不确定性,常会产生焦虑、抑郁、伤心等负性情绪反应,加上家庭社会支持网络的改变或不足,易导致患者觉得人生缺乏意义及价值感,感到无力、无助,甚至有轻生的危机。因此,对于终末期患者,安宁疗护需要提供身体、心理、社会、精神多维度的全人照顾。

2. 全家照顾　终末期患者最后会走向死亡,而亲人死亡是整个家庭甚至整个家族的大事,家属也是安宁疗护团队需要关注的重点。在照顾终末期患者时,由于照顾时间长、照顾技能缺乏等多方面因素,家属也会出现身体、心理多方面的问题。所以除了照顾患者之外,也要照顾家属,解决其体力、心理悲伤等问题。

3. 全程照顾　安宁疗护不仅局限于住院终末期患者,即从患者入住直至患者死亡,安宁疗护工作人员都会全程对患者进行管理,同时也包括对家属的悲伤辅导。

4. 全队照顾　安宁疗护是一个多学科团队合作的工作,成员包括医师、护理师、社工师、志工(义工)、营养师、心理师等;当然这些成员并不是固定的,凡是患者所需要的都可以是团队的成员。在团队中,每个成员都负责终末期患者照顾的一部分,如症状控制、心理辅导、社会支持、精神照护等。凡是与患者照护有关的都需要加入团队服务,不是只靠某一专科就可以做好安宁疗护的工作。

5. 全社区照顾　安宁疗护不仅是医疗机构、护理院的责任,也是全社会的职责,作为安宁疗护工作者,应积极寻找和联结社会资源,动员全社区、全社会的力量,为贫困的终末期患者和家庭提供实际救助,奉献爱心。

闻 雷 泣 墓

战国时期魏国有一个名为王裒的人,侍奉他的母亲,特别尽孝道。他母亲生前胆子很小,非常惧怕雷声,每逢打雷的时候,王裒就到母亲身边陪伴,为其壮胆。母亲去世后,王裒非常难过,把母亲埋葬在山林中寂静的地方。每到刮风下雨,听到震耳的雷声时,王裒就奔跑到母亲的墓前跪拜,并且低声哭诉道:儿王裒在这里陪着您,母亲不要害怕。王裒的故事让世人感动,有诗颂曰:慈母怕闻雷,冰魂宿夜台,阿香时一震,到墓绕千回。

故事蕴含了中华传统美德,作为学生应孝敬父母、尊敬师长、关爱他人,大力弘扬中国传统"孝"文化。

六、临终关怀中护理人员的角色

临终老年人生命中的最后时光通常是在医院的病房中度过的,他们最后接触最多的人也往往是护理人员,因此,在护理临终老年人的过程中,护理人员扮演着重要的角色,担负着重大的使命。

1. 躯体的照护者   对于临终患者,护士要经常帮助大小便失禁者清洁皮肤,保持床褥干燥,预防压力性损伤的发生;护士要经常协助改变体位,按摩肢体促进血液循环,防止肌肉萎缩;护士要做好口腔护理,及时清除患者口腔的分泌物,保持呼吸畅通;护士要协助患者进食,必要时静脉营养,以保证机体生理需要。

2. 心理的满足者   临终患者通常不同程度地经历了"否认、愤怒、妥协、抑郁和接受"的复杂心理过程,且因人的社会经济地位、政治背景、文化程度、信仰、职业与年龄而有所差异。因此,护理人员应有针对性地加强临终患者心理治疗和护理,尽量满足其多种心理需求。

3. 死亡的教育者   死亡教育是实施临终护理的一项重要内容,包括对临终患者及其家属的死亡教育。对临终患者进行死亡教育,其目的在于帮助濒死患者克服对死亡的恐惧,准备死亡、面对死亡、接受死亡;对临终患者家属进行死亡教育的目的,在于帮助他们适应患者病情的变化和死亡,帮助他们缩短悲痛过程,减轻悲痛程度。

4. 善后的处理者   临床护士在患者去世后,要进行尸体料理、死者遗物的整理和对患者家属的"丧亲抚慰"等大量事宜。

第二节 老年人临终护理

临终护理是对那些已失去治愈希望的患者在生命即将结束时所实施的一种积极的综合护理。是临终关怀的重要组成部分,其目的是尽最大努力减轻患者痛苦,缓和面对死亡的恐惧与不安,维护其尊严,提高尚存的生命质量,使临终患者安宁、平静地度过人生最后的旅程。

临终护理的实施在各国尚无统一标准,在美国,估计只能存活 6 个月者被认为是临终;在日本以住院治疗到死亡平均 17.5 日为标准;我国对此没有具体的时间限制,一般从患者出现生命体征和代谢等方面紊乱的濒死期开始实施临终护理。

案例分析

　　刘奶奶,70岁,因咳嗽咳痰半年,行体检发现肺部阴影,CT示左肺占位性病变,肺部穿刺活检结果显示肺癌,已在医院行2周期化疗治疗,半月前出现左侧膝关节间歇性疼痛,检查后提示有骨转移,现患者已出院回家行居家康复。

　　请思考:

　　1. 请分析老年人当前的心理特征。

　　2. 如何为患者及家属进行有针对性的哀伤辅导?

一、临终老年人的心理特征和护理

　　临终老年人由于疾病的折磨、对生活的依恋、对死的恐惧以及对亲人的牵挂等,使其临终心理状态和行为反应复杂多变,且每个人接受死亡的心理状态又因个人道德观、经济、教育、修养、家庭等不同而不同。

(一)临终老年人的心理变化

　　临终阶段,老年人除了生理上的痛苦,更重要的是对死亡的恐惧。美国心理学家罗斯博士提出临终患者通常经历五个心理反应阶段,即否认期、愤怒期、协议期、忧郁期和接受期(详见《基础护理技术》相关章节)。除有上述心理体验外,还具有以下个性的心理变化。

　　1. 心理障碍加重　临终老年人可表现出暴躁、孤僻抑郁、意志薄弱、依赖性增强、自我调节和控制能力差等。如心情不好时沉默不语,遇到不顺心的小事就大发脾气。进入临终期后,老年人身心日益衰竭,恢复健康无望,精神和肉体上忍受着双重折磨,感受到死亡的不可抗拒。此时心理特点以忧郁、绝望为主,并且往往有自杀的念头出现。

　　2. 思虑后事,留恋亲友　大多数老年人倾向于个人思考死亡问题,比较关心死后的遗体处理是土葬还是火葬、家庭财产分配,担心配偶的生活、子女儿孙的工作、学业等。

(二)老年患者临终前的心理护理

　　临终作为人生的最后一幕,其主题不应是充满恐惧、焦虑和无助,而应是在亲人和医护人员的关心、抚慰下,通过临终关怀在维护生命最后尊严的同时,平静而安详地走完生命最后的历程。

　　1. 触摸　触摸护理是大部分临终老年人愿意接受的一种方法。通过对老年人的触摸获得他们的信赖,减轻其孤独和恐惧感,使他们有安全感和亲切温暖感。在护理过程中,针对不同情况,可轻轻抚摸临终老年人的手、胳膊、额头以及胸腹背部,抚摸时动作要轻柔,手部的温度要适宜。

　　2. 耐心倾听和诚恳交谈　认真、仔细地听老年人诉说,使其感到支持和理解。对虚弱而无力进行语言交流的老年人通过表情、眼神、手势,表达理解和爱,并以熟练的护理技术取得老年人的信赖和配合。通过交谈,及时了解老年人真实的想法和临终前的心愿,尽量照顾老年人的自尊心、尊重他们的权利,满足他们的各种需求,减轻他们的焦虑、抑郁和恐惧,使其没有遗憾地离开人世。

　　3. 允许家属陪护老年人,参与临终护理　家属是老年人的亲人,也是老年人的精神支柱。临终老年人最难割舍与家人的亲情,最难忍受离开亲人的孤独。因此允许家属陪护、参与临终护理是老年人和家属最需要的。这种有效的心理支持和感情交流,可使老年人获得慰藉,减轻孤独感,增强安全感,有利于稳定情绪。

　　4. 帮助老年人保持社会联系　鼓励老年人的亲朋好友、单位同事等社会成员多探视老年人,不要将他们隔离开来,以体现老年人的生存价值,减少孤独和悲哀。

　　5. 适时有度地宣传优死意义　尊重老年人的民族习惯和宗教信仰,根据老年人不同的职业、心理反应、性格、社会文化背景,在适当时机谨言慎语地与老年人、家属共同探讨生与死的意义,有针对性地进行精神安慰和心理疏导,帮助老年人正确认识、对待生命和疾病,从对死亡的恐惧与不安中解脱出来,以平静的心情面对即将到来的死亡。

6. 重视与弥留之际老年人的心灵沟通　美国学者卡顿堡顿对临终老年人精神生活的研究结果表明,接近死亡的人,其精神和智力状态并不都是混乱的,49%的老年人直到死亡前一直是很清醒的,22%有一定意识,20%处于清醒与混乱之间,仅3%的人一直处于混乱状态。因此不断与临终或昏迷老年人进行沟通重要而有意义,护理人员应对老年人表达积极、明确、温馨的尊重和关怀,直到他们离去。

总之,临终老年人心理变化的各个过程无明显界限,但各个过程都包含了"求生"的希望。他们真正需要的是脱离痛苦和恐惧,以及精神上的舒适和放松。因此及时了解临终患者的心理状态,满足患者的身心需要,使患者在安静舒适的环境中以平静的心情告别人生,是临终心理护理的关键。

二、临终老年人的症状控制与舒适护理

安宁疗护实践以临终患者和家属为中心,以多学科协作模式进行,主要内容包括疼痛及其他症状控制,舒适照护,心理、精神及社会支持等。

(一)症状控制

在老年人的生命末期阶段,可能出现各种症状与不适,终末期老年人可能有疼痛、呼吸困难、厌食、吞咽困难、恶心、呕吐、便秘、乏力、昏迷、压力性损伤等不适症状。因此,临终老年人的舒适照护应注重"以人为本",提高生命质量,在照护过程中,强调控制疼痛症状,满足患者基本生理需求,解决心理、社会、精神问题。

老年患者临终的情况各不相同,有的是突然死亡,有的是逐渐衰竭以至死亡,后者可能有较长时间在生和死的边缘挣扎。但是患者并非同时出现所有的濒死症状,也不是所有的症状都会出现,医护人员应根据患者出现的症状,及时给予处理(详见《基础护理技术》相关内容),从而使患者无痛苦地度过人生最后时刻。

1. 做好基础护理　即对患者的饮食、排泄、睡眠、皮肤等进行全面的护理照料。临终老年人能否舒适地度过人生最后的时光,很大程度决定于基础护理。老年安宁疗护人员认真做好基础护理,是维护老年人生命尊严的基本要求。在老年安宁疗护基础护理中,要注意以下原则:

(1)协助临终老年人保持仪表整齐:①协助老年人做必要的梳理。对平日喜欢美容、化妆的老年人或者淡妆可遮盖病容者,只要允许,可鼓励他们化妆。②老年人的衣着要清洁、舒适,不要让老年人因穿着而感到难堪。

(2)营造舒适的居住环境:①要保持临终老年人居住环境整洁、安静、阳光充足,灯具可选用磨砂白炽灯,色调和谐。②室内要经常清洁打扫,随时更换床单,定时开窗,适时消毒,随时调节室内的温度和湿度,保证空气流通,否则污浊的空气会影响患者的食欲和睡眠。③室内色调以暖色调为主,还可以在室内摆放几盆鲜花或绿色植物,养一些金鱼使环境充满勃勃生机。另外,可陈列艺术品、家庭照片、玩具动物等,以营造温馨的气氛。

(3)协助临终老年人选择临终和死亡地点:结合临终老年人的意愿,与老年人及其家属共同协商,选择老年人临终及去世的地点。

2. 常见症状的护理　老年人临终情况各不相同,有的突然去世,有的器官逐渐衰竭以致过世。后者可能有较长时间在生和死的边缘挣扎,出现贫血、食欲减退、便秘或腹泻、呼吸困难、营养不良、睡眠紊乱、运动障碍、意识改变等临床表现。由于临终老年人常常疾病和衰老并存,症状不典型,并发症较多,反应迟钝,主诉不确切等,护理人员应该细心评估,及时给予相应处理,以减轻其痛苦。

（1）疼痛：美国有报道，70% 以上的癌症患者最终会遭受中至重度的疼痛。疼痛不仅局限于生理范畴，而且还涉及心理及精神等领域。控制疼痛应及时、有效，正确使用"三阶梯法"。镇痛药应规律、足量，而不是必要时才用，等到疼痛发生时再控制比预防疼痛发生更困难。因此，药物镇痛要注意，对持续存在的疼痛，预防性地定时给予镇痛药；要取得老年人的合作，要为老年人和家属写出服药方法、服药时间、药物名称、使用的理由（因疼痛）和剂量（片或毫升），如现在的药物或剂量不能达到解除或减轻症状，应及时告诉医护人员，及时增加剂量或换其他药物；动态评估镇痛药的效果，询问老年人有无恶心、呕吐、便秘等不良反应；无法口服镇痛药的不安与痛苦者，可使用如皮肤贴片、舌下含化、静脉或肌内注射等各种方式给予镇痛药。除了药物镇痛，还可采用其他方法缓解疼痛，如松弛术、催眠术、针灸疗法、神经外科手术疗法等。此外，如果疼痛难以控制，患者没有食欲，不要勉强患者进食，以免增加他们的负担与痛苦。

（2）呼吸困难：痰液堵塞、呼吸困难是临终老年人的常见症状。临终老年人床旁应备好吸引器，以帮助他们及时吸出痰液和口腔分泌液。当老年人呼吸表浅、急促、困难或有潮式呼吸时，立即给予吸氧，病情允许时可适当取半坐卧位或抬高头与肩。有的老年人由于快速呼吸加上焦虑而引起喘息，可根据医嘱应用抗焦虑药，必要时使用吗啡降低呼吸速率。同时，开窗或使用风扇通风，对缓解呼吸困难也有一定帮助。对张口呼吸者，用湿巾或棉签湿润口腔，或用护唇膏湿润嘴唇，老年人睡着时用薄湿纱布遮盖口部，能避免口腔黏膜干燥、痰痂形成。

此外，随着疾病进展、死亡临近，濒死期的老年人口腔肌肉变得松弛，呼吸时，积聚在喉部或肺部的分泌物会发出咯咯的响声。这种随着呼气和吸气产生的喉鸣音称为临终喉鸣，通常出现在生命的最后 48h。没有任何治疗和护理措施可以从根本上消除这种症状。有些措施可起到缓解症状的作用：①变换体位，床头抬高 30°，头偏向一侧，可能使临终喉鸣减少，使家属感觉老年人不是很痛苦而安心。②当呼吸频率 >20 次 /min，皮下注射吗啡，通过减慢呼吸频率来减少喉鸣音。必要时用镇静药如咪达唑仑，使老年人没有痛苦。吗啡和其他镇静药可能会引起呼吸抑制，使用前需要和家属进行充分沟通，签署医患沟通同意书后方可使用。③通过负压吸出分泌物，负压吸引的压力要低，抽吸时间不要超过 15s，以免出现气道黏膜出血和呼吸停止。④医护人员向家属解释，老年人不会因大量分泌物而感到不适，且目前的针对性治疗可能没有益处甚至有潜在的危害，从而消除家属的顾虑。

（3）谵妄：谵妄在生命末期较为常见，特别是去世前的几天和即将去世前的几小时。感染、环境的变化、过度刺激（太热、太冷）、全身衰竭、疲劳、焦虑、抑郁、疼痛、粪便嵌塞、尿潴留、颅脑肿瘤、电解质紊乱（高钙血症、低钠血症）、药物等都是引起谵妄的危险因素。在疾病终末期，重点是要寻找引起谵妄的可逆转原因。最常见的原因是药物的不良反应（通常为阿片类和抗组胺类药物）和代谢失衡（脱水）等。

由于谵妄病因复杂，危险因素多，因此治疗强调针对病因的综合治疗措施，优先考虑非药物治疗，同时强调多学科干预，医护团队和家属共同参与，找出可治疗的危险因素，如疼痛、脑缺氧、气喘、膀胱充盈或直肠胀满等，并给予对症处理。患者躁动不安时需要 24h 专人守护，密切观察，保证老年人安全。

（4）大出血：严重急性的呕血、便血、阴道出血等，一次出血量在 800ml 以上，会出现休克现象，是造成临终老年人死亡的直接原因，需要迅速予以控制。因此，应准备好镇静药、止血药及吗啡，以便随时遵医嘱给予老年人镇静、止血及镇痛，并配合医师进行其他止血处理。当老年人大出血时，应陪伴其左右并且握着他们的手，减轻或消除临终老年人的精神紧张和情绪波动。胃肠道出血者一般应禁食 24~48h，胃部冷敷，协助呕血者采取呕出的体位，防止误吸。便血频繁者，可在患者肛周垫上纸垫，患者每次排便后应拭净，保持臀部清洁。

总之，护理人员要密切观察病情变化，加强巡视，做好预后的估测及抢救准备。同时让家属作好心理和物质准备，安排善后事宜。

（二）舒适照护

舒适照护是指通过舒适照顾活动，使人在心理、生理、社会、精神多方面达到愉快的状态或降低不愉快的程度，目的是使患者身心处于最佳状态，减少并发症，促进患者舒适。症状控制可以带来身体舒适，如温湿度、光线、音响等带来的生理舒适；从外界获得满足、安全、尊重的心理舒适；从家庭、学校、职业等社会关系上带来的社会舒适及精神追求带来的精神舒适。舒适照护应重点关注精神舒适，如患者信念、自尊、生命价值等精神需要的满足，患者的人际关系、家庭和社会关系的和谐等。

1. 评估与观察

（1）评估生命体征、意识状态及合作程度：注意识别患者的濒死面容，即面肌瘦削、面部呈铅灰色、嘴微张、下颌下垂、眼眶凹陷、双眼半睁呆滞、瞳孔固定等。如果患者出现下列多种征象，则可能仅有1~2天或几个小时的生命：体力极度衰弱，完全卧床；意识障碍，一天中大多数时间都嗜睡，甚至昏迷；认知功能障碍；不能口服药物，或者吞咽药物十分困难；极少或不能进食和饮水；呼吸模式改变；出现循环功能障碍的体征如皮肤花斑和发绀，四肢冰冷，心跳增快和外周脉搏细弱。

（2）评估症状：如疼痛、呼吸困难、恶心呕吐、尿潴留、睡眠障碍及谵妄等症状。

（3）评估文化习俗、信仰、对死亡的态度及情绪表现：根据患者及家人的受教育程度、经济水平、性格等采取个性化的沟通方式，评估患者对治疗/抢救/死亡的意愿，有无宗教信仰，是否少数民族，是否有地方习俗。

（4）评估家庭、心理需求及社会支持情况：如社会关系、亲密关系需求，陪伴支持与物质支持，疾病信息、家庭事务、丧葬礼仪等信息支持。

2. 护理要点

（1）环境舒适：提供温馨、安静、舒适的环境，保持空气清新、温湿度及光线适宜；病室物体表面清洁，地面不湿滑，安全标识醒目；满足患者社会心理需求，要使其被尊重，有归属感，满足安全感以及新鲜感。工作人员应做到说话语气温和、走路轻、操作轻、关门轻。

（2）对症处理：疼痛、呼吸困难、咳嗽咳痰、恶心、呕吐、口干、腹胀、便秘、尿潴留、发热、睡眠障碍及谵妄等症状。如止痛治疗是安宁疗护治疗的重要部分，遵医嘱定期采用对症止痛措施。缓解疼痛症状时应当注意观察药物疗效和不良反应。有针对性地开展多种形式的疼痛教育，鼓励患者主动讲述疼痛，教会患者疼痛自评方法，告知患者及家属疼痛的原因或诱因及减轻和避免疼痛的其他方法，包括音乐疗法、注意力分散法、自我暗示法等放松技巧。而呼吸困难发作严重时，应保持呼吸道通畅，取坐位或半卧位，改善通气，以患者自觉舒适为原则，痰液不易咳出者采用辅助排痰法，协助患者有效排痰，遵医嘱提供鼻导管吸氧。

（3）基础护理：协助取舒适卧位，定期翻身，着舒适、宽松、穿脱方便的衣着服饰，给予生活护理，满足基本生理需要。做好基础护理、口腔护理、皮肤、指/趾甲、会阴、床单位清洁，排泄护理、营养护理、导管维护等护理，加强保暖，四肢冰冷时给予热水袋或加温毯保暖。昏迷患者注意观察神志变化，谵妄患者应预防发生坠床，必要时使用约束带。做好呕吐患者的护理，防止窒息。翻身或体位改变后，检查各导管是否扭曲、受压、牵拉。在生命末期，停止或调整生命体征监测，关闭监护仪和报警设置，停止或减少实验室检查、静脉补液和管饲；若患者无法吞咽，则停止口服药物和所有不必要的药物。

（4）运用沟通技巧：①沟通时多采用开放式提问，鼓励患者主动叙述，交谈后简单小结，核对或再确认交谈的主要信息。②用通俗易懂的语言解释与疾病相关的专业名词。③适时使用共情技术，尽量理解患者情绪和感受，并用语言和行为表达对患者情感的理解和愿意帮助患者，陪伴时，对患者运用耐心、鼓励性和指导性的话语，适时使用治疗性抚触。④尊重其文化习俗和信仰，主动了解其在生活和饮食方面的禁忌。⑤与老年患者保持合适距离，以1m内为宜；使用老年患者喜欢的称呼方式；交谈时与患者保持适度的目光接触，注意倾听；沟通时间应根据老年患者的实际情况而定。

（5）心理支持：恰当应用沟通技巧与患者建立信任关系，引导患者面对和接受疾病状况，鼓励其表述内心的恐惧和不安，通过陪伴、倾听、触摸及播放音乐等方法增强安全感，鼓励患者和家属参与，尊重患者的意愿做出决策，让其保持乐观顺应的态度度过生命终期，从而舒适、安详、有尊严地离世。

（6）帮助患者应对情绪反应：①应用恰当的评估工具筛查和评估患者的焦虑、抑郁程度及有无自杀倾向。②鼓励患者充分表达感受，恰当应用沟通技巧表达对患者的理解和关怀。③鼓励家属陪伴，促进家属和患者的有效沟通；④指导患者使用放松技术减轻焦虑，如深呼吸、放松训练、听音乐等；如患者出现愤怒情绪，帮助查找引起愤怒的原因，给予有针对性的个体化辅导；如患者有明显抑郁状态，请心理咨询或治疗师进行专业干预；如患者出现自杀倾向，应及早发现，做好防范，预防意外发生。⑤帮助患者寻求团体和社会的支持，指导患者制订现实可及的目标和实现目标的计划。

（7）人文关怀：①了解患者种族、文化和信仰、有无特殊的习俗；②为患者提供医疗护理信息，包括治疗护理计划，允许患者及其家属参与医疗护理决策、医疗护理过程；③尊重患者的价值观与信仰；④诊疗过程中保护患者隐私。

知识链接

让老年人保持尊严，体面地去世

通过以下措施来确保老年人安详地去世：

1. 直到生命的最后时刻，保持让老年人掌控支配一部分自己的生活。
2. 实现最后的心愿（参观一个喜欢的场所或参加一次家庭庆祝会）。
3. 免于遭受痛苦（尽可能保持清醒）。
4. 处于充满感情和精神支持的环境中。
5. 身体上有舒适的感觉。
6. 让他感觉他不是其他人的负担。
7. 有机会和重要的人说再见或者是解决冲突。
8. 去世的时候有喜爱的人在身边。

三、老年丧亲家属的哀伤辅导

哀伤是一种复杂且难以被理解的情感，是人们对生活中各种丧失的一个适应过程。哀伤辅导是在安宁疗护过程，也就是临终关怀阶段结束后所提供的一个专业服务，是安宁疗护的一个延续阶段，哀伤辅导不是一个独立的阶段，而是与疾病、临终、死亡等议题密切相关的，同时也是一个连续的整体。哀伤辅导旨在帮助经历丧亲的当事人恰当地表达、调整和控制悲伤，并走出伤痛。

（一）哀伤过程及反应

哀伤是丧失过后的一个重要过程。哀伤是因人而异的，不同的人有不同的哀伤过程。哀伤的平复需要一个时间过程，不可能一步到位，在不同时间轴上有不同的表现，部分哀伤可通过自我疗愈完成适应过程，部分哀伤需要进行专业的心理或药物的干预。

1. 哀伤过程　阶段一，震惊与麻木。震惊得目瞪口呆，感觉遭到了重击，以至于短时间内不能感知其他事情。丧亲者会觉得丧失是不真实的且无法接受，也会产生生理上的症状，如不能正常饮食，头脑不清。阶段二，思念与寻找。丧亲者试图将逝去的人还原回来。他们意识到了自己生命中由于丧亲给他们留下的"空隙"，也失去了包括丧亲者自己在内的想象中的未来。此时，丧亲者试图填补这个"空隙"，全力寻找逝者的一切。他们会苦苦思念，渴望逝者回到身边，依旧按照原来的生活来过，这种感觉"像针扎一样"。阶段三，绝望与混乱。当丧亲者觉得无法让时光倒流,会有一种无能为力的感觉。面对丧亲后生活中的现实问题和困难,丧亲者根本无法集中精力考虑,显得无所适从,他们在痛苦的挣扎中前行,伴随着无助、绝望、愤怒和质疑。阶段四,重组与平复。将生活的一个个细节拾起,重新组织起来。生活与以前再也不一样了。

2. 哀伤反应 丧亲者不得不开始没有对方的新生活。其主要表现如下:

(1)情绪:丧亲者会感到悲哀、内疚、焦虑、孤独、无助等,甚至会愤怒,因为自己无法承受这样的悲伤,感觉被亲人抛弃,他可能会把它转变成一种愤怒发泄出来。还有些人会陷入麻木,好像这事跟自己没有关系。

(2)认知:丧亲者可能会不相信这是事实,会感到很困惑,或者会因为沉迷在对逝者的思念中,而认为这个逝者仍然存在,甚至有的时候会产生幻觉。吃饭的时候会多拿一双筷子,说话的时候会突然叫出逝者的名字。

(3)行为反应:当事人可能会出现失眠、食欲障碍、心不在焉或社会退缩行为,又或者是梦见失去的亲人。在生活中回避谈及失去的亲人,不停地叹气或者坐立不安,哭泣。有的人会不处理逝者的遗物,并且整天待在充满逝者生前用具的房间里不出来,这些都是哀伤的行为反应。

(二)影响哀伤的因素

不同的人在不同的丧失中,所引发的哀伤反应强度有很大差异,主要受到以下因素的影响。

1. 与逝者的亲密程度 哀伤反应与逝者的依附关系的强度、依附关系的安全度、爱恨冲突的关系、与逝者的冲突、依赖关系有关。关系越近、亲密度越高,悲伤程度越高。

2. 逝者的死亡形式 如果死亡太过突然,超出丧亲者的预期,使丧亲者完全没有心理准备,如遭遇交通事故、空难等,会增加悲伤的强度和悲伤持续的时间。

3. 丧亲者本身的特点 如过去的经历、人格因素、社会因素、丧亲者从过往经历中学习到的应对类似事件的技巧、其他的压力等。

4. 支持系统 丧亲者在经历悲伤的时候能否得到家人及社会上的帮助与支持及支持满意度、社会角色参与和种族支持等。

(三)哀伤辅导模式

目前,哀伤辅导模式是:第一,帮助丧亲者接受事实,这个事情已经发生了,增加它的现实感。第二,处理哀伤的痛苦,引导丧亲者去表达、接受自己这种悲伤的情绪、情感。第三,适应一个没有逝者的世界,这个部分也是比较难的,帮助他去调适现有的生活,以适应一种新的生活状态。最后,在参与新生活中找到一个和逝者永恒的联结,这也是哀伤辅导中比较关键的部分,鼓励丧亲者向逝者告别,以健康的方式,坦然重新将情感投注在一种新的关系中。

(四)哀伤辅导技术

1. 评估与观察要点 评估哀伤者,观察家属的悲伤情绪反应及表现;评估哀伤者的文化习俗、信仰及对死亡的态度;评估患者家属心理状态及意识情况,理解能力、表达能力和支持系统。

2. 正念减压 正念减压以一种特定的方式来觉察,即有意识地觉察、活在当下及不做判断。其目的在于教导丧亲者运用自己内在的身心力量,为自己的身心健康积极地做一些他人无法替代的事。有学者认为,正念减压对经历创伤性哀伤或复杂性哀伤的丧亲者是有益的。正念训练可帮助丧亲者接纳和面对哀伤,重新与自己的日常生活建立联结,不断延展自己的注意力,并能创造一个身心放松的空间。在进行正念训练时,从自我焦点转移到他人的焦点,一是与哀伤同在,二是不与哀伤抗争,三是带着哀伤行动。

3. 认知疗法 认知疗法包括认知行为疗法和理性情绪疗法等。当丧亲者对哀伤相关的看法非理性时,我们可以帮助他们通过对认知的重建,纠正非理性的看法,建立对待哀伤与生活的理性看法。

4. 音乐疗法 音乐可以转移丧亲者的注意力,减轻压力反应,达到宣泄情绪和放松的疗效。辅导者可为丧亲者提供针对性的音乐锦盒和播放机,让曲调、情志、脏器共鸣互动,达到动荡血脉、通畅精神和心脉的作用,以消除心理障碍,恢复或增进身心健康。

5. 芳香疗法　研究发现,芳香疗法可改善丧亲者的哀伤情绪。因此,可通过纯天然植物精油的芳香气味和植物本身的作用,采取皮肤按摩、穴位指压、精油足浴等消除丧亲者的不良情绪。

6. 意义疗法　有学者指出,意义疗法特别适合于因各种原因出现抑郁、空虚、迷惘、绝望者。辅导者在哀伤辅导的过程当中,可帮助丧亲者从与家人度过的点滴中挖掘生活的意义,同时也能帮助他们导向其他重要意义的来源,不仅仅聚焦在与亲人的关系上面,还有更多可以挖掘的意义,以充实整体意义的系统。

(五)哀伤辅导要点

1. 安慰与陪伴　相当一部分居丧期的家属很难自发从丧亲之痛中恢复过来,如不及时予以支持与治疗,有可能诱发其他疾病。辅导者可以从协助办理丧事、陪伴与聆听、协助表达内心的悲伤情绪、协助处理具体问题和促进适应新生活等方面进行照护。如陪伴在丧亲者身旁,轻轻握住他(她)的手或扶住他(她)的肩。由于承受了巨大的打击,丧亲者往往难以对关心和安慰做出适当的反应或表示感激,甚至拒绝他人的好意。这是因为丧亲者往往把悲哀的时间和强度等同于对死者的感情。这时不要轻易放弃对丧亲者的安慰,应该让他们明白痛苦和悲哀不是衡量某种关系价值的指标,正常的悲哀反应会随着时间的推移逐渐淡化,悲哀的正常淡化并不意味着对死者的背叛。坚持安慰,可以使丧亲者感到并非独自面对不幸,进而增强战胜孤独的信心。

2. 诱导宣泄,耐心倾听　对丧亲家属进行哀伤辅导并不是以消除悲伤为目的,而是帮助其在承受死亡离别的痛苦同时更加坚强地生活下去,所以此时应给予丧亲者足够的情感支持,鼓励丧亲者之间相互安慰,进行电话随访,并帮助家属解决实际困难,协助他们建立新的人际关系,缓解他们的丧亲之痛。允许并鼓励丧亲者痛哭、诉说和回忆,或鼓励用写日记的形式寄托自己的哀思。有些丧亲者强忍悲伤,从不失声痛哭,只能更加压抑或消沉。此时,应该告诉丧亲者,哭泣是一种很自然的情感表现,不是软弱,而是一种很好的舒缓内心忧伤情绪的方法,诱导他们把悲哀宣泄出来。研究表明,治愈悲伤最好的方法之一就是谈论它。因此,鼓励丧亲者说出自己的想法和感受,辅导者则应耐心倾听,不加入自己的判断、建议或分析。

3. 转移注意力　丧亲者易睹物思人,可让丧亲者将亲人的遗物暂时收藏起来,可以减轻精神上的痛苦。心理学家认为,利他行为可以有效减轻丧亲者的哀伤,从而缓解紧张、焦虑的情绪,使其尽早摆脱孤独和抑郁,增进健康。建议丧亲者多参与外界交往,多与亲朋交谈,或到亲戚朋友家小住一段时间,或到外面走一走,或重新投入工作。鼓励丧亲者培养一些爱好,如书法、绘画、种花养草,以转移注意力,减轻悲伤情绪。

🌐 **知识链接**

生 前 预 嘱

2013年6月25日,北京生前预嘱推广协会成立。生前预嘱是指人们事先,也就是在健康或意识清醒时自愿签署的,说明在疾病不可治愈的伤病末期或临终时需要或不需要哪种医疗护理的意愿指示文件。"生前预嘱"通常是一份表格化文件,当事人对列出的内容进行选择,既可以说明自己不要临终时的心肺复苏、气管插管等,也可以说明自己要充分止痛、舒适等需求。同时还推出了五个愿望清单:"我需要或不需要什么样的医疗服务""我希望使用或者不使用生命医疗支持系统""我希望他人如何对待我""我想让我的亲戚朋友知道什么""我希望让何人帮助我"。生前预嘱的核心是使患者拥有对于生命权的自我选择,让生命有尊严地走向死亡。生前预嘱,不仅针对疾患者群体,对于患者家属及健康人群同样适用,其本质就是让不可治愈人群有尊严地死亡,让患者减轻痛苦和心理负担,能够在享受生活的过程中更好地领悟生命的真谛和意义。

4. 建立新的生活方式 丧亲后,丧亲者需要在家庭生活中寻找一种新的依恋关系,补偿丧亲后的心理失落感。尤其是亲密的人,例如配偶过世后,原有的某种生活方式和规律几乎全部破坏了。此时应该帮助丧亲者调整生活方式,使之与子女、亲友重新建立和谐的依恋关系,使丧亲者感受到虽然失去了一个亲人,但家庭成员间的温暖与关怀依旧,感到生活的连续性和安全感,从而使他们尽快走出丧亲的阴影,投入新的生活。

5. 社会支持 指导亲友之间相互诉说、安慰和支持。调动家属的社会支持系统,如亲朋好友、单位同事等,使家属获得尊重、支持、理解,为家属分忧并解决他们的实际困难,帮助其维持家庭生活的完整性。

6. 教会哀伤者调节自身情绪的技巧 必要时为哀伤者提供心理咨询等相关服务。与哀伤者谈论其对死亡的看法,帮助其正确面对和接受丧亲的事实。协助其完成自我修复重建,促使其生活重回正轨。

安宁疗护是一门新学科,对护理人员来说是护理观念和护理方式上新的变革和发展。护理工作被视为是对"生命的守候",更应当在安宁疗护这一生命的最终关怀领域中大有作为,为进一步推动我国安宁疗护事业的完善和发展做出贡献。

（李　馨　唐凤平）

? 复习思考题

1. 安宁疗护的照护目标是什么?
2. 进行安宁疗护需遵守什么原则?
3. 如何有效促进临终老年人舒适?

附录一
量　表

量表1　Barthel 指数

生活能力	项目	分值
进食	可独立进食	10
	需部分帮助	5
	需极大帮助或留置胃管	0
洗澡	可独立完成	5
	需他人帮助	0
修饰	可独立完成	5
	需他人帮助	0
穿衣	可独立完成	10
	需部分帮助	5
	需极大帮助或完全依赖他人	0
控制大便	可控制大便	10
	偶尔失控或需他人提示	5
	完全失控	0
控制小便	可控制小便	10
	偶尔失控或需他人提示	5
	完全失控	0
如厕	可独立完成	10
	需部分帮助	5
	需极大帮助或完全依赖他人	0
床椅移动	可独立完成	15
	需部分帮助	10
	需极大帮助	5
	完全依赖他人	0
平地行走	可独立在平地行走45m	15
	需部分帮助	10
	需极大帮助	5
	完全依赖他人	0

续表

生活能力	项目	分值
上下楼梯	可独立上下楼梯	10
	需部分帮助	5
	需极大帮助或完全依赖他人	0

评分说明：60分以上者，表示虽有轻度功能缺陷，但生活基本可以自理；40～60分者，表示为中度残疾，有功能障碍，生活需要他人帮助；20～40分者，表示为重度残疾，生活需要很大帮助；0～20分者，表示完全残疾，生活完全依赖他人。

量表2　Katz日常生活功能指数评价量表

指导语：Katz功能量表分级如下：A.能完全独立完成以下六项（进食，控制大小便，移动，如厕，更衣，沐浴）；B.能独立完成以下六项中的五项；C.除沐浴和另外一项活动外，能独立完成其余四项；D.不能沐浴、更衣和另外一项活动；E.不能完成沐浴、更衣、如厕、移动和另外一项活动；F.只能独立完成控制大小便或进食；G.六项都不能独立完成；H.其他，至少两项不能完成，但不能用C、D、E、F的分类法来区分。

生活能力	项目	分值
进食	进食自理无需帮助	2
	需帮助备餐，能自己进食	1
	进食或经静脉给营养时需要帮助	0
更衣（取衣、穿衣、扣扣、系鞋带）	完全独立完成	2
	仅需要帮助系鞋带	1
	取衣、穿衣需要协助	0
沐浴（擦浴、盆浴或淋浴）	独立完成	2
	仅需要部分帮助（如背部）	1
	需要帮助（不能自行沐浴）	0
移动（起床、卧床，从椅子上站立或坐下）	自如（可以使用手杖等辅助器具）	2
	需要帮助	1
	不能起床	0
如厕（如厕大小便自如，便后能自洁及整理衣裤）	无需帮助，或能借助辅助器具进出厕所	2
	需帮助进出厕所、便后清洁或整理衣裤	1
	不能自行进出厕所完成排泄过程	0
大小便控制	能完全控制	2
	偶尔大小便失控	1
	排尿、排便需别人帮助，需用导尿管或失禁	0

备注：此量表将日常生活能力分为6个方面，主要用于评定被评估者的功能性日常生活能力。总分值范围为0～12分，分值越高，则提示被评估者的功能性日常生活能力越高。

量表3　Lawton功能性日常生活能力量表

生活能力	项目	分值
你能自己做饭吗？	无需帮助	2
	需要一些帮助	1
	完全不能自己做饭	0
你能自己做家务或勤杂工作吗？	无需帮助	2
	需要一些帮助	1
	完全不能自己做家务	0

续表

生活能力	项目	分值
你能自己服药吗？	无需帮助（能准时服药，剂量准确）	2
	需要一些帮助（别人帮助备药和/或提醒服药）	1
	没有帮助完全不能自己服药	0
你能去超过步行距离的地方吗？	无需帮助	2
	需要一些帮助	1
	除非作特别安排，否则完全不能旅行	0
你能去购物吗？	无需帮助	2
	需要一些帮助	1
	完全不能自己出去购物	0
你能自己理财吗？	无需帮助	2
	需要一些帮助	1
	完全不能自己理财	0
你能打电话吗？	无需帮助	2
	需要一些帮助	1
	完全不能自己打电话	0

备注：此量表将功能性日常生活能力分为 7 个方面，主要用于评定被评估者的功能性日常生活能力。总分值范围为 0～14分，分值越高，则提示被评估者的功能性日常生活能力越高。

量表 4   Pfeffer 功能活动调查表（社会功能调查表）

指导语：请仔细地阅读下列 10 个问题（读出问题），并按老年人的情况，选择一个最能合适地反映老年人活动能力的评定，每一道问题只能选择一个评定，不要重复评定，也不要遗漏。

项目	请圈出最合适的情况			
1. 使用各种票证（正确使用，不过期）	0	1	2	3
2. 按时支付各种票据（如房租、水电费等）	0	1	2	3
3. 自行购物（如购买衣、食及家庭用品）	0	1	2	3
4. 参加需技巧性的游戏或活动（下棋、打麻将、绘画、摄影）	0	1	2	3
5. 使用炉子（包括生炉子、熄灭炉子）	0	1	2	3
6. 准备和做一顿饭菜（有饭、菜、汤）	0	1	2	3
7. 关心和了解新鲜事物（国家大事或邻居中发生的重要事情）	0	1	2	3
8. 持续一小时以上注意力集中地看电视或小说，或收听收音机并能理解、评论或讨论其内容	0	1	2	3
9. 记得重要的约定（如领退休金、朋友约会、接送幼儿等）	0	1	2	3
10. 独自外出活动或走亲访友（指较远距离，如相当于三站公共汽车的距离）	0	1	2	3

备注：由主试者根据知情者提供的信息对患者的 10 项功能进行评定，每项功能均为 0～3 分四级评定：0 分 = 正常；1分 = 有些困难，自己尚能完成；2 分 = 需要帮助；3 分 = 完全依赖别人。当被试从来不做但现在能做评定为 0 分，从来不做但有困难评定为 1 分。总分范围 0～30 分，越高表示能力越差。FAQ 主要评定一些需要复杂认知功能参与的社会性活动，与认知功能的水平显著相关，早期轻度痴呆患者敏感。国外推荐痴呆划界分为 9 分。国内以 ≥5 分为分界值，敏感度为 92%，特异度为 87%。

量表5　简易智力状态检查

		正确	错误
1. 今年的年份是哪年？		1	5
2. 现在是什么季节？		1	5
3. 今天是几号？	时间定向感	1	5
4. 今天是星期几？		1	5
5. 现在是几月份？		1	5
6. 我们现在在哪里？		1	5
7. 你住在什么区（县）？		1	5
8. 你住在什么街道？	地点定向感	1	5
9. 我们现在在第几层楼？		1	5
10. 这里是什么地方？		1	5

11. 现在我要说三样东西的名称，在我讲完之后，请你复述一遍（请仔细说清楚，每一样东西一秒钟）："皮球""国旗""树木"。

请你把这三样东西说一遍（以第一次答案记分）。	对	错	拒绝回答	
皮球	1	5	9	
国旗	1	5	9	
树木	1	5	9	

12. 现在请你计算100减去7，然后将所得的数目再减去7，如此一直计算，把每个答案告诉我，直到我说"停"为止（若答错了，但下一个答案是对的，只记一次错误）。

	对	错	说不会做	其他原因不做
93	1	5	7	9
86	1	5	7	9
79	1	5	7	9
72	1	5	7	9
65	1	5	7	9
停止				

13. 现在请你告诉我，刚才我要你记住的三样东西是什么？	对	错	说不会做	拒绝回答
皮球	1	5	7	9
国旗	1	5	7	9
树木	1	5	7	9

14. 请问这是什么？	对	错	拒绝回答	
手表（评估者手指手表）	1	5	9	
铅笔（评估者手指铅笔）	1	5	9	

15. 现在我说句话，请你清楚地复述一遍，"四十四只石狮子"（只能说一遍，咬字清楚的记1分）。	正确	不清楚	拒绝	
四十四只石狮子	1	5	9	

16. 请照卡片上的要求做（评估者把写有"闭上您的眼睛"大字的卡片交给被评估者）。

	有	没有	说不会做	拒绝	文盲
闭眼睛	1	5	7	9	8

续表

17. 请用右手拿这张纸,再用双手把纸对折,然后将纸放在你的大腿上。	对	错	说不会做	拒绝
用右手拿纸	1	5	7	9
把纸对折	1	5	7	9
放在大腿上	1	5	7	9

18. 请你说一句完整的有意义的句子(句子必须有主语、动词)。

记录所述句子的全文——	句子合乎标准	句子不合乎标准	不会做	拒绝
	1	5	7	9

19. 照这张图把它画出来(图形为:两个五边形的图案,交叉处形成个小四边形)。

	对	不对	说不会做	拒绝
	1	5	7	9

备注:

1. 共 19 项,项目 1~5 是时间定向;6~10 为地点定向;项目 11 为语言即刻记忆,分三小项;项目 12 检查注意力和计算能力,共五小项;项目 13 检查短期记忆,分三小项;项目 14 为物品命名,分二小项;项目 15 为语言复述;项目 16 为阅读理解;项目 17 为语言理解,分三小项;项目 18 检测语言表达;项目 19 为描图。共 30 个小项。

2. 回答或操作正确记"1",错误记"5",拒绝和说不会做分别记"9""7"。全部答对总分为 30 分。

3. MMSE 的主要统计量为所有记"1"的项目(和小项)的总和,即回答 / 操作正确的项目 / 小项数,可以称为 MMSE 总分,范围为 0~30。

4. MMSE 总分与受教育程度有关,按受教育程度的分界值,未受教育文盲组 17 分,教育年限≤6 年 20 分,教育年限 >6 年 24 分,低于分界值的为有认知功能缺损。

量表 6　汉密尔顿焦虑量表

项目	主要表现
1. 焦虑心境	担心、担忧,感到最坏的事情将要发生,容易激惹
2. 紧张	紧张感、易疲劳、不能放松,情绪反应,易哭、颤抖,感到不安
3. 害怕	害怕黑暗、陌生人、一人独处、动物、乘车或旅游、公共场合
4. 失眠	难以入睡、易醒、睡眠浅、多梦、夜惊、醒后感觉疲倦
5. 认知功能	注意力不能集中、注意障碍、记忆力差
6. 抑郁心境	丧失兴趣、抑郁、对以往爱好缺乏快感
7. 躯体性焦虑(肌肉系统)	肌肉酸痛、活动不灵活、肌肉和肢体抽动、牙齿打颤、声音发抖
8. 躯体性焦虑(感觉系统)	视物模糊、发冷发热、软弱无力感、浑身刺痛
9. 心血管系统症状	心动过速、心悸、胸痛、血管跳动感、昏倒感、心搏脱漏
10. 呼吸系统症状	胸闷、窒息感、叹息、呼吸困难
11. 胃肠道症状	吞咽困难、嗳气、消化不良(进食后腹痛、腹胀、恶心、胃部饱感)、肠动感、肠鸣、腹泻、体重减轻、便秘
12. 生殖泌尿系统症状	尿频、尿急、停经、性冷淡、早泄、阳痿
13. 自主神经系统症状	口干、潮红、苍白、易出汗、紧张性头痛、毛发竖起
14. 会谈时行为表现	①一般表现:紧张、不能松弛、忐忑不安、咬手指、紧握拳、面肌动、手发抖、皱眉、表情僵硬、肌张力高、叹息样呼吸、面色苍白 ②生理表现:吞咽、打呃、安静时心率快、呼吸快、腱反射亢进、震颤、瞳孔放大、眼睑跳动、易出汗、眼球突出

备注:

1. 0= 无症状;1= 轻度;2= 中度,有肯定的症状,但不影响生活和劳动;3= 重度,症状重,已影响生活和劳动,需要进行处理;4= 极重,症状极重,严重影响生活。

2. 总分大于 29 为严重焦虑;总分大于 21 为明显焦虑;总分大于 14 为肯定有焦虑;总分大于 7 为可能有焦虑;总分小于 7 为无焦虑。

3. 因子分计算:精神性焦虑因子分,第 1~6 项与第 14 项分数之和除以 7;躯体性焦虑因子分,第 7~13 项分数之和除以 7。因子分提示病人焦虑症状的特点。

量表 7 状态 - 特质焦虑问卷

指导语：下面列出的是一些人们常常用来描述自己的陈述，请阅读每一个陈述，然后在右边适当的圈上打勾，来表示你现在最恰当的感觉。没有对或错的回答，不要对任何一个陈述花太多的时间去考虑，但所给的回答应该是你现在最恰当的感觉。

评价状态焦虑内容	完全没有	有些	中等程度	非常明显
*1. 我感到心情平静	①	②	③	④
*2. 我感到安全	①	②	③	④
3. 我是紧张的	①	②	③	④
4. 我感到被限制	①	②	③	④
*5. 我感到安逸	①	②	③	④
6. 我感到烦乱	①	②	③	④
7. 我现在正在烦恼，感到这种烦恼超过了可能的不幸	①	②	③	④
*8. 我感到满意	①	②	③	④
9. 我感到害怕	①	②	③	④
*10. 我感到舒适	①	②	③	④
*11. 我有自信心	①	②	③	④
12. 我觉得神经过敏	①	②	③	④
13. 我极度紧张不安	①	②	③	④
14. 我优柔寡断	①	②	③	④
*15. 我是轻松的	①	②	③	④
*16. 我感到心满意足	①	②	③	④
17. 我是烦恼的	①	②	③	④
18. 我感到慌乱	①	②	③	④
*19. 我感到镇定	①	②	③	④
*20. 我感到愉快	①	②	③	④

指导语：下面列出的是一些人们常常用来描述自己的陈述，请阅读每一个陈述，然后在右边适当的圈上打勾，来表示经常的感觉。没有对或错的回答，不要对任何一个陈述花太多的时间去考虑，但所给的回答应该是平常所感觉到的。

评价特质焦虑内容	几乎没有	有些	经常	几乎总是如此
*21. 我感到愉快	①	②	③	④
22. 我感到神经过敏和不安	①	②	③	④
*23. 我感到自我满足	①	②	③	④
*24. 我希望像别人那样高兴	①	②	③	④
25. 我感到自己像个失败者	①	②	③	④
*26. 我感到宁静	①	②	③	④
*27. 我是平静、冷静和镇定自若的	①	②	③	④
28. 我感到困难成堆，无法克服	①	②	③	④
29. 我过分忧虑那些无关紧要的事	①	②	③	④

续表

评价特质焦虑内容	几乎没有	有些	经常	几乎总是如此
*30. 我是高兴的	①	②	③	④
31. 我的思想处于混乱状态	①	②	③	④
32. 我缺乏自信	①	②	③	④
*33. 我感到安全	①	②	③	④
*34. 我容易作出决断	①	②	③	④
35. 我感到不太好	①	②	③	④
*36. 我是满足的	①	②	③	④
37. 一些不重要的想法缠绕着我,并打扰我	①	②	③	④
38. 我如此沮丧,无法摆脱	①	②	③	④
*39. 我是个很稳定的人	①	②	③	④
40. 一想到当前的事情和利益,我就陷入紧张状态	①	②	③	④

备注:

1. 将表"*"号条目反向计分,即①为4分,②为3分,③为2分,④为1分。然后将1~20项的得分相加即状态焦虑总分(20~80分);将21~40项的得分相加即特质焦虑总分(20~80分)。

2. 分数越高,说明焦虑越严重。该量表国内尚无常模,美国常模如下:

状态焦虑量表,19~39岁,男性56分,女性57分;40~49岁,男性55分,女性58分;50~69岁,男性52分,女性47分。

特质焦虑表,19~39岁,男性53分,女性55分;40~49岁,男性51分,女性53分;50~69岁,男性50分,女性43分。

量表8 抑郁自评量表

	没有或很少时间	小部分时间	相当多时间	绝大部分或全部时间
1. 我觉得闷闷不乐,情绪低沉(抑郁)	□	□	□	□
*2. 我觉得一天中早晨最好(晨重晚轻)	□	□	□	□
3. 一阵阵哭出来或觉得想哭(易哭)	□	□	□	□
4. 我晚上睡眠不好(睡眠障碍)	□	□	□	□
*5. 我吃得跟平常一样多(食欲减退)	□	□	□	□
*6. 我与异性密切接触时和以往一样感到愉快(性兴趣减退)	□	□	□	□
7. 我发觉我的体重在下降(体重减轻)	□	□	□	□
8. 我有便秘的苦恼(便秘)	□	□	□	□
9. 我心跳比平常快(心悸)	□	□	□	□
10. 我无缘无故地感到疲乏(易倦)	□	□	□	□
*11. 我的头脑跟平常一样清楚(思考困难)	□	□	□	□
*12. 我觉得经常做的事情并没有困难(能力减退)	□	□	□	□
13. 我觉得不安而平静不下来(不安)	□	□	□	□
*14. 我对将来抱有希望(绝望)	□	□	□	□

续表

	没有或很少时间	小部分时间	相当多时间	绝大部分或全部时间
15. 我比平常容易生气激动（易激惹）	□	□	□	□
*16. 我觉得做出决定是容易的（决断困难）	□	□	□	□
*17. 我觉得自己是个有用的人，有人需要我（无用感）	□	□	□	□
*18. 我的生活过得很有意思（生活空虚感）	□	□	□	□
19. 我认为如果我死了，别人会生活得好些（无价值感）	□	□	□	□
*20. 平常感兴趣的事我仍然感兴趣（兴趣丧失）	□	□	□	□

备注：

1. SDS 按症状出现频度评定，分 4 个等级：没有或很少时间；少部分时间；相当多时间；绝大部分或全部时间。若为正向评分题，依次评为 1、2、3、4 分。反向评分题（前有"*"号者），则评为 4、3、2、1 分。

2. 量表结构和内容：SDS 含有 20 个项目，其中括号内为症状名称。

3. SDS 的主要统计指标是总分，但要经过一次转换。自评结束后，把 20 个项目的各项得分分数相加，即得到总粗分 X，然后通过公式 $Y=1.25X$ 转换。即用总粗分乘以 1.25 后，取其整数部分，就得到标准总分 Y。

4. 按中国常模结果，正常人 SDS 总粗分的分界值为 41 分，标准分为 51 分。

量表9　汉密尔顿抑郁量表

指导语：请圈出最适合病人情况的分数。

项目	评分							
1. 抑郁情绪	0	1	2	3	4			
2. 有罪感	0	1	2	3	4			
3. 自杀	0	1	2	3	4			
4. 入睡困难	0	1	2					
5. 睡眠不深	0	1	2					
6. 早醒	0	1	2					
7. 工作和兴趣	0	1	2	3	4			
8. 阻滞	0	1	2	3	4			
9. 激越	0	1	2	3	4			
10. 精神性焦虑	0	1	2	3	4			
11. 躯体性焦虑	0	1	2	3	4			
12. 胃肠道症状	0	1	2	3	4			
13. 全身症状	0	1	2					
14. 性症状	0	1	2					
15. 疑病	0	1	2	3	4			
16. 体重减轻	0	1	2					
17. 自知力	0	1	2					
18. 日夜变化	A.早	0	1	2	B.晚	0	1	2
19. 人格或现实解体	0	1	2	3	4			

续表

项目	评分				
20. 偏执症状	0	1	2	3	4
21. 强迫症状	0	1	2		
22. 能力减退感	0	1	2	3	4
23. 绝望感	0	1	2	3	4
24. 自卑感	0	1	2	3	4
总分：	备注：				

备注：汉密尔顿抑郁量表是临床上评定抑郁状态时应用得最为普遍的量表，本表有 17 项、21 项和 24 项三种版本。

1. 评定方法：应由经过培训的两名评定者对病人进行 HAMD 联合检查。一般采用交谈与观察的方式，检查结束后，两名评定者分别独立评分。

2. 表中的 8、9 及 11 项，依据对病人的观察进行评定；其余各项则根据病人自己的口头叙述评分；其中第 1 项需两者兼顾。另外，第 7 和 22 项，尚需向病人家属或病房工作人员收集资料；而第 16 项最好是根据体重记录，也可依据病人主诉及其家属或病房工作人员所提供的资料评定。

3. HAMD 大部分项目采用 0～4 分的 5 级评分法。各级的标准：0 为无；1 为轻度；2 为中度；3 为重度；4 为极重度。

4. HAMD 少数项目采用 0～2 分的 3 级评分法，其分级的标准：0 为无；1 为轻～中度；2 为重度。

量表 10　生活满意度指数 A 量表

指导语：请仔细阅读每一道题并根据自己实际情况进行作答：每一道题均包含 3 种选项即：A. 同意，B. 不同意，C.？，注意 C 选项 "？" 表示不能确定。请从其中选择一个适合您的答案。在作答过程中不得漏题，有些题目可能不适合你或你从未思考过，如有这种情况请选出一个你个人倾向性的答案。建议施测时间为 10min。

项目	同意	不同意	？
1. 当我老了以后发现事情似乎要比原先想得好			
*2. 与我所认识的多数人相比，我更好地把握了生活中的机遇			
3. 现在是我一生中最郁闷的时期			
*4. 我现在和年轻时一样幸福			
5. 我的生活原本应该是更好的时光			
*6. 现在是我一生中最美好的时光			
7. 我所做的事多半是令人厌烦和乏味的			
8. 我估计最近能遇到一些有趣的令人愉快的事			
*9. 我现在做的事和以前做的事一样有趣			
10. 我感到老了，有些累了			
11. 我感到自己确实上了年纪，但我并不为此而烦恼			
12. 回首往事，我相当满足			
*13. 即使能改变自己的过去，我也不愿有所改变			
14. 与其他同龄人相比，我曾经做过较多的愚蠢的决定			
15. 与其他同龄人相比，我的外表较年轻			
*16. 我已经为一个月甚至一年后该做的事制订了计划			
*17. 回首往事，我有许多想得到的东西均未得到			
18. 与其他人相比，我惨遭失败的次数太多了			
*19. 我在生活中得到了相当多我所期望的东西			
20. 不管人们怎样说，许多普通人是越过越糟，而不是越过越好了			

备注：

1. "同意" 得 2 分，"？" 得 1 分，"不同意" 得 0 分。

2. 总得分从 0 分（满意度最低）到 20 分（满意度最高）。

3. 有 "*" 为反序计分项目。

量表 11 纽芬兰纪念大学幸福度量表

指导语：我们想问一些关于你的日子过得怎么样的问题，如果符合你的情况，请回答"是"；如果不符合你的情况，请回答"否"。最近几个月里，你感到：

项目	是	否	不知道
1. 满意到极点			
2. 情绪很好			
3. 对你的生活特别满意			
4. 很幸运			
5. 烦恼			
6. 非常孤独或与人疏远			
7. 忧虑或非常不愉快			
8. 担心，因为不知道将来会发生什么情况			
9. 感到你的生活处境变得艰苦			
10. 一般来说，生活处境变得使你感到满意			
11. 这是我一生中最难受的时期			
12. 我像年轻时一样高兴			
13. 我所做的大多数事情都令人厌烦或单调			
14. 我所做的事情像以前一样使我感兴趣			
15. 当我回顾我的一生时，我感到相当满意			
16. 随着年龄的增加，一切事情更加糟糕			
17. 你感到孤独的程度如何			
18. 今年一些小事使我烦恼			
19. 如果你能到你想去的地方去，你愿意到那儿去住吗			
20. 有时我感到活着没意思			
21. 我现在像我年轻时一样高兴			
22. 大多数时候我感到生活是艰苦的			
23. 你对你当前的生活满意吗			
24. 我的健康情况和我的同龄人相同甚至还好些			

备注：1、2、3、4、10 为 PA（正性情感）条目；5、6、7、8、9 为 NA（负性情感）条目；12、14、15、19、21、23、24 为 PE（一般正性体验）条目；11、13、16、17、18、20、22 为 NE（一般负性体验）条目。总的幸福度 =PA−NA+PE−NE。

评分：对每项回答"是"记 2 分，答"不知道"记 1 分，答"否"记 0 分。第 19 项回答"现在住地"记 2 分，"别的住地"记 0 分。第 23 项答"满意"记 2 分，"不满意"记 0 分。总分 =PA−NA+PE−NE，得分范围 −24～+24。为了便于计算，常加上常数 24，记分范围 0～48。

量表 12 老年人生活质量评定表

项目	得分
身体健康：	
1. 疾病症状：	
（1）无明显病痛	3分
（2）间或有病痛	2分
（3）经常有病痛	1分

项目	得分
2. 慢性疾病	
（1）无重要慢性病	3分
（2）有，但不影响生活	2分
（3）有，影响生活功能	1分
3. 畸形残疾	
（1）无	3分
（2）有（轻、中度驼背）不影响生活	2分
（3）畸形或因病致残，部分丧失生活能力	1分
4. 日常生活功能	
（1）能适当劳动、爬山、参加体育活动，生活完全自理	3分
（2）做饭、管理钱财、料理家务、上楼、外出坐车等有时需要帮助	2分
（3）丧失独立生活能力	1分
身体健康共计得分	
心理健康：	
5. 情绪、性格	
（1）情绪稳定，性格开朗，生活满足	3分
（2）有时易激动、紧张、忧郁	2分
（3）经常忧郁、焦虑、压抑、情绪消沉	1分
6. 智力	
（1）思维能力、注意力、记忆力都较好	3分
（2）智力有些下降，注意力不集中，遇事易忘，但不影响生活	2分
（3）智力明显下降，说话无重点，思路不清晰，健忘、呆板	1分
7. 生活满意度	
（1）夫妻、子女、生活条件、医疗保健、人际关系等都基本满意	3分
（2）某些方面不够满意	2分
（3）生活满意度差，到处看不惯，自感孤独苦闷	1分
心理健康共计得分	
社会适应：	
8. 人际关系	
（1）夫妻、子女、亲戚朋友之间关系融洽	3分
（2）某些方面虽有矛盾，仍互相往来，相处尚可	2分
（3）家庭矛盾多，亲朋往来少，孤独	1分
9. 社会活动	
（1）积极参加社会活动，在社团中任职，关心国家集体大事	3分
（2）经常参加社会活动，有社会交往	2分
（3）不参加社会活动，生活孤独	1分
社会适应共计得分：	
环境适应：	
10. 生活方式	
（1）生活方式合理，无烟、酒嗜好	3分
（2）生活方式基本合理，已戒烟，酒不过量	2分
（3）生活无规律，嗜烟，酗酒	1分

续表

项目	得分
11. 环境条件	
（1）居住环境、经济收入、医疗保障较好，社会服务日臻完善	3分
（2）居住环境不尽如人意，有基本生活保障	2分
（3）住房、经济收入、医疗费用等造成生活困难	1分
环境适应共计得分：	

备注：

1. ①第一项"身体健康"的判断标准：12分为优，8～11分为良好，5～7分为较差，4分为差。②第二项"心理健康"的判断标准：9分为优，6～8分为良好，4～5分为较差，3分为差。③第三项"社会适应"的判断标准：6分为优，4～5分为良好，3分为较差，2分为差。④第四项"环境适应"的判断标准：6分为优，4～5分为良好，3分为较差，2分为差。

2. 以上各项相加即为总分。

3. 总分在30～33分者，说明生活质量良好，应继续采取原有的合理的生活方式，积极防治心血管疾病和癌症，力争健康长寿。总分在20～29分者，说明生活质量中等水平，应进一步检查自己的生活方式是否合理，自我保健措施是否有力，是否做到戒烟、少酒，是否每天坚持适量的体育运动，是否注意情绪的调整，对慢性病是否遵医嘱坚持治疗等，及时发现问题并予以纠正和改善，不断提高生活质量。总分在11～19分者，说明生活质量差，应争取保持或恢复生活自理功能，提高生活质量，延长健康期望寿命。

附录二
老年常用护理技术操作评分标准

表1　紫外线灯的使用操作流程与评分标准

步骤	分值	技术操作要求
步骤1	工作准备与评估 20分	1.1 环境准备（6分） 口述：房间干净、整洁；空气清新、无异味
		1.2 护理人员准备（6分） 口述：着装整齐清洁；用七步洗手法洗净双手
		1.3 物品准备（8分） 口述：物品备齐，根据居室环境准备紫外线灯、70%～80%乙醇布巾、清洁手套、免洗洗手液，必要时备护目镜
步骤2	实施部分 50分	2.1 查看消毒环境（5分） 消毒环境合适：消毒前进行室内清洁卫生，关闭门窗，停止人员走动，并保持清洁干燥；电源电压为220V、空气适宜温度为20～40℃。相对湿度为40%～60%
		2.2 清洁检查灯管，如发现灰尘、污垢，用70%～80%乙醇擦拭（5分）
		2.3 打开紫外线灯并记录时间（5分） 打开紫外线灯开关，操作者离开消毒环境，从灯亮5～7min后开始计时
		2.4 消毒结束（30分） 紫外线灯照射至少30min，关灯后，待灯管冷却3～4min再开启或移动灯管，以免灯管损坏
		2.5 建立时间登记卡（5分） 建立时间登记卡，若使用时间超过1 000h，需更换灯管
步骤3	整理和记录 10分	3.1 整理环境，紫外线灯存放位置合适（2分）
		3.2 洗手记录（8分） 七步洗手法洗净双手；记录使用时间及累计使用时长
注意事项 10分		1. 根据居室环境选择紫外线灯放置位置（5分）
		2. 消毒过程中紫外线灯避免直射人的眼睛及皮肤（2分）
		3. 温湿度适宜，温度过低或相对湿度过高，可延长紫外线灯照射时间（2分）
		4. 全过程动作轻柔、准确、熟练、安全，无人员走动（1分）
整体评价 10分		1. 熟悉操作流程；动作准确规范（4分）
		2. 准备充分，自我防护到位（2分）
		3. 操作过程动作轻柔、准确、熟练、安全（4分）
合计得分		100分

表 2　消毒液的配制操作流程与评分标准

步骤	分值	技术操作要求
步骤 1	工作准备与评估 15 分	1.1 环境准备（5 分） 口述：房间干净、整洁；空气清新、无异味
		1.2 护理人员准备（5 分） 口述：着装整齐清洁；用七步洗手法洗净双手，戴好口罩、手套
		1.3 物品准备（5 分） 口述：物品备齐，根据居室环境准备消毒剂（75% 酒精或 84 消毒剂）、清水、量杯、小桶、消毒试纸及试纸卡，必要时备护目镜
步骤 2	实施部分 50 分	2.1 核对所配制消毒剂的浓度、有效期、用途及注意事项（5 分）
		2.2 计算出消毒片剂与水的配制比例（10 分）
		2.3 检查用物（5 分） 检查消毒剂及消毒剂浓度，试纸包装完好，在有效期范围内，选择合适的配制容器
		2.4 配制消毒液（10 分） 根据居室环境要求配制消毒液，准备配制所需用水量（量杯测量），盛放在桶内，放入适量含氯泡腾片或用量杯量取适量消毒剂原液倒入清水中，并搅拌均匀
		2.5 比对试纸卡（10 分） 取试纸浸入溶液内，片刻后取出，在自然光线下，与标准色块对照，可读出有效氯浓度值，将配制好的消毒液保存在密闭容器内，置于阴凉、干燥通风安全的地方备用。
		2.6 写好标识，备用（10 分） 在桶盖上注明消毒液名称、浓度及配制时间，盖上桶盖备用
步骤 3	整理和记录 10 分	3.1 整理用物（5 分） 配制好的消毒液放在适宜的位置上，方便取用，开窗通风
		3.2 洗手记录（5 分） 七步洗手法洗净双手；记录配制时间和量
	注意事项 15 分	1. 根据居室环境要求配制合适的消毒液种类（4 分）
		2. 配制过程中做好自我防护，避免消毒液直接接触皮肤（4 分）
		3. 配制消毒剂的过程中，准确量取，消毒液与清水比例正确（4 分）
		4. 全过程动作轻柔、准确、熟练、节力、安全（3 分）
	整体评价 10 分	1. 熟悉操作流程；动作准确规范（4 分）
		2. 配制过程中台面整洁，无水渍残留（2 分）
		3. 操作过程动作轻柔、准确、熟练、安全（4 分）
	合计得分	100 分

表3　老年人使用拐杖的操作流程与评分标准

步骤	分值	技术操作要求
步骤1	工作准备与评估 20分	1.1　环境准备（2分） 环境安静，光线充足，无障碍物，地面干燥，没有水迹、油渍
		1.2　护理人员准备（2分） 着装整齐、七步洗手法洗净双手
		1.3　物品准备（3分） 口述：物品准备完好，包括可调节拐杖、安全保护腰带、笔和记录单、免洗洗手液，必要时准备水杯（内盛温水）、毛巾和纸巾等
		1.4　老年人准备（3分） 坐于椅子上
		1.5　评估，与老年人沟通（10分） 护理人员微笑平视老年人，耐心询问其全身情况（如精神状态、饮食、二便、睡眠等），并检查其肌力、肢体活动度、皮肤情况等，介绍配合要点，解释过程是否存在疑问，取得老年人的配合
步骤2	实施部分 50分	2.1　使用前准备（6分） （1）检查拐杖的安全性能 （2）调整拐杖高度 （3）为老年人系上保护腰带 （4）为老年人讲解、示范使用方法
		2.2　协助老年人站立（2分） （1）站立稳定、安全 （2）护理人员站在老年人患侧进行保护
		2.3　四点式步行（8分） （1）协助老年人先前移患侧拐，后移动健侧肢；再移动健侧拐，后移动患侧肢 （2）护理人员站在老年人患侧进行保护
		2.4　三点式行走（8分） （1）护理人员嘱老年人先伸出两侧拐杖，再移动患侧肢，最后移动健侧肢 （2）护理人员站在老年人患侧进行保护
		2.5　两点式行走（8分） （1）护理人员嘱老年人同时移动患侧拐和健侧肢，然后移动健侧拐和患侧肢 （2）护理人员站在老年人患侧前方（一手轻托患侧前臂，一手抓紧腰带）进行保护
		2.6　上台阶（4分） （1）嘱老年人身体靠近台阶，健侧肢先上台阶，后患侧肢和双拐跟上 （2）护理人员站在老年人患侧后方进行保护
		2.7　下台阶（4分） （1）嘱老年人双拐先下台阶，后患侧肢前移，最后移动健侧肢。 （2）护理人员站在老年人患侧前方进行保护
		2.8　使用结束（4分） （1）协助老年人取舒适体位 （2）预约下次训练时间
		2.9　结合老年人情况开展健康教育（6分）

续表

步骤	分值	技术操作要求
步骤3	整理和记录 10分	3.1 整理用物（5分） 取下保护腰带，拐杖放在适当位置上
		3.2 洗手、记录（5分） 七步洗手法洗净双手；记录（时间、老年人反应）
注意事项 10分		1. 照护过程中关注老年人的安全（5分）
		2. 避免在使用过程中，频繁与老年人沟通，分散其注意力（2分）
		3. 及时鼓励老年人的配合与行走（1分）
		4. 老年人活动后如出现下肢肿胀、紫斑等情况时，应注意调整步态，减少活动时间，并汇报医生（2分）
整体评价 10分		1. 与老年人沟通要体现人文关怀（5分）
		2. 操作过程动作轻柔、准确、熟练、安全（5分）
合计得分		100分

表4　老年人轮椅转运的操作流程与评分标准

步骤	分值	技术操作要求
步骤1	工作准备与评估 20分	1.1 环境准备（2分） 环境安静，光线充足，无障碍物，地面干燥，没有水迹、油渍
		1.2 护理人员准备（2分） 着装整齐、七步洗手法洗净双手
		1.3 物品准备（3分） 口述：物品准备完好，包括轮椅、安全保护腰带、笔和记录单、免洗洗手液，必要时准备水杯（内盛温水）、毛巾和纸巾等
		1.4 老年人准备（3分） 平卧于床上
		1.5 评估，与老年人沟通（10分） 护理人员微笑平视老年人，耐心询问其全身情况（如精神状态、饮食、二便、睡眠等），并检查其肌力、肢体活动度、皮肤情况等，介绍配合要点，解释过程是否存在疑问，取得老年人的配合
步骤2	实施部分 50分	2.1 检查轮椅性能（3分）
		2.2 轮椅放置位置适当，拉好制动闸，翻起脚踏板（10分）
		2.3 协助老年人坐起，保证安全（2分）
		2.4 从床至轮椅上转运（15分） 协助老年人从床至轮椅上转移、坐稳，系好安全带
		2.5 从轮椅至床上转运（15分） 协助老年人从轮椅至床上转移，摆好体位，盖好被子
		2.6 结合老年人情况开展健康教育（5分）
步骤3	整理和记录 10分	3.1 整理用物（5分） 取下保护腰带，轮椅收好，放在适当位置上
		3.2 洗手、记录（5分） 七步洗手法洗净双手；记录（时间、老年人反应）

续表

步骤	分值	技术操作要求
注意事项 10分		1. 照护过程中关注老年人的安全（5分）
		2. 避免在使用过程中，出现大震动，引起老年人不适（2分）
		3. 及时鼓励老年人的配合（1分）
		4. 发现有头晕、心慌、乏力等不适，立即停止操作并报告（2分）
整体评价 10分		1. 与老年人沟通要体现人文关怀（5分）
		2. 操作过程动作轻柔、准确、熟练、安全（5分）
合计得分		100分

表5　老年人布置睡眠环境的操作流程与评分标准

步骤	分值	技术操作要求
步骤1	工作准备与评估 20分	1.1 环境准备（2分） 环境安静，光线充足，空气清新
		1.2 护理人员准备（2分） 着装整齐、七步洗手法洗净双手
		1.3 物品准备（3分） 口述：物品准备完好，包括床刷、枕头若干、笔和记录单、免洗洗手液等
		1.4 老年人准备（3分） 老年人洗漱完毕，坐在轮椅上
		1.5 评估，与老年人沟通（10分） 护理人员微笑平视老年人，耐心询问其全身情况（如精神状态、饮食、二便、睡眠等），并检查其肌力、肢体活动度、皮肤情况等，介绍配合要点，解释过程是否存在疑问，取得老年人的配合
步骤2	实施部分 50分	2.1 布置环境 （1）关闭门窗，拉好窗帘（3分） （2）确认温湿度适宜老年人入睡（3分） （3）放下床挡，检查床褥厚薄适宜并铺平，展开盖被"S"形折叠于对侧或床尾，拍松枕头（5分） （4）确认无其他影响睡眠的因素，包括但不限于噪声（5分）
		2.2 体位转移 （1）打开刹车，推轮椅至床边，轮椅与床成30°～45°夹角，刹车（2分） （2）取下支撑老年人身体的软垫，让老年人双脚着地，打开安全带（2分） （3）协助老年人坐到轮椅前方便站立的位置（2分） （4）协助老年人站立，方法正确（2分） （5）协助老年人坐在床边，方法正确（2分） （6）嘱老年人右手掌按住床面，身体稍微向右倾斜，帮助老年人向右旋转，使老年人慢慢仰卧于床上（3分） （7）嘱老年人右手掌按压床面，右下肢屈曲，右脚掌撑住床面，尽力用健侧肢体带动患侧肢体向床的左侧移动，平卧于对侧的床边位置（3分） （8）帮助老年人整体翻身向右侧，侧卧于床中间位置（2分） （9）取软枕垫于老年人后面肩背部，固定体位，并在身体合适位置使用软枕（2分） （10）操作中注意保护患侧肢体，安全意识，充分应用老年人自身力量，并观察老年人反应（6分）

续表

步骤	分值	技术操作要求
步骤2	实施部分 50分	2.3 整理床铺 (1) 整理床铺平整、舒适(1分) (2) 盖好盖被,折好被筒,支起床挡,检查床挡安全(2分) 2.4 离开房间 (1) 嘱咐老年人休息,将轮椅摆放固定位置备用(2分) (2) 开启地灯,关闭大灯(2分) (3) 护理人员开门退出,关闭房门(1分)
步骤3	整理和记录 10分	3.1 整理用物(5分) 将物品放回原处 3.2 洗手、记录(5分) 七步洗手法洗净双手;记录老年人睡眠时间、睡眠质量、有无睡眠异常
	注意事项 10分	1. 照护过程中关注老年人的安全(5分) 2. 操作中注意动作轻柔稳妥,注意与老年人沟通交流(2分) 3. 及时鼓励老年人的配合(1分) 4. 及时观察老年人有无不适等并报告(2分)
	整体评价 10分	1. 与老年人沟通要体现人文关怀(5分) 2. 操作过程安全、科学、规范、有效、节力、尊重(5分)
	合计得分	100分

表6　协助睡眠障碍老年人入睡的操作流程与评分标准

步骤	分值	技术操作要求
步骤1	工作准备与评估 20分	1.1 环境准备(2分) 环境安静,光线充足,空气清新 1.2 护理人员准备(2分) 着装整齐、七步洗手法洗净双手 1.3 物品准备(3分) 口述:物品准备完好,包括床刷、枕头若干、笔和记录单、免洗洗手液等 1.4 老年人准备(3分) 老年人洗漱完毕,坐在轮椅上 1.5 评估,与老年人沟通(10分) 护理人员微笑平视老年人,耐心询问其全身情况(如精神状态、饮食、二便、睡眠等),并检查其肌力、肢体活动度、皮肤情况等,介绍配合要点,解释过程是否存在疑问,取得老年人的配合
步骤2	实施部分 50分	2.1 询问睡眠障碍的原因 (1) 护理人员一边与老年人交流,一边记录老年人睡眠情况,睡眠障碍的原因(3分) (2) 根据案例及情景,护理人员询问过程中应包含但不限于影响睡眠的环境因素、疾病因素、心理因素、其他因素等(4分) (3) 询问完毕,对老年人表示感谢和理解,能够进行安抚(3分) (4) 询问过程中要语言恰当合理,尊重老年人,关注老年人感受(2分) (5) 记录应完善、合理(2分) 2.2 观察睡眠影响因素 (1) 观察老年人居室环境,识别影响老年人睡眠的因素(5分) (2) 观察方法正确,观察全面(5分)

续表

步骤	分值	技术操作要求
步骤2	实施部分 50分	2.3 改进措施 （1）向老年人解释，影响老年人睡眠的因素有哪些（4分） （2）向老年人解释改善睡眠的措施（4分） （3）沟通语言恰当、合理，沟通有效（2分）
		2.4 协助改进 （1）根据措施，协助老年人改善睡眠环境（4分） （2）根据案例及改进措施，协助老年人改善疾病带来的痛苦（3分） （3）根据措施，实施其他有效措施，包括但不限于进行恰当心理安抚、放松训练等（5分） （4）措施合理，不牵强（2分）
		2.5 征求老年人对改进措施的意见（2分）
步骤3	整理和记录 10分	3.1 整理用物（5分） 将物品放回原处
		3.2 洗手、记录（5分） 七步洗手法洗净双手；记录老年人睡眠时间、改进措施、睡眠质量等
	注意事项 10分	1. 照护过程中关注老年人的安全（5分）
		2. 操作中注意动作轻柔稳妥，注意与老年人沟通交流（2分）
		3. 及时鼓励老年人的配合（2分）
		4. 及时观察老年人有无不适等并报告（1分）
	整体评价 10分	1. 与老年人沟通要体现人文关怀（5分）
		2. 操作过程安全、科学、规范、有效、节力、尊重（5分）
	合计得分	100分

表7　协助进食照料操作流程与评分标准

步骤	分值	技术操作要求
步骤1	工作准备与评估 20分	1.1 环境准备（3分） 口述：房间干净、整洁；空气清新、无异味
		1.2 护理人员准备（2分） 口述：着装整齐清洁；用七步洗手法洗净双手
		1.3 物品准备（5分） 口述：物品备齐，根据案例准备合适的餐碗、餐盘、水杯（盛温开水）、餐巾1条、餐巾纸1包、汤匙1个、小餐桌、软垫1个、免洗洗手液
		1.4 老年人准备（2分） 口述：老年人平卧于床上
		1.5 评估，与老年人沟通（8分） 操作加口述： （1）评估老年人病情、口腔黏膜情况、吞咽反射情况 （2）向老年人说明进食时间和本次进餐食物，询问有无特殊要求 （3）协助服用餐前药物、协助排便、洗手

步骤	分值	技术操作要求
步骤2	实施部分 50分	2.1 携物品至老年人旁,核对老年人姓名、核对食物(10分)
		2.2 摆体位(10分) 根据病例要求为老年人采取合适的体位(轮椅坐位、床上坐位、侧卧位)
		2.3 垫软垫(10分) 将软垫垫在老年人左侧颈肩部;盖好盖被、支起餐板
		2.4 准备进餐(10分) 泡软食物,护理人员再次洗手;端餐盘将食品和水杯放置床头柜或床边小餐桌上;为老年人颌下垫餐巾,自己戴一次性手套
		2.5 进餐(10分) 根据案例准备食物,喂老年人喝水,然后喂饭
步骤3	整理和记录 10分	3.1 协助老年人漱口,为老年人擦干口角水渍和饭渣,撤下餐巾,整理床铺整齐,支起床挡。对老年人解释保持进餐体位30min后再将床头放平。餐具放回原处,清洁、消毒、备用(6分)
		3.2 洗手记录(4分) 七步洗手法洗净双手;记录喂饭时间和量
	注意事项 10分	1. 根据老年人意愿和进食状态选择饮食种类(2分)
		2. 喂饭过程注意食物温度适宜(38~40℃),避免过热或冷饭(2分)
		3. 为了避免呛咳或噎食,进餐速度要慢,进餐时不要与老年人讲话,一旦发生呛咳或噎食,立即停止进餐,进行处理或抢救,同时报告医生(3分)
		4. 老年人进餐后不能立即平卧,防止食物反流,全过程动作轻柔、准确、熟练、节力、安全,体现操作尊重与人文关怀(3分)
	整体评价 10分	1. 熟悉操作流程;动作准确规范(4分)
		2. 与老年人沟通要体现人文关怀(2分)
		3. 操作过程动作轻柔、准确、熟练、安全(4分)
	合计得分	100分

表8　鼻饲进食照料操作流程与评分标准

步骤	分值	技术操作要求
步骤1	工作准备与评估 20分	1.1 环境准备(4分) 房间干净、整洁;空气清新、无异味
		1.2 护理人员准备(4分) 着装整齐、七步洗手法洗净双手
		1.3 老年人准备(6分) 护理人员站在床前,微笑面对老年人,评估,核对;评估胃管插入长度完好,无口腔内盘旋与折叠;检查胃管固定周围的皮肤情况;询问老年人是否需要排便
		1.4 物品准备:(6分) 口述:物品准备完好,包括餐碗(内盛200升鼻饲液)、水杯(内盛温水)、推注器1个、弯盘2个、毛巾和餐巾纸、无菌纱布1块、笔和记录单、免洗洗手液

续表

步骤	分值	技术操作要求
步骤2	实施部分 50分	2.1　护理人员将护理车推至床旁、再次核对房间号、床号、姓名、性别;核对饮食(4分)
		2.2　护理人员向老年人做好解释,取得配合,态度和蔼,语言亲切(4分)
		2.3　护理人员向老年人解释并摇高床头30～45°(2分)
		2.4　护理人员再次洗手,物品摆放合理,在老年人的颌下垫毛巾,颌下放弯盘,打开别针,打开胃管末端纱布,胃管末端放在颌下弯盘内,纱布放在治疗车污物碗内(5分)
		2.5　详细口述三种检查胃管是否在胃内的方法:观看气泡、剑突下听诊、抽吸见胃液(3分)
		2.6　护理人员用空推注器连接胃管末端抽吸见胃液,将胃液推回后,断开连接,推注器放在餐桌弯盘内,盖好胃管末端盖帽,放在颌下弯盘内(5分) 备注:污染胃管连接口或推注器管口,扣5分
		2.7　护理人员用推注器抽吸少量温水,进行手腕内侧试温;口述温度适宜;用推注器抽吸少量鼻饲饮食,进行手腕内侧试温,口述温度适宜,温度为38～40℃(5分) 备注:未测试温度,扣5分
		2.8　用推注器抽吸20 ml温水,注入胃管润滑胃管(模拟),断开连接,推注器放于桌面弯盘内,盖好胃管末端盖帽(4分) 备注:污染胃管连接口或推注器管口,扣4分
		2.9　用推注器抽吸鼻饲饮食50ml,打开盖帽,连接胃管,鼻饲液缓慢注入胃管,速度:10～13ml/min(4分) 备注:污染胃管连接口或推注器管口,扣4分
		2.10　注完后断开链接,盖好盖帽,持推注器正确,每次鼻饲量不超过200ml(4分) 备注:污染胃管连接口或推注器管口,扣4分
		2.11　用推注器抽吸50 ml温水,连接胃管,以脉冲式方法冲洗胃管管壁残渣,断开连接,将推注器放在护理车上弯盘内提起胃管,让胃管内水分充分流入胃内,冲洗胃管末端,盖好盖帽(5分)
		2.12　用新的无菌纱布包好胃管末端,固定在老年人头部上方;保持进食体位30min后再将床放平,避免误吸(5分) 备注:鼻饲完毕立即放平床位,扣5分
步骤3	整理和记录 10分	3.1　整理用物(5分) 口述加操作:护理人员为老年人擦净口鼻分泌物,撤下毛巾,整理床单位,清洗推注器及餐具备用
		3.2　洗手、记录(5分) 七步洗手法洗净双手;记录(时间、鼻饲量)
	注意事项 10分	1.　长期鼻饲老年人做好口腔清洁(1分)
		2.　避免口腔、气管、消化道感染(2分)
		3.　老年人鼻饲前后30min内禁忌吸痰(2分)
		4.　鼻饲老年人用药在医生指导下粉碎(2分)
		5.　鼻饲过程中,观察老年人表现(1分)
		6.　发现有恶心、呕吐、胃液中混有咖啡样物,立即停止操作并报告(2分)
	整体评价 10分	1.　与老年人沟通要体现人文关怀(5分)
		2.　操作过程动作轻柔、准确、熟练、安全(5分)
	合计得分	100分

表9　更换一次性尿垫、纸尿裤的操作流程与评分标准

步骤	分值	技术操作要求
步骤1	工作准备与评估 20分	1.1　环境准备（4分） 房间干净、整洁；空气清新、无异味
		1.2　护理人员准备（4分） 着装整齐、七步洗手法洗净双手
		1.3　老年人准备（6分） 护理人员站在床前，微笑面对老年人，评估，核对；评估老年人疾病状况、意识状态、合作程度、生活自理能力、尿失禁类型及会阴部皮肤有无受损。
		1.4　物品准备（6分） 口述：物品准备完好，包括尿垫、纸尿裤、手纸、屏风、水盆、毛巾、温热水（水温38～40℃）、洗手液
步骤2	实施部分 50分	2.1　核对老年人信息，备齐用物携至老年人床旁（4分）
		2.2　护理人员向老年人做好解释，取得配合，态度和蔼，语言亲切（4分）
		2.3　关闭门窗，用屏风遮挡，放下床挡（2分）
		2.4　更换尿垫（15分） （1）协助老年人取左侧卧位 （2）观察会阴部及臀部皮肤情况，在水盆内倒入少许温水，用掌面手腕测试水温适宜，将专用毛巾沾湿、拧干，以不滴水为宜，手套样包裹于右手上，用温热毛巾由外向内环形擦拭右侧臀部和会阴部皮肤 （3）将污染的一次性尿垫向内折叠，塞于老年人身体下面，然后将清洁的尿垫一半卷起来塞于老年人身下，另一半向自己一侧打开 （4）协助老年人翻身至右侧卧位，如果是规格较小的尿垫，可以直接从对侧撤下污染的一次性尿垫，如果是规格较大的尿垫，需要转至对侧撤下污染的尿垫时，就需要拉起右侧床挡，转至对侧撤下污染的尿垫，放入污物桶内 （5）同法擦拭老年人左侧臀部及会阴部皮肤 （6）将清洁尿垫另一半拉平铺好，协助老年人翻转身体至平卧位，拉平清洁尿垫
		2.5　更换纸尿裤（15分） （1）协助老年人取平卧位，解开污染纸尿裤黏扣，揭开两翼放至老年人身体两侧，将前片折叠于臀下 （2）观察会阴部及臀部皮肤情况，水盆内倒入少许温水，用掌面手腕测试水温适宜，将专用毛巾沾湿、拧干，以不滴水为宜，手套样包裹于右手上，自上向下轻轻擦拭会阴部，再用干毛巾沾干 （3）协助老年人向近侧侧卧，用同样的方法由外向内环形擦拭臀部，再用干毛巾沾干；将污染的纸尿裤从对侧向近侧内面对折反卷于老年人右侧臀下 （4）将卷好的清洁纸尿裤（贴皮肤面朝内）由对侧向近侧平铺于老年人臀下，协助老年人翻身至另一侧，撤下污染的纸尿裤，放入污物桶内 （5）打开身下的纸尿裤铺平，协助老年人取平卧位 （6）从两腿间向前向上兜起纸尿裤前端，整理大腿内侧边缘，将前片覆盖在小腹部，两翼与前片粘贴、固定 （7）将腹股沟两侧防侧漏折翻出，检查松紧适宜
		2.6　协助老年人躺好舒适卧位（5分）
		2.7　盖好盖被，拉起床挡（5分）

续表

步骤	分值	技术操作要求
步骤3	整理和记录 10分	3.1 整理床单位,整理用物(5分)
		3.2 洗手、记录(5分) 七步洗手法洗净双手;记录:老年人姓名,更换尿垫、纸尿裤时间,臀部及会阴部皮肤情况,排泄物情况等
	注意事项 10分	1. 安全风险因素(4分)
		2. 注意保护隐私,避免拖、拉、拽老年人(2分)
		3. 沟通恰当,指导正确,敬老爱老观念强(2分)
		4. 发现有头晕、呕吐等不适,立即停止操作并报告(2分)
	整体评价 10分	1. 与老年人沟通要体现人文关怀(5分)
		2. 操作过程动作轻柔、准确、熟练、安全(5分)
	合计得分	100分

表10　穿脱衣服训练的操作流程与评分标准

步骤	分值	技术操作要求
步骤1	工作准备与评估 20分	1.1 环境准备(3分) 口述:房间干净、整洁;空气清新、无异味
		1.2 护理人员准备(2分) 口述:着装整齐清洁;用七步洗手法洗净双手
		1.3 物品准备(5分) 口述:物品备齐,根据案例准备合适的清洁衣物、免洗洗手液
		1.4 老年人准备(2分) 口述:老年人平卧于床上
		1.5 评估,与老年人沟通(8分) 操作加口述:评估老年人病情、生活自理能力、肌力、肢体活动度、皮肤情况等
步骤2	实施部分 50分	2.1 携物品至老年人旁,核对老年人姓名、解释操作目的,取得配合(5分)
		2.2 摆体位(5分) 根据病例要求为老年人采取合适的体位(坐位、平卧位)
		2.3 脱衣服(5分) 脱衣服先脱健侧再脱患侧,操作手法正确
		2.4 放置衣服(5分) 换下的衣服,摆放护理车下层或放入污衣袋
		2.5 穿衣服(10分) (1)应符合先穿患侧再穿健侧的原则,穿衣前分清左右侧,且操作手法正确 (2)为老年人拉平衣服,系好衣扣/指导老年人健侧手带动患侧手系好衣扣 (3)整理衣服平整无皱褶
		2.6 脱裤子(5分) 先脱健侧再脱患侧,操作手法正确
		2.7 穿裤子(10分) 符合先穿患侧再穿健侧的原则,操作手法正确
		2.8 结合老年人的情况,开展健康教育(5分)

续表

步骤	分值	技术操作要求
步骤3	整理和记录 10分	3.1 整理换下来的衣服,整理床铺整齐,支起床挡(6分)
		3.2 洗手记录(4分) 七步洗手法洗净双手;记录更换衣服时间和老年人反应
	注意事项 10分	1. 根据老年人意愿和自理状态指导老年人更换衣服(2分)
		2. 过程注意保暖,避免拖、拉、拽、老年人(2分)
		3. 老年人出现头晕、头痛、心慌等不适,立即停止操作并及时报告医生(3分)
		4. 全过程动作轻柔、准确、熟练、节力、安全,体现操作尊重与人文关怀(3分)
	整体评价 10分	1. 熟悉操作流程;动作准确规范(4分)
		2. 与老年人沟通要体现人文关怀(2分)
		3. 操作过程动作轻柔、准确、熟练、安全(4分)
合计得分		100分

表11 协助老年人口服药操作流程与评分标准

步骤	分值	技术操作要求
步骤1	工作准备与评估 20分	1.1 环境准备(3分) 口述:房间干净、整洁;通风良好,空气清新、无异味
		1.2 护理人员准备(2分) 口述:着装整齐清洁;修剪指甲、用七步洗手法洗净双手,戴口罩
		1.3 物品准备(5分) 口述:物品备齐,药物、药杯、温开水、服药单
		1.4 老年人准备(2分) 口述:理解、配合、取舒适体位
		1.5 老年人评估、交流(8分) 操作加口述: (1) 与老年人沟通交流,评估老年人年龄、身体状况、意识状态、合作程度 (2) 解释服药的目的,取得老年人配合
步骤2	实施部分 50分	2.1 检查药品质量和有效日期,携用物至老年人床旁(10分)
		2.2 核对老年人姓名,向老年人解释服药时间、药物名称、服用方法、可能出现的副作用及应对方法(10分)
		2.3 摆体位(5分) 根据病例要求为老年人采取合适的体位(坐位或半坐位)
		2.4 协助服药,确认是否吞服(15分) 自理老年人:协助老年人先喝一口温水,将药放入口,再喝水100ml,将药物咽下 不能自理老年人:协助老年人用吸管或汤匙给水,置药于老年人口内,再给水将药吞下
		2.5 检查与宣教(10分) 再次查对所服药物是否正确,记录;指导老年人准确服药
步骤3	整理和记录 10分	3.1 整理物品,将物品放回原处,清洗药杯(5分)
		3.2 洗手记录(5分) 六步洗手法洗净双手;记录服药时间、执行人、药物疗效和不良反应等

步骤	分值	技术操作要求
注意事项 10分		1. 严格遵医嘱给药,对于液体药物,应充分摇匀后服用,小剂量液体药物,应精确量取,确保剂量准确(2分)
		2. 对于拒绝服药老年人,应耐心解释,多沟通,解除思想顾虑,督促服药。病情危重及不能自行服药者,应予喂药或鼻饲(2分)
		3. 老年患者不在病房或因故暂不能服药者,暂不发药,做好交班(2分)
		4. 老年患者及照护者对药物提出疑问时,应重新核对后再发药(2分)
		5. 用药后观察药物的疗效和副反应,发现异常及时报告,就诊(2分)
整体评价 10分		1. 熟悉操作流程;动作准确规范(4分)
		2. 与老年人沟通要体现人文关怀,老年人对所给予的解释和护理表示理解和满意(2分)
		3. 操作过程动作轻柔、准确、熟练、安全,达到预期目标(4分)
合计得分		100分

表12 照护老年人使用滴眼剂操作流程与评分标准

步骤	分值	技术操作要求
步骤1	工作准备与评估 20分	1.1 环境准备(3分) 口述:房间干净、整洁;通风良好,空气清新、无异味
		1.2 护理人员准备(2分) 口述:着装整齐清洁;修剪指甲、用六步洗手法洗净双手,戴口罩
		1.3 物品准备(5分) 口述:物品备齐,根据案例准备给药单、治疗盘内放置眼药水或眼药膏、消毒棉球或棉签、污物杯
		1.4 老年人准备(2分) 口述:理解、配合、取舒适体位
		1.5 与老年人评估、交流(8分) 操作加口述: (1)与老年人沟通交流,评估老年人年龄、身体及眼睛状况、意识状态、合作程度 (2)解释滴眼剂的目的,取得老年人配合
步骤2	实施部分 50分	2.1 携物品至老年人旁,核对姓名,药品名称、给药途径、用法、给药时间,滴眼剂药品质量和有效期;确定是左、右眼还是双眼用药;解释用药目的(10分)
		2.2 摆体位(10分) 根据病例要求为老年人采取合适的体位(坐位或仰卧位)
		2.3 清洁眼部(5分) 先用棉签擦拭眼部分泌物,嘱老年人头略向后仰,眼往上看
		2.4 悬滴眼液或涂药膏(15分) (1)打开瓶盖,侧面或瓶盖向上放置于一张干净纸上或器皿上 (2)护理人员左手(或用干净棉签)向下轻轻拉下眼睑并固定,右手持眼药水瓶,摇匀,嘱老年患者向上注视,距眼2~3cm将眼药水滴入下穹窿内1~2滴;请提上眼睑,使结膜囊内充盈药液,以干棉签擦拭流出的药液,嘱老年患者闭目1~2min (3)涂眼药膏:①玻璃棒法,检查玻璃棒的完整性和光滑度,一手分开上下眼睑,嘱老年患者眼球上转,一手持玻璃棒蘸眼药膏,水平放入穹窿部。嘱老年患者轻闭眼

步骤	分值	技术操作要求
步骤2	实施部分 50分	睑,同时转动玻璃棒从水平方向抽出。②软管法,手持药膏软管,将药膏直接挤入下穹窿部结膜囊内,嘱老年患者轻闭眼睑,轻轻按摩眼睑使眼膏均匀分布于结膜囊内
		2.5 用药后处理(10分) 嘱老年人闭上眼睛,轻轻转动眼球,用干净棉签为老年人拭去眼部外溢药剂,棉签放入污物桶,询问、观察老年人有无不适
步骤3	整理和记录 10分	3.1 整理用物,清理污物(4分)
		3.2 洗手记录(6分) 六步洗手法洗净双手;记录用药时间,执行人以及药物疗效和不良反应
注意事项 10分		1. 严格执行查对制度,对于角膜溃疡、眼球穿通伤及手术后的老年患者,勿压迫眼球(2分)
		2. 白天宜用滴眼剂,眼药膏临睡前涂敷。滴用数种药物时,每种药物需间隔2～3min。先滴眼药水,后涂眼药膏;先滴刺激性弱后滴刺激性强的药物(2分)
		3. 使用眼药水前应先混匀药液,滴毒性药物后,用棉球压迫泪囊部2～3min(2分)
		4. 眼药水不应直接滴在角膜上,药瓶或滴管不应触及睑、睫毛,以免污染或划伤。上药动作应轻柔,避免损伤黏膜(2分)
		5. 防止交叉感染,双眼用药,应先健侧,后患侧,先病情轻侧,再病情重侧(2分)
整体评价 10分		1. 熟悉操作流程;动作准确规范(4分)
		2. 与老年人沟通要体现人文关怀,老年人对所给予的解释和护理表示理解和满意(2分)
		3. 操作过程动作轻柔、准确、熟练、安全,达到预期目标(4分)
合计得分		100分

表13　照护老年人使用滴鼻剂操作流程与评分标准

步骤	分值	技术操作要求
步骤1	工作准备与评估 20分	1.1 环境准备(3分) 口述:房间干净、整洁;通风良好,空气清新、无异味
		1.2 护理人员准备(2分) 口述:着装整齐清洁;修剪指甲、用六步洗手法洗净双手,戴口罩
		1.3 物品准备(5分) 口述:物品备齐,根据案例准备给药单,滴鼻剂、消毒棉签或棉签、污物桶、免洗洗手液
		1.4 老年人准备(2分) 口述:老年人平卧于床上,理解配合,舒适体位
		1.5 与老年人评估、交流(8分) 操作加口述: (1)与老年人沟通交流,评估老年人年龄、身体及鼻腔状况、意识状态、合作程度 (2)解释滴鼻剂的目的,取得老年人配合
步骤2	实施部分 50分	2.1 携物品至老年人旁,核对姓名,药品名称、给药途径、用法、给药时间,滴鼻剂药品质量和有效期;确定是左、右鼻腔还是双侧鼻腔用药;解释用药目的(10分)
		2.2 摆体位(5分) 帮助老年人取仰卧位

续表

步骤	分值	技术操作要求
步骤2	实施部分 50分	2.3 清洁鼻腔（10分） 协助老年人将鼻涕等分泌物排出并擦拭干净
		2.4 滴入鼻腔（15分） 协助老年人平卧位，头尽量后仰，嘱咐老年人先吸气，距鼻孔约2cm处轻滴入药液2～3滴，瓶口不要碰到鼻黏膜。
		2.5 轻揉鼻翼（10分） 轻轻地揉按鼻翼两侧，使药液能均匀地渗到鼻黏膜上。询问、观察老年人有无不适
步骤3	整理和记录 10分	3.1 整理用物，清理污物（4分）
		3.2 洗手记录（6分） 六步洗手法洗净双手；记录用药时间，执行人以及药物疗效和不良反应
	注意事项 10分	1. 鼻腔内如有干痂，先用温盐水清洗浸泡，待干痂变软后取出再滴药（4分）
		2. 混悬剂在使用前应充分摇匀，滴药后保持仰卧位2～3min，有利于药物吸收（4分）
		3. 如果药物流入口腔，可将其吐出（2分）
	整体评价 10分	1. 熟悉操作流程；动作准确规范（4分）
		2. 与老年人沟通要体现人文关怀，老年人对解释和护理表示理解和满意（2分）
		3. 操作过程动作轻柔、准确、熟练、安全，达到预期目标（4分）
合计得分		100分

表14　老年人Ⅰ度烫伤初步处理操作流程与评分标准

步骤	分值	技术操作要求
步骤1	工作准备与评估 20分	1.1 环境准备（3分） 口述： （1）简述公共情景及任务要求 （2）环境准备要求：房间干净、整洁；通风良好，空气清新、无异味
		1.2 护理人员准备（2分） 口述：着装整齐清洁；修剪指甲、用六步洗手法洗净双手，戴口罩
		1.3 物品准备（5分） 口述：物品备齐，治疗车（含黑色、黄色垃圾袋）、托盘、烫伤膏、水盆（内盛冷水）、小毛巾、棉签、方凳、记录单、笔、免洗洗手液
		1.4 老年人准备（2分） 口述：理解、配合、取舒适体位
		1.5 老年人评估、交流 操作加口述： （1）护士迅速到达现场，立即帮助老年人脱离危险环境（2分） （2）将热水瓶放在老年人不易触碰的地方（1分） （3）安抚老年人紧张情绪，并核对老年人信息：房间号、床号、姓名（2分） （4）烫伤情况评估 ①确认烫伤部位（1分） ②检查受伤部位皮肤情况（1分） ③查看烫伤面积、程度（1分）

步骤	分值	技术操作要求
步骤2	实施部分 50分	2.1 烫伤紧急处理：冷却治疗
		（1）向老年人解释冷却治疗的目的和具体操作方法，取得老年人配合（3分）
		（2）护士将盛有冷水的水盆，放在靠近床边的方凳上（2分）
		（3）护士协助老年人将局部烫伤部位浸泡在冷水中，水温不得低于5℃，以免冻伤（7分）
		（4）冷水必须浸过烫伤部位（4分）
		（5）冷却治疗过程中，护理人员应陪伴、安慰老年人（4分）
		（6）注意为老年人保暖，避免着凉（4分）
		（7）冷却过程中随时更换冷水，冷却治疗时间为30min（6分）
		2.2 涂抹烫伤膏
		（1）护士协助老年人用小毛巾轻轻沾干冷却部位的水渍（5分）
		（2）取适量烫伤膏于消毒棉签上（5分）
		（3）用棉棒在受伤部位烫红处涂烫伤膏（5分）
		（4）安抚老年人紧张情绪，协助老年人取舒适体位（5分）
步骤3	整理和记录 10分	3.1 整理物品，将物品放回原处，清洗水盆（5分）
		3.2 洗手记录（5分） 六步洗手法洗净双手；记录烫伤时间、烫伤部位、烫伤面积、程度、老年人不适感受
	注意事项 10分	1. 若伤处水疱已破，不可浸泡，以防感染。可用无菌纱布或干净手帕包裹冰块，冷敷伤处周围，以减轻疼痛，并立即报告医生（4分） 2. 通知医生老年人受伤情况及所采取的紧急处理措施，配合做好进一步处理并通知家属（4分） 3. 对所使用物品终末消毒处理（2分）
	整体评价 10分	1. 熟悉操作流程；动作准确规范（4分） 2. 与老年人沟通要体现人文关怀，老年人对所给予的解释和护理表示理解和满意（2分） 3. 操作过程动作轻柔、准确、熟练、安全，达到预期目标（4分）
合计得分		100分

主要参考文献

[1] 唐凤平, 郝刚. 老年护理[M]. 3版. 北京: 人民卫生出版社, 2019.

[2] 胡秀英, 肖惠敏. 老年护理学[M]. 5版. 北京: 人民卫生出版社, 2022.

[3] 李国平. 老年护理[M]. 北京: 人民卫生出版社, 2021.

[4] 宋岳涛. CGA老年综合评估[M]. 2版. 北京: 中国协和医科大学出版社, 2019.

[5] 胡秀英. 老年护理手册[M]. 2版. 北京: 科学出版社, 2015.

[6] 谌永毅, 刘翔宇. 安宁疗护专科护理[M]. 北京: 人民卫生出版社, 2020.

[7] 成蓓, 曾尔亢. 老年病学[M]. 3版. 北京: 科学出版社, 2018.

[8] 邸淑珍. 临终关怀护理学[M]. 北京: 中国中医药出版社, 2017.

[9] 李小寒, 尚少梅. 基础护理学[M]. 6版. 北京: 人民卫生出版社, 2017.

[10] 李斌. 老年照护: 中级[M]. 北京: 中国人口出版社, 2019.

[11] 单伟颖, 郭飏. 老年人常用照护技术[M]. 北京: 人民卫生出版社, 2021.

[12] 孙玉梅, 张立力. 健康评估[M]. 4版. 北京: 人民卫生出版社, 2017.

[13] 董翠红, 吕颖. 老年护理学[M]. 北京: 中国医药科技出版社, 2021.

[14] 唐凤平. 老年护理学习指导与习题集[M]. 北京: 人民卫生出版社, 2010.

[15] 中国吞咽障碍康复评估与治疗专家共识组. 中国吞咽障碍评估与治疗专家共识(2017年版)第一部分评估篇[J]. 中华物理医学与康复杂志, 2017, 39(12): 881-892.

[16] 中国老年保健医学研究会老龄健康服务与标准化分会, 《中国老年保健医学》杂志编辑委员会, 北京小汤山康复医院. 中国社区吞咽功能障碍康复护理与照护专家共识[J] 中国老年保健医学, 2019, 17(4): 7-15.

[17] 中国老年保健医学研究会老龄健康服务与标准化分会, 《中国老年保健医学》杂志编辑委员会. 中国老年人跌倒风险评估专家共识(草案)[J] 中国老年保健医学, 2019, 17(4): 47-50.

[18] 中国老年保健医学研究会老龄健康服务与标准化分会, 《中国老年保健医学》杂志编辑委员会. 中国老年人用药管理评估技术应用共识(草案)[J] 中国老年保健医学. 2019, 17(4): 55-56.

复习思考题答案要点

模拟试卷

《老年护理》教学大纲